Distúrbios do equilíbrio hidroeletrolítico e ácido-base
DIAGNÓSTICO E TRATAMENTO
DA SOCIEDADE BRASILEIRA DE NEFROLOGIA

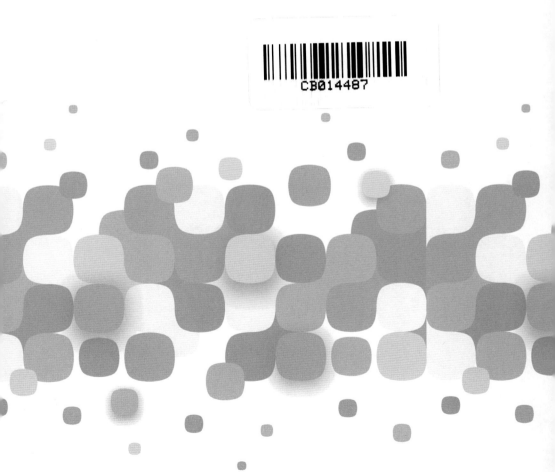

Distúrbios do equilíbrio hidroeletrolítico e ácido-base

DIAGNÓSTICO E TRATAMENTO
DA SOCIEDADE BRASILEIRA DE NEFROLOGIA

ORGANIZADORES
Carlos Perez Gomes
Lúcia Andrade
Miguel Luis Graciano
Paulo Novis Rocha

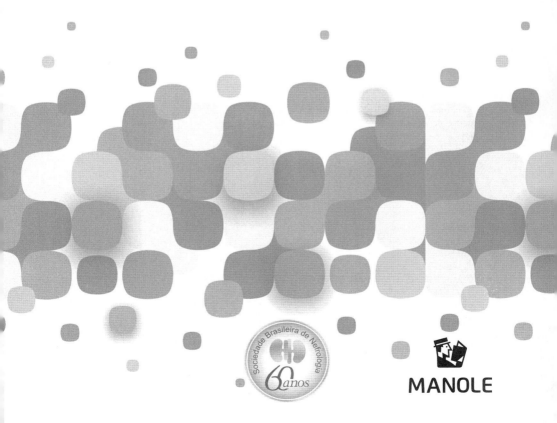

MANOLE

Copyright © Editora Manole Ltda., 2021, por meio de contrato com as editoras.

Editor gestor: Walter Luiz Coutinho
Editora responsável: Ana Cristina Garcia
Produção editorial: Ana Cristina Garcia
Capa: Ricardo Yoshiaki Nitta Rodrigues
Imagem de capa: iStock
Projeto gráfico e diagramação: Fabricando Ideias Design Editorial
Revisão: Denise Pisaneschi

CIP-BRASIL. CATALOGAÇÃO NA PUBLICAÇÃO
SINDICATO NACIONAL DOS EDITORES DE LIVROS, RJ

D641

Distúrbios do equilíbrio hidroeletrolítico e ácido-base : diagnóstico e tratamento / organização Carlos Perez Gomes ... [et al.]. - 1. ed. - Barueri [SP] : Manole, 2021.

Inclui bibliografia e índice
ISBN 9786555761146

1. Nefrologia. 2. Aparelho urinário - Doenças - Diagnóstico. 3. Doenças - Tratamento. 4. Hospitais - Serviços de nefrologia. I. Gomes, Carlos Perez.

20-65857

CDD: 616.61
CDU: 616.61

Camila Donis Hartmann - Bibliotecária - CRB-7/6472

Todos os direitos reservados.
Nenhuma parte deste livro poderá ser reproduzida,
por qualquer processo, sem a permissão expressa dos editores.
É proibida a reprodução por xerox.

A Editora Manole é filiada à ABDR – Associação Brasileira
de Direitos Reprográficos

Edição – 2021

Editora Manole Ltda.
Alameda América, 876
Tamboré – Santana de Parnaíba –
SP – Brasil
CEP: 06543-315
Fone: (11) 4196-6000
www.manole.com.br
https://atendimento.manole.com.br/

Impresso no Brasil
Printed in Brazil

A Medicina é uma área do conhecimento em constante evolução. Os protocolos de segurança devem ser seguidos, porém novas pesquisas e testes clínicos podem merecer análises e revisões. Alterações em tratamentos medicamentosos ou decorrentes de procedimentos tornam-se necessárias e adequadas. Os leitores são aconselhados a conferir as informações sobre produtos fornecidas pelo fabricante de cada medicamento a ser administrado, verificando a dose recomendada, o modo e a duração da administração, bem como as contraindicações e os efeitos adversos. É responsabilidade do médico, com base na sua experiência e no conhecimento do paciente, determinar as dosagens e o melhor tratamento aplicável a cada situação. Os autores e os editores eximem-se da responsabilidade por quaisquer erros ou omissões ou por quaisquer consequências decorrentes da aplicação das informações presentes nesta obra.

Editora Manole

Este livro é dedicado a todos os pacientes, que tanto nos ensinam! Esperamos contribuir para o melhor diagnóstico e tratamento possível dos distúrbios hidroeletrolíticos e do equilíbrio ácido-base no Brasil.

Os Organizadores

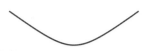

AGRADECIMENTOS

Nosso especial agradecimento ao convite feito pelo presidente, Dr. Marcelo Mazza do Nascimento, e pela direção executiva da Sociedade Brasileira de Nefrologia – SBN (biênio 2019-2020) para conduzir a elaboração deste livro.

A todos os autores colaboradores, médicos e professores de Nefrologia adulta e/ou pediátrica, que transmitiram suas experiências clínicas nos diversos capítulos.

À Editora Manole, pela parceria e pela possibilidade de concretização desta obra.

Os Organizadores

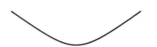

SOBRE OS ORGANIZADORES

Carlos Perez Gomes
Médico nefrologista da Universidade Federal do Rio de Janeiro – UFRJ. Professor Adjunto de Nefrologia da Universidade Federal do Estado do Rio de Janeiro – UNIRIO. Diretor do Departamento de Fisiologia e Fisiopatologia Renal da SBN. Doutor em Ciências pelo Instituto de Biofísica Carlos Chagas Filho – UFRJ.

Lúcia Andrade
Professora associada da disciplina de Nefrologia da Faculdade de Medicina da USP.

Miguel Luis Graciano
Graduação, Residência em Nefrologia e Mestrado pela Universidade Federal do Rio de Janeiro – UFRJ. Doutorado pela Universidade de São Paulo – USP. Pós--Doutorado pela Tulane University, New Orleans, Estados Unidos. Professor Adjunto de Nefrologia da Universidade Federal Fluminense, Niterói-RJ.

Paulo Novis Rocha
Nefrologista formado pela Duke University. *Master of Science* pela Cornell University. Doutor em Medicina e Saúde pela Universidade Federal da Bahia (UFBA). Professor Associado da Faculdade de Medicina da Bahia – UFBA. Supervisor do Programa de Residência Médica em Nefrologia do Hospital Universitário Prof. Edgard Santos – UFBA.

SOBRE OS AUTORES

Alexandre Vitor Vieira de Sá

Graduado pela Escola Bahiana de Medicina e Saúde Pública (EBMSP). Residência em Nefrologia pelo Hospital Universitário Professor Edgard Santos (UFBA). Médico nefrologista do Hospital Santa Izabel – Santa Casa de Misericórdia da Bahia.

Alinie da Silva Pichone

Médica nefrologista do Hospital Universitário Clementino Fraga Filho – UFRJ e do Instituto Nacional de Traumatologia e Ortopedia Jamil Haddad – Ministério da Saúde. Graduada em Medicina pela Universidade Federal do Rio de Janeiro (UFRJ). Residência em Clínica médica e Nefrologia pela UFRJ. Mestre e doutoranda em Clínica médica/Nefrologia pela UFRJ.

Anderson Ricardo Roman Gonçalves

Médico nefrologista pelo Hospital das Clínicas da Faculdade de Medicina da Universidade de São Paulo (HC-FMUSP). Especialista em Medicina Intensiva pela Associação de Medicina Intensiva Brasileira (AMIB). Doutor em Nefrologia pela FMUSP. Professor Titular da disciplina Nefrologia, do Departamento de Medicina da Universidade da Região de Joinville (Univille).

Antonio Carlos Seguro

Professor Colaborador Médico da Disciplina de Nefrologia da Faculdade de Medicina da USP. Supervisor do Laboratório de Pesquisa Básica em Doenças Renais (LIM-12) do Hospital das Clínicas da FMUSP.

Camila Eleutério Rodrigues

Médica nefrologista do grupo de Injúria Renal Aguda do Hospital das Clínicas da Faculdade de Medicina da Universidade de São Paulo (HC-FMUSP). Doutora em Nefrologia pela Universidade de São Paulo.

Caroline de Azevedo Martins

Mestrado em Nefrologia pela UERJ. Doutorado em Fisiopatologia Clínica e Experimental pela UERJ. Professora Adjunta de Nefrologia na Universidade Federal do Estado do Rio de Janeiro.

Daniel Costa Chalabi Calazans

Vice-Presidente da Sociedade Brasileira de Nefrologia. *Section Editor of the Brazilian Journal of Nephrology*. Coordenador do Serviço de Nefrologia do Hospital Márcio Cunha. Coordenador do Serviço de Residência Médica do Hospital Márcio Cunha – Fundação São Francisco Xavier.

Egivaldo Fontes Ribamar

Especialista e Mestre em Nefrologia pela Universidade do Estado do Rio de Janeiro (UERJ). Médico nefrologista do Serviço de Nefrologia do Hospital Universitário Clementino Fraga Filho (HUCFF) – UFRJ. Médico nefrologista do Serviço de Nefrologia do Hospital Federal de Bonsucesso (HFB)/MS, Rio de Janeiro.

Elias Marcos Silva Flato

Médico nefrologista. Residência em Nefrologia pela Universidade Federal de São Paulo (Unifesp). Membro do Departamento de Fisiologia e Fisiopatologia Renal da Sociedade Brasileira de Nefrologia (gestão 2019-2020). *Master Business Administration* em Gestão em Saúde pela Fundação Getulio Vargas (FGV).

Elvino Barros

Médico nefrologista. Professor Titular do Departamento de Medicina Interna da FAMED/UFRGS. Mestre em Nefrologia pela UFRGS. Doutor em Nefrologia pela Unifesp.

Fabricio Guimarães Bino

Médico nefrologista do Hospital Universitário Clementino Fraga Filho da Universidade Federal do Rio de Janeiro (HUCFF-UFRJ). Mestrado em Nefrologia pela Universidade Estadual do Rio de Janeiro (UERJ). Professor de Nefrologia da Universidade do Grande Rio (Unigranrio).

Fernando Saldanha Thomé

Médico nefrologista do Hospital de Clínicas de Porto Alegre. Doutor em Nefrologia pela Universidade Federal do Rio Grande do Sul. Professor Adjunto do Departamento de Medicina Interna da Faculdade de Medicina da UFRGS.

Gabriela Araújo Campos

Graduada em medicina pelo Centro Universitário Serra dos Órgãos (Teresópolis-RJ). Residência Médica em Nefrologia no Hospital Universitário Clementino Fraga Filho – UFRJ. Residência em Clínica médica no Hospital Federal de Bonsucesso.

Igor Smolentzov

Médico Assistente do Grupo de Agudos da Divisão de Nefrologia do Hospital das Clínicas da Faculdade de Medicina da Universidade de São Paulo (HC-
-FMUSP). Médico Assistente do Pronto-Socorro da Santa Casa de São Paulo.

Ivens Stuart Lima Leite

Graduado em medicina pela Faculdade de Medicina da Universidade Federal da Paraíba. Residência em Clínica médica pela Universidade Estadual de Campinas (Unicamp). Residência em Nefrologia pela Faculdade de Medicina da Universidade de São Paulo (FMUSP).

Jocemir Ronaldo Lugon

Professor Titular de Nefrologia da Universidade Federal Fluminense (UFF-RJ). Ex-Presidente da Sociedade Brasileira de Nefrologia (biênio 2007-2008). Membro da Academia de Medicina do Estado do Rio de Janeiro.

Jorge Paulo Strogoff de Matos

Médico nefrologista. Professor Associado do Departamento de Medicina Clínica da Faculdade de Medicina da Universidade Federal Fluminense (UFF-RJ).

Krissia Kamile Singer Wallbach

Médica nefrologista pela Universidade Federal de São Paulo/Escola Paulista de Medicina (Unifesp-EPM). Especialista em Clínica Médica pela SBCM e em

Nefrologia pela SBN. Preceptora da Residência Médica em Clínica Médica e Nefrologia do Hospital Santa Marcelina, São Paulo. Membro do Departamento de Fisiologia e Fisiopatologia Renal e do Comitê de Jovens Nefrologistas da Sociedade Brasileira de Nefrologia (SBN).

Marcelo Augusto Duarte Silveira

Doutor em Ciências pela Faculdade de Medicina da USP (FMUSP). Nefrologista pelo HC-FMUSP. Membro do departamento de DHE da SBN (biênio 2019-2020). Especialista em clínica médica pelo Hospital Santa Marcelina-SP. Assistente do Serviço de Nefrologia do Hospital São Rafael. Membro do Instituto D'Or de Pesquisa.

Mariana Fontes Turano

Graduada em Medicina pela Universidade Federal Fluminense (UFF-RJ). Residência em Nefrologia pelo Hospital Universitário Antônio Pedro – UFF--RJ. Especialista em Nefrologia pela Sociedade Brasileira de Nefrologia (SBN). Membro do Departamento de Fisiologia Renal da SBN. Diretora Científica da Sociedade de Nefrologia do Rio de Janeiro.

Mauricio de Carvalho

Professor Titular de Nefrologia da Pontifícia Universidade Católica do Paraná (PUCPR). Professor Adjunto do Departamento de Medicina Interna da Faculdade de Medicina da Universidade Federal do Paraná (UFPR).

Milton Soares Campos Neto

Médico nefrologista. Coordenador do Programa de Residência Médica em Nefrologia da Santa Casa de Belo Horizonte. Especialista pela Sociedade Brasileira de Nefrologia (SBN).

Moisés Dias da Silva

Médico nefrologista da Universidade Federal do Rio de Janeiro (UFRJ). Médico nefrologista da Universidade Federal do Estado do Rio de Janeiro (UNIRIO). Mestrando pelo programa de Clínica Médica da Universidade Federal do Rio de Janeiro (UFRJ).

Olberes Vitor Braga de Andrade

Professor Assistente da Faculdade de Ciências Médicas da Santa Casa de São Paulo (FCMSCSP). Presidente do Departamento de Nefrologia Pediátrica da Sociedade de Pediatria de São Paulo. Membro do Departamento de Nefrologia Pediátrica da Sociedade Brasileira de Nefrologia. Mestre em Nefrologia pela Unifesp-EPM. Doutor em Medicina (Área de Concentração em Pediatria) pela FCMSCSP. Especialista em Pediatria e Atuação na Área de Medicina Intensiva Pediátrica.

Paulo Ricardo Gessolo Lins

Médico nefrologista. Assistente do Grupo de Injúria Renal Aguda do Instituto Central do Hospital das Clínicas (IC-HC) da Faculdade de Medicina da USP.

Pedro Alejandro Gordan

Graduado pela Faculdade de Medicina da Universidade Federal do Paraná (UFPR). Mestre em Educação de Profissionais da Saúde pela Universidade de Illinois, Chicago. Doutor em Medicina pela Universidade Estadual de Londrina (UEL). Professor Adjunto aposentado da UEL. Ex-reitor da UEL. Ex-presidente da Sociedade Brasileira de Nefrologia.

Roberto Zatz

Formado em Medicina pela Universidade de São Paulo (USP). Mestre e Doutor em Fisiologia pela USP. Pós-doutorado pela Harvard University. Livre-docente da Disciplina de Nefrologia do Departamento de Clínica Médica da Faculdade de Medicina da Universidade de São Paulo (FMUSP). Professor Titular da Disciplina de Nefrologia do Departamento de Clínica Médica da FMUSP.

Rosa Maria Affonso Moysés

Livre-docente pela Faculdade de Medicina da USP. Médica do Laboratório de Investigação Médica 16 (LIM 16) do Hospital das Clínicas da Faculdade de Medicina da USP (HC-FMUSP).

Samirah Abreu Gomes

Médica nefrologista. Coordenadora do Ambultório de Litíase Renal do Hospital das Clínicas da Faculdade de Medicina da USP (HC-FMUSP). Médica

Coordenadora Técnica da Unidade de Terapia Celular do HC-FMUSP. Mestrado e doutorado pela Unifesp. Pós-doutorado pela Universidade de Miami.

Tamara da Silva Cunha

Doutorado na área de Nefrolitíase pela Universidade Federal de São Paulo (Unifesp). Diploma universitário pela Universidade Sorbonne, Paris, em Litíase Renal. Experiência na área de Nefrolitíase e Tubulopatias Renais. Capacitação e formação complementar na área de Análise Cristalográfica de Cálculos Urinários pela University of Balearic Islands e treinamento em serviço no Laboratoire des Lithiases – Service des Explorations Fonctionnelles, Hospital Tenôn (Paris), com foco em análise cristalográfica de cálculos urinários e cristalúria. Médica na Universidade Federal do Rio de Janeiro (UFRJ).

Vítor Amorim Almeida

Graduado pela Faculdade de Medicina da Universidade Federal Fluminense (UFF-RJ). Residência em Nefrologia pelo Hospital Federal de Bonsucesso. Médico nefrologista do Hospital Universitário Antônio Pedro – UFF-RJ. Médico nefrologista da *Kidney Assistance*/Casa de Saúde São José.

SUMÁRIO

Agradecimentos VII

Sobre os organizadores IX

Sobre os autores XI

Prefácio.. XXI

Apresentação XXIII

Seção I – HOMEOSTASE HIDROELETROLÍTICA

1. Equilíbrio hidroeletrolítico e a origem da nefrologia no Brasil
   Pedro Alejandro Gordan, Antônio Carlos Seguro e *Roberto Zatz*.... 3

2. Princípios químicos das soluções usadas no tratamento dos DHEAB
   Carlos Perez Gomes e *Miguel Luis Graciano* 7

3. Interpretação do exame de urina de 24 horas nos DHEAB
   Miguel Luis Graciano e *Vítor Amorim Almeida* 23

4. Manutenção de fluidos no adulto
   Jorge Paulo Strogoff de Matos e *Jocemir Ronaldo Lugon* 37

5. Manutenção de fluidos na criança
   Olberes Vitor Braga de Andrade 49

Seção II – DISTÚRBIOS DA REGULAÇÃO DE SÓDIO E ÁGUA

6. Diagnóstico e tratamento da hipovolemia
    Camila Eleuterio Rodrigues e *Elias Marcos Silva Flato*................. 91

7. Diagnóstico e tratamento da hipervolemia/estados edematosos
    Fernando Saldanha Thomé e *Elvino Barros*................................. 117

8. Diagnóstico e tratamento da hiponatremia
    Marcelo Augusto Duarte Silveira e *Anderson Ricardo Roman Gonçalves*... 157

9. Diagnóstico e tratamento da hipernatremia
    Miguel Luis Graciano e *Mariana Fontes Turano* 171

Seção III – DISTÚRBIOS DA REGULAÇÃO DE POTÁSSIO E MAGNÉSIO

10. Diagnóstico e tratamento da hipopotassemia
    Milton Soares Campos Neto.. 201

11. Diagnóstico e tratamento da hiperpotassemia
    Paulo Novis Rocha e *Alexandre Vitor Vieira de Sá*........................ 219

12. Hipomagnesemia
    Lúcia Andrade e *Igor Smolentzov*.. 233

13. Hipermagnesemia
    Igor Smolentzov e *Lúcia Andrade*.. 249

Seção IV – DISTÚRBIOS DA REGULAÇÃO DE CÁLCIO E FÓSFORO

14. Diagnóstico e tratamento da hipocalcemia
    Krissia Kamile Singer Wallbach e *Tamara da Silva Cunha*............ 257

15. Diagnóstico e tratamento da hipercalcemia
   Mauricio de Carvalho 271

16. Diagnóstico e tratamento da hipofosfatemia
   Ivens Stuart Lima Leite e *Samirah Abreu Gomes* 285

17. Diagnóstico e tratamento da hiperfosfatemia
   Alinie da Silva Pichone e *Rosa Maria Affonso Moysés* 299

Seção V — DISTÚRBIOS DA REGULAÇÃO ACIDOBÁSICA

18. Diagnóstico gasométrico dos distúrbios acidobásicos
   Carlos Perez Gomes e *Gabriela Araújo Campos* 315

19. Diagnóstico e tratamento da acidose metabólica
   Paulo Novis Rocha e *Alexandre Vitor Vieira de Sá* 337

20. Diagnóstico e tratamento da alcalose metabólica
   Daniel Costa Chalabi Calazans e *Paulo Ricardo Gessolo Lins* 361

21. Diagnóstico e tratamento da acidose respiratória
   Egivaldo Fontes Ribamar e *Moisés Dias da Silva* 369

22. Diagnóstico e tratamento da alcalose respiratória
   Caroline de Azevedo Martins e *Fabricio Guimarães Bino* 379

Índice remissivo 389

PREFÁCIO

A administração endovenosa de líquidos, sejam cristaloides, sejam coloides, aliada à correção de distúrbios eletrolíticos, é hoje prática corriqueira, sobretudo nas unidades de terapia intensiva.

Embora Robert Lewins tenha descrito, em 1832, a utilização de uma solução salina alcalinizada em pacientes com cólera, foi Alexis Hartmann que, mais tarde (1885), modificou uma solução salina fisiológica desenvolvida por Sidney Ringer para reidratar crianças com gastroenterite. O fracionamento do sangue só ocorreu em 1941, permitindo a utilização de albumina em larga escala em pacientes com queimaduras extensas.

Ao longo dos anos, a administração de soluções cristaloides e coloidais foi sendo aprimorada, em vista dos novos conhecimentos de fisiopatologia. Por exemplo, hoje se reconhece o risco de uma acidose metabólica hiperclorêmica quando grandes quantidades de solução salina isotônica são administradas, dando-se então preferência a soluções mais balanceadas (lactato/acetato de Ringer ou solução de Hartmann). O risco da administração de albumina endovenosa a pacientes com lesão cerebral traumática é hoje reconhecido. Esses são alguns exemplos da evolução do nosso conhecimento nessa área e de implicações na prática clínica.

Infelizmente, nem sempre o conhecimento nesta área por jovens médicos responsáveis pela prescrição hidroeletrolítica é adequado. Por isso é saudada com entusiasmo a publicação deste volume dedicado a interpretação e manejo de distúrbios hidroeletrolíticos. São 22 capítulos dedicados a aspectos fisiopatológicos, diagnóstico e tratamento dos principais distúrbios de volume, tonicidade e eletrolíticos. Certamente será de utilidade para os estudantes de medicina e jovens médicos nos programas de residência médica, assim como em áreas correlatas da assistência médica.

Curitiba, julho de 2020.

Miguel C. Riella

Professor Titular de Clínica Médica da Pontifícia Universidade Católica do Paraná (1980-2016). Professor Titular de Clínica Médica da Faculdade Evangélica do Paraná (1983-2019). Ex-Presidente da Sociedade Brasileira de Nefrologia (1994-1996). Presidente da Fundação Pró-Renal Brasil. Diretor do Serviço de Nefrologia do Hospital Universitário Evangélico Mackenzie. Editor-Chefe do *Brazilian Journal of Nephrology*. Membro da Academia Nacional de Medicina.

APRESENTAÇÃO

Em julho de 2019, após o final do segundo curso de "Distúrbios hidroeletrolíticos", promovido pela Sociedade Brasileira de Nefrologia (SBN) e liderado pelo Departamento de Fisiologia Renal da SBN, na cidade de São Paulo, em virtude do enorme sucesso daquele encontro, propusemos aos membros do Departamento e aos demais palestrantes a ideia de registrar em forma de livro todo o brilhantismo, a experiência e o entusiasmo que havíamos presenciado durante aqueles dois dias de intensa discussão e de grande participação da audiência. Muitas vezes, como é habitual em momentos de empolgação, a proposta – que é prontamente celebrada de imediato por todos – nem sempre se concretiza. Felizmente, para sorte de todos nós, isso não aconteceu. Em julho de 2020, na condição de Presidente da SBN, é com muito orgulho e extrema satisfação que escrevo a Apresentação desta obra, que é motivo de muito orgulho para esta gestão e para a nossa SBN.

A relevância do tema para a comunidade nefrológica brasileira é inquestionável. Os temas elencados neste livro são, muitas vezes, apresentados aos alunos de graduação de Medicina, que despertam o interesse pela nossa especialidade ao tomar contato com o conteúdo em uma fase inicial da faculdade. À medida que o curso avança, comprovam a aplicabilidade clínica desses tópicos ao deparar com pacientes portadores desses distúrbios, que se apresentam durante o período de internato e nas futuras residências de Medicina Interna e de Nefrologia. Há de se destacar, portanto, o caráter singular desta obra, traduzido na forma de apresentação dos capítulos, que primou pela objetividade e pelo caráter prático dos textos, inserindo-os no contexto nacional e, ao mesmo tempo, evitando o hermetismo de outras obras, que limitam o interesse sobre a área da Nefrologia.

Em nome da Diretoria da SBN, que completa 60 anos em 2020, queremos agradecer este verdadeiro presente oferecido a todos nós, nefrologistas, e explicitar o nosso profundo reconhecimento pelo empenho e pela dedicação de todos os(as) autores(as) e editores(as) envolvidos(as) neste projeto, muito bem representados na figura do Diretor do Departamento de Fisiologia Renal, Professor Carlos Perez. Trata-se de um exemplo de trabalho coletivo, fruto da paixão pela Nefrologia e que servirá como referência obrigatória a estudantes, médicos e professores, que terão nesta obra não só um material seguro de consulta e auxílio em sua prática diária, mas uma verdadeira fonte de inspiração, verificada pela qualidade dos capítulos e pela excelência de todos os autores e autoras envolvidos.

O ano de 2020 ficará marcado pela pandemia de COVID-19. Uma tragédia para a humanidade. Um "novo normal" – ainda incerto – se aproxima, e o futuro da Medicina e das especialidades médicas será impactado de forma irreversível pelo novo coronavírus. O que temos de imutável são a dedicação, a paixão, o empenho, a competência e o comprometimento dos profissionais de saúde, em especial os(as) Nefrologistas brasileiros(as), representados por todos os envolvidos na confecção desta obra. Apesar de todas as dificuldades, o ano de 2020 também ficará marcado pela recompensa desse esforço: a publicação do livro *Distúrbios do equilíbrio hidroeletrolítico e ácido-base – diagnóstico e tratamento*.

Parabéns a todos, em especial à SBN, pelo seu aniversário de 60 anos! Não poderia haver melhor presente.

Marcelo Mazza
Presidente da SBN (2019-2020)

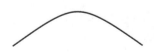

Seção I

HOMEOSTASE HIDROELETROLÍTICA

Capítulo 1

EQUILÍBRIO HIDROELETROLÍTICO E A ORIGEM DA NEFROLOGIA NO BRASIL

Pedro Alejandro Gordan

Antônio Carlos Seguro

Roberto Zatz

Nefrologistas são, por sua formação, reconhecidos como clínicos competentes em cuidados médicos que implicam na necessidade do domínio dos conhecimentos do equilíbrio hidroeletrolítico e acidobásico. Esses conhecimentos e sua prática se confundem com a própria História e a Origem da Nefrologia no Brasil.

Mesmo antes da fundação da Sociedade Brasileira de Nefrologia, muitos se interessavam pelo tema e entre eles estava o Professor Israel Nussenzveig, que havia se formado na FMUSP em 1948. O Prof. Dr. Israel Nussenzveig[1] "decidiu dedicar-se ao estudo de doenças renais em 1952. Durante o ano seguinte trabalhou na França com o Prof. Jean Hamburger e, ao retornar, em 1954, juntou-se à Unidade de Doenças Renais, recém-fundada pelo Professor Luís V. Decourt e chefiada pelo Prof. José Barros Magaldi. Seu interesse em Fisiologia Renal e equilíbrio hidroeletrolítico motivaram-no a publicar, já em 1957, um livro especializado, *Hidratação em cirurgia, clínica médica e pediatria*".[2]

A análise desse livro destaca a atuação do Prof. Israel como professor, visto que sua origem foi baseada e inspirada em um curso extracurricular ministrado pelos autores e patrocinado pelo Centro Acadêmico Oswaldo Cruz, em que se destaca a necessidade de literatura nacional a respeito do tema. Os capítulos permanecem surpreendentemente atuais e lançam as bases da moderna atuação do nefrologista em Medicina de Urgência e em equipe multidisciplinar, pois há perfeita integração entre os coautores Romeu Cianciarulo (cirurgião) e Guilherme Mattar (pediatra). Este é o primeiro documento que liga "os interessados em doenças do rim" ao tema de equilíbrio hidroeletrolítico e acidobásico.

É inequívoca a influência do Professor Jean Hamburger, que aliás cunhou o nome Nefrologia para a nascente especialidade, e que foi o mentor da Fundação da Sociedade Brasileira de Nefrologia em 1960. Sob a Presidência do Professor José de Barros Magaldi, da Faculdade de Medicina da Universidade de São Paulo, e sendo secretário-geral o Professor Nussenzveig. Este havia tido a iniciativa de fundar a Sociedade e também foi o executor dos primeiros passos, inclusive a redação do Projeto de Estatutos da Nova Sociedade, aprovado em 3 de agosto de 1960.[3]

Porém a autoridade sobre os conhecimentos de equilíbrio hidroeletrolítico e acidobásico só foi definitivamente incorporada à Nefrologia quando o Professor de Fisiologia Renal Gerhard Malnic[4] estabeleceu seu laboratório na USP (1965), após o seu pós-doutorado realizado nos Estados Unidos na Cornell University, Nova Iorque, entre 1962 e 1964, no laboratório do Dr. Gerhard Giebisch.

Sua linha de pesquisa permanece estável com uma produção científica profícua e de grande qualidade, destacando-se os estudos dos mecanismos de transporte iônico em túbulos renais, particularmente do íons H+ e K+ por técnicas de micropunção e microperfusão *in vivo*. Sua contribuição sobre a ação tubular da furosemida na excreção de cloreto é seminal e foi publicada na *Revista Nature*.[5]

Dr. Malnic até os dias de hoje, por sua atuação, bem como pela continuidade deste trabalho realizada por seus pós-graduandos, exerce grande influência na produção científica na área.

Impossível escrever sobre a influência do equilíbrio hidroeletrolítico e acidobásico na origem da Nefrologia sem invocar o nome e a autoridade do saudoso Professor Antonino Rocha, aqui descrito pelo seu discípulo mais ilustre, Dr. Antônio Carlos Seguro:[6]

O Professor Antonino dos Santos Rocha foi um importante pesquisador na área de distúrbios hidroeletrolíticos. Iniciou com uma publicação no Journal of Clinical Investigation em 1973 demonstrando o mecanismo de transporte de sódio e cloro na porção espessa da alça de Henle. Com a técnica de microperfusão *in vitro* de segmentos tubulares isolados do néfron contribui para o entendimento dos mecanismos de concentração urinária através de estudos do transporte de água e ureia nos túbulos coletores e a ação do hormônio antidiurético neste segmento, além do transporte de sódio, cloro e potássio no segmento terminal do néfron. Foi o primeiro pesquisador internacional a demonstrar um efeito direto da Clorpropamida inserindo canais de água no túbulo coletor o que explicou por que pacientes diabéticos que tomavam esta medicação poderiam desenvolver hiponatremia. Com esta técnica estudou o transporte de cálcio e fósforo ao longo do néfron. O laboratório de pesquisa em doenças renais criado pelo Professor Rocha mantém até hoje estudos de distúrbios hidroeletrolíticos experimentais e clínicos.

Para quem conviveu com o Professor Antonino restou uma imagem indelével: além de sua proverbial gentileza, sabia muita fisiologia, mas também era um clínico de enorme qualidade e dedicação, que ajudava muitos de seus alunos e admiradores a unir a teoria à prática.

Os conceitos clínicos e a prática do equilíbrio hidroeletrolítico foram reforçados em 1971 quando Eduardo Marcondes[7] e colaboradores publicaram o livro *Desidratação e desnutrição em pediatria*. Dois desses colaboradores, Francisco Roque Carrazza e Giuseppe Sperotto, exerceram grande influência sobre o Grupo de Nefrologia que adotou seus ensinamentos e sua terminologia, ajudando a divulgá-los pelo País.

Paralelamente, em Curitiba, no Paraná, o Professor Adyr Soares Mulinari,[8] originariamente cirurgião urologista, mas clínico por adoção e vocação, que havia recebido uma bolsa da Fundação W.K. Kellogg para se especializar em Nefrologia em Seattle, WA, com o Dr. Belding Scribner, revoluciona a prática médica local, ao incluir novos conhecimentos relacionados ao equilíbrio hidroeletrolítico e acidobásico (1963-1964). Sua sólida formação nefrológica foi realizada em Seattle, Cleveland e Saint Louis, onde estagiou com Saulo Khlar, fisiologista brilhante, e aprofundou seus conhecimentos em Fisiologia Renal. Com essa bagagem intelectual e munido de um Fotômetro de Chama e um kit para exames a beira de leito para as dosagens de cloreto e bicarbonato, mudou o panorama da prática e do ensino da Nefrologia no País e também a narrativa e a terminologia usada para definir os distúrbios do equilíbrio hidroeletrolítico.

Sua contribuição para a implantação da hemodiálise e diálise peritoneal crônica no Brasil foi única e fundamental. Desde então e até hoje, a associação de "clínicos que gostam e entendem de equilíbrio hidroeletrolítico" e também de doenças renais torna-se a pujante NEFROLOGIA.

A consolidação da especialidade contou com o trabalho e a dedicação de inúmeros especialistas empenhados na divulgação e na atualização dos conhecimentos nefrológicos, que com suas publicações reforçaram as bases e a prática do equilíbrio hidroeletrolítico no País, fiéis a suas origens. Muitos deles são discípulos dos pioneiros e hoje fazem parte do rol dos autores deste livro.

REFERÊNCIAS BIBLIOGRÁFICAS

1. Noronha IL. Em Medicina USP. [Online]. Disponível em: http://www.fm.usp.br/fmusp/noticias/prof-israel-nussenzveig-foi-um-dos-pioneiros-da-nefrologia-no-brasil [acesso 1 fev 2020].
2. Cianciarulo R, Nussenzveig I, Mattar G. Hidratação em cirurgia, clínica médica e pediatria. São Paulo: Livraria Luso-Espanhola e Brasileira; 1957.
3. Nussenzveig I. Primórdios na Nefrologia em São Paulo e da Sociedade Brasileira de Nefrologia. In: Mion Jr D, Romão Jr JE (eds.) História da Nefrologia Brasileira. São Paulo: SBN; 1996. p. 29-30.
4. Marques F. Pesquisa FAPESP. [Online]. Disponível em: https://revistapesquisa.fapesp.br/2010/06/23/gerhard-malnic-o-artes%C3%A3o-do-laborat%C3%B3rio/ (acesso 1 fev 2020).
5. Malnic G, Vieira F, Ekonibara H. Effect of "furosemid" on chloride and water excretion in single nephrons of the kidney of the rat. Nature. 1965;208(1):80-81.
6. Seguro AC, 2020. Email to Pedro Gordan. 9 de janeiro.
7. Marcondes E. Desidratação. In: Marcondes E (ed.) Desidratação e desnutrição em pediatria. São Paulo: Sarvier; 1971. p. 9-201.
8. Mulinari R. CRMPR-Homenagem aos Pioneiros. [Online]. Disponível em: https://www.crmpr.org.br/Homenagem-aos-Pioneiros-Dr-Adyr-Soares-Mulinari-CRMPR-354-11-51588.shtml (acesso 1 fev 2020).

Capítulo 2

PRINCÍPIOS QUÍMICOS DAS SOLUÇÕES USADAS NO TRATAMENTO DOS DHEAB

Carlos Perez Gomes
Miguel Luis Graciano

1. INTRODUÇÃO

Os médicos necessitam conhecer os principais solutos que constituem os líquidos corporais, seja no espaço do líquido intracelular (LIC) ou no espaço do líquido extracelular (LEC). Se um soluto, ao ser dissociado ou ionizado em um solvente, origina íons carregados positivamente (cátions) ou negativamente (ânions), passa a ser chamado de eletrólito. Se um eletrólito tem uma carga (positiva ou negativa) é classificado monovalente; se tem duas cargas (positivas ou negativas) é classificado divalente; se tem três cargas (positivas ou negativas) é classificado trivalente.

A divisão da massa de um soluto/eletrólito (em mmol, mEq, mg, g, etc.) pelo volume da solução (mL, dL ou L) define a concentração deste soluto/eletrólito no meio (mmol/L; mEq/L; mg/dL, g/dL, etc.). No Brasil, os eletrólitos Na^+, K^+ e HCO_3^- são expressos em mmol/L ou mEq/L (neste caso os valores em mmol/L são iguais aos valores em mEq/L porque são solutos monovalentes); já outros eletrólitos como Ca^{++}, Mg^{++} e P costumam ser expressos em mg/dL, unidade não adotada pelo SI.

Na prática médica, é imprescindível a conversão de valores descritos em mEq para mg ou vice-versa. Isso ocorre porque geralmente as soluções eletrolíticas para uso clínico têm no seu rótulo a descrição da concentração em mg/dL (ou mg%, que é sinônimo), porém em várias situações como no tratamento das disnatremias os cálculos envolvem quantidades em mEq. Por exemplo, a concentração do soro fisiológico é de 0,9%, ou seja, 0,9 g em 1 dL (100 mL), e poderia haver interesse em prescrever uma solução para elevar a concentração de sódio sérico de 115 para 120 mEq/L num paciente com hiponatremia sintomática. Como proceder do ponto de vista prático?

A base de tudo para se entender essas transformações é a tabela periódica dos elementos químicos (Figura 1). Duas informações quantitativas são dadas na célula de cada elemento que contém seu símbolo químico, acima do símbolo do elemento químico está o número atômico que representa o número de prótons, abaixo está a massa atômica que representa a soma de prótons e nêutrons, geralmente sendo o dobro do número atômico.

Legenda da célula: A = Número atômico; Z = Massa atômica.

1 1A	2 2A	3 3B	4 4B	5 5B	6 6B	7 7B	8 8B	9 8B	10 8B	11 1B	12 2B	13 3A	14 4A	15 5A	16 6A	17 7A	18 0
1 H 1,0																	2 He 4
3 Li 6,9	4 Be 9											5 B 10,8	6 C 12	7 N 14	8 O 16	9 F 19	10 Ne 20,2
11 Na 23	12 Mg 24,3	3 3B	4 4B	5 5B	6 6B	7 7B	8 7B	9 7B	10	11 1B	12 2B	13 Al 27	14 Si 28,1	15 P 31	16 S 32,1	17 Cl 35,5	18 Ar 39,9
19 K 39,1	20 Ca 40,1	21 Sc 45	22 Ti 47,9	23 V 50,9	24 Cr 52	25 Mn 54,9	26 Fe 55,8	27 Co 58,9	28 Ni 58,7	29 Cu 63,5	30 Zn 65,4	31 Ga 69,7	32 Ge 72,6	33 As 74,9	34 Se 79	35 Br 79,9	36 Kr 83,8
37 Rb 85,5	38 Sr 87,6	39 Y 88,9	40 Zr 91,2	41 Nb 92,9	42 Mo 95,9	43 Tc 97	44 Ru 101,1	45 Rh 102,9	46 Pd 106,4	47 Ag 107,9	48 Cd 112,4	49 In 114,8	50 Sn 118,7	51 Sb 121,8	52 Te 127,6	53 I 126,9	54 Xe 131,3
55 Cs 132,9	56 Ba 137,3	57 La 138,9	72 Hf 178,5	73 Ta 180,9	74 W 183,8	75 Re 186,2	76 Os 190,2	77 Ir 192,1	78 Pt 195,1	79 Au 197	80 Hg 200,6	81 Tl 204,4	82 Pb 207,2	83 Bi 209	84 Po 209	85 At 210	86 Rn 222
87 Fr 223	88 Ra 226	89 Ac 227															

58 Ce 140,1	59 Pr 140,9	60 Nd 144,2	61 Pm 145	62 Sm 150,5	63 Eu 152	64 Gd 157,3	65 Tb 158,9	66 Dy 162,5	67 Ho 164,9	68 Er 167,3	69 Tm 168,9	70 Yb 173	71 Lu 175
90 Th 232	91 Pa 231	92 U 238	93 Np 237	94 Pu 242	95 Am 247	96 Cm 247	97 Bk 247	98 Cf 251	99 Es 252	100 Fm 257	101 Md 258	102 No 259	103 Lr 260

Figura 1 Tabela periódica simplificada dos elementos químicos.

Os principais solutos e/ou eletrólitos para diagnóstico e tratamento dos distúrbios hidroeletrolíticos e acidobásicos (DHEAB) na prática clínica estão representados na Tabela 1, com suas respectivas massas no sistema internacional (SI) (em mmol e em mEq). É importante recordar que a massa em 1 mmol corresponde à massa atômica em mg na tabela periódica. Por exemplo, 1 mmol de Na^+ corresponde a 23 mg de Na que é o peso molecular do Na. Por sua vez, quando se divide a massa de um soluto expressa mmol por sua valência, obtém-se a massa em mEq (mEq = mmol/valência). Por exemplo, 1 mmol de Na^+ = 1 mEq de Na (monovalente); 1 mmol de Ca^{++} = 2 mEq de Ca^{++} (divalente).

Tabela 1 Principais solutos/eletrólitos na prática clínica

Soluto	1 mmol	1 mEq	Soluto	1 mmol	1 mEq
Na^+	23	23	N	14	—
K^+	39	39	P	31	—
Ca^{++}	40	20	C	12	—
Mg^{++}	24	12	S	32	—
Cl^-	35,5	35,5	O	16	—
HCO_3^-	61	61			

Na Tabela 2 são representadas algumas faixas de referência de normalidade dos solutos/eletrólitos no soro em adultos, sendo os valores destacados em negrito os mais comuns na prática brasileira. Esses valores são apenas ilustrativos, pois podem variar dependendo das técnicas utilizadas em cada laboratório, inclusive nas definições dos DHEAB ao longo deste livro.[1]

Tabela 2 Valores de referência das concentrações séricas dos principais solutos/eletrólitos em adultos

Soluto	mmol/L	mEq/L	mg/dL	Técnica
Na^+	**135 − 145**	135 − 145	—	Eletrodo íon seletivo
K^+	**3,5 − 5,3**	3,5 − 5,3	—	Eletrodo íon seletivo
Ca^{++} (total)	2,2 − 2,6	4,4 − 5,0	**8,8 − 10,2**	Colorimétrico
Ca^{++} (iônico)	**1,12 − 1,23**	2,24 − 2,46	4,48 − 4,92	Eletrodo íon seletivo
Mg^{++}	0,7 − 1,1	1,5 − 2,5	**1,7 − 2,6**	Colorimétrico
Cl^-	**96 − 106**	96 − 106	—	Eletrodo íon seletivo

(continua)

Tabela 2 Valores de referência das concentrações séricas dos principais solutos/eletrólitos em adultos (*continuação*)

Soluto	mmol/L	mEq/L	mg/dL	Técnica
HCO_3^- Reserva alcalina	**22 – 26** **21 – 32**	22 – 26 21 – 32	— —	Gasometria arterial ou venosa Enzimático (venosa)
P	0,8 – 1,4	—	**2,5 – 4,5**	Colorimétrico

Portanto, os profissionais de saúde precisam conhecer como transformar as unidades de mg/dL para mmol/L ou mEq/L e vice-versa (lembrando que 1 dL = 1/10 de 1 L). Por exemplo, se um paciente apresenta Ca^{++} sérico de 10 mg/dL, e pela tabela verifica-se que 1 mmol Ca^{++} = 40 mg e 1 mEq de Ca^{++} = 20 mg, para transformar mg/dL em mmol/L (ou mEq/L), ficaria: 10 mg/dL = 0,25 mmol/dL = 2,5 mmol/L, ou 10 mg/dL = 0,5 mEq/dL = 5 mEq/L, respectivamente. Ao contrário, por exemplo, se um paciente apresenta Ca^{++} sérico de 2,5 mmol/L, os dados seriam: 2,5 mmol/L = 100 mg/L = 10 mg/dL, ou 5 mEq/L = 100 mg/L = 10 mg/dL, respectivamente.

2. PRINCIPAIS AMPOLAS DE ELETRÓLITOS PARA USO INTRAVENOSO NO BRASIL

Existem no mercado diversas ampolas com eletrólitos utilizadas para manutenção de fluidos em crianças ou adultos que não podem receber dieta via oral, assim como para tratamento dos DHEAB. A Tabela 3 apresenta as principais ampolas disponíveis no Brasil, havendo algumas diferenças regionais. Por exemplo, nos estados do norte, nordeste e alguns estados do sudeste a ampola de KCl 10% é a mais utilizada, já em São Paulo e nos estados do sul a ampola de KCl 19,1% é a mais utilizada. Por isso, é fundamental para os médicos conhecerem a concentração de cada eletrólito (em mEq/mL) das diversas ampolas, permitindo assim cálculo adequado de reposição de cada eletrólito.[2,3]

Na Tabela 3, as concentrações dos eletrólitos estão expressas em mEq/mL, à exceção do P que está expressa em mg/mL para facilitar o cálculo de reposição (valência variável). Da mesma forma que já se discutiu, podem-se transformar rapidamente os valores de mEq em mg: por exemplo, caso seja necessário repor magnésio IV calculado em mg, cada 1 mL de sulfato de magnésio ($MgSO_4$) 10% = 0,81 mEq (Tabela 3). Se 1 mEq Mg = 12 mg (Tabela 1), então 1 mL $MgSO_4$ 10% = 9,7 mg de Mg.

2. Princípios químicos das soluções usadas no tratamento dos DHEAB 11

Tabela 3 Principais ampolas de solutos/eletrólitos disponíveis no Brasil

Ampolas de eletrólitos no Brasil	PM	Fórmula	Na mEq/mL	K mEq/mL	Ca mEq/mL	Mg mEq/mL	Cl mEq/mL	HCO₃⁻ mEq/mL	P mg/mL
Cloreto de sódio 10%	58,4	NaCl	1,71	0	0	0	1,71	0	0
Cloreto de sódio 20%	58,4	NaCl	3,42	0	0	0	3,42	0	0
Cloreto de potássio 10%	74,5	KCl	0	1,34	0	0	1,34	0	0
Cloreto de potássio 19,1%	74,5	KCl	0	2,56	0	0	2,56	0	0
Bicarbonato de sódio 8,4%	84,1	$NaHCO_3$	1,0	0	0	0	0	1,0	0
Gluconato de cálcio 10%	448,4	$C_{12}H_{22}CaO_{14}$	0	0	0,45	0	0	0	0
Cloreto de cálcio 10%	110,9	$CaCl_2$	0	0	1,36	0	1,36	0	0
Sulfato de magnésio 10%	246,5	$MgSO_4.7H_2O$	0	0	0	0,81	0	0	0
Sulfato de magnésio 50%	246,5	$MgSO_4.7H_5O$	0	0	0	4,05	0	0	0
Fosfato ácido de potássio	136,1 (m)	KH_2PO_4 (m) K_2HPO_4 (d)	0	2,0	0	0	0	0	33
Glicerofosfato de sódio	216	$C_3H_7Na_2O_6P$	2,0	0	0	0	0	0	31

Todas as ampolas de eletrólitos podem ser adicionadas às soluções de cristaloides mais utilizadas (como SF 0,9% e SG 5%) seguindo o Regulamento Técnico de Boas Práticas de Utilização das Soluções Parenterais em Serviços de Saúde,[4] porém é importante ressaltar que a mistura de certos eletrólitos na mesma solução de diluição deve ser evitada. A mistura dos ânions P e HCO_3 com os cátions Ca ou Mg na mesma solução pode causar precipitação. Por exemplo, se o produto de concentrações de cálcio (mmol/L) x fosfato (mmol/L) for superior a 75 mmol/L, existe risco de precipitação imediata. Portanto, não devem ser adicionadas ampolas que

12 Seção I – Homeostase hidroeletrolítica

contenham HCO_3 (bicarbonato de sódio) ou P (fosfato ácido de potássio) em soluções que contenham Ca ou Mg (como o Ringer lactato).[3,4]

3. PRINCIPAIS SOLUÇÕES DE ELETRÓLITOS PARA USO INTRAVENOSO NO BRASIL

Existem dois tipos principais de soluções utilizadas via intravenosa para ressuscitação e/ou manutenção volêmica: coloides e cristaloides. Os coloides possuem solutos impermeáveis às membranas dos capilares em virtude de alto peso molecular, ficando restritos ao compartimento intravascular do LEC, e são classificados como naturais (por exemplo, albumina humana 20% ou 4%) ou semissintéticos (por exemplo, Hextend®, Voluven®, etc.). Os cristaloides possuem íons livremente permeáveis como Na e Cl, além de outros íons como Ca, Mg, P e até mesmo tampões como bicarbonato, acetato, lactato e gluconato. Os cristaloides são classificados em balanceados (quando a diferença de íons forte Na-Cl está próxima de 24 mmol/L, ou seja, quando parte do Cl é substituída por tampões já mencionados, por exemplo, Ringer lactato e Plasma-Lyte®) ou não balanceados (quando a diferença de íons forte Na-Cl está próxima de zero, por exemplo, SF 0,9%). Os cristaloides balanceados costumam ser, em geral, ligeiramente mais hipotônicos que os não balanceados em virtude de menor concentração de Na; por outro lado possuem menor concentração de Cl, causando menos acidose hiperclorêmica e vasoconstrição renal.[5,6,7] De maneira geral, 1/3 do volume infundido de cristaloides fica no LEC. Já o SG 5%, após infusão, tem a glicose totalmente absorvida por efeito da insulina nos diversos tecidos, e funciona na prática como infusão de água livre de solutos, sendo redistribuído por todos os compartimentos líquidos corporais. A Tabela 4 resume as concentrações de todos os solutos/eletrólitos, pH e osmolaridade das principais soluções cristaloides e do coloide natural (albumina 20%) utilizados no Brasil.[5,6,7]

Tabela 4 Composição eletrolítica dos principais cristaloides e coloides utilizados no Brasil

Solutos	SF 0,9%	Ringer simples	Ringer lactato	Plasma-Lyte 148	SG 5%	HCO_3 8,4%	Alb 20%
Na (mEq/L)	154	147	130	140	0	1000	48-100
K (mEq/L)	0	4,0	4,0	5,0	0	0	0

(continua)

2. Princípios químicos das soluções usadas no tratamento dos DHEAB 13

Tabela 4 Composição eletrolítica dos principais cristaloides e coloides utilizados no Brasil *(continuação)*

Solutos	SF 0,9%	Ringer simples	Ringer lactato	Plasma--Lyte 148	SG 5%	HCO$_3$ 8,4%	Alb 20%
Ca (mEq/L)	0	4,5	3,0	0	0	0	0
Mg (mEq/L)	0	0	0	3,0	0	0	0
Cl (mEq/L)	154	156	109	98	0	0	0
HCO$_3$ (mEq/L)	0	0	0	0	0	1.000	0
Glicose (mg/mL)	0	0	0	0	50	0	0
Lactato (mmol/L)	0	0	28	0	0	0	0
Acetato (mmol/L)	0	0	0	27	0	0	0
Gluconato (mmol/L)	0	0	0	23	0	0	0
Albumina (mg/mL)	0	0	0	0	0	0	200
pH	4,5-7,0	5,0-7,5	6,0-7,5	6,5-8,0	3,5-6,5	7,0-8,5	6,7-7,3
Osmolaridade (mOsm/L)	308	309	273	294	252	2.000	130

4. PRINCIPAIS SOLUÇÕES DE ELETRÓLITOS PARA USO ORAL NO BRASIL

Por questões de saúde pública, algumas raras soluções orais para reposição eletrolítica podem ser preparadas em ambiente domiciliar. O maior exemplo é o soro caseiro utilizado para terapia de reidratação oral (TRO), sobretudo em quadros de diarreia infecciosa na área pediátrica. Interessante notar que a reabsorção intestinal de Na$^+$ e glicose se dá pelo cotransporte luminal SLGT1 das células epiteliais do intestino delgado, cuja estequiometria é de 2 Na$^+$ por 1 glicose absorvida, ou seja, para cada 100 mmol de glicose absorvida, 200 mmol de Na$^+$ são absorvidos. Como as concentrações de Na$^+$ e glicose são equimolares no soro caseiro (Tabela 5), a outra fonte de 100 mmol de Na$^+$ absorvidos vem do Na$^+$ já presente nas secreções intestinais. E como a luz intestinal fica com carga negativa, favorece também a absorção do Cl$^-$. Dessa forma o conhecimento da físico-química e fisiologia dos eletrólitos permitiu que a TRO fosse tão eficiente.[2,8,9,10,11,12]

Outra indicação de preparo de soluções orais para reposição eletrolítica é quando não existe forma comercial de determinado soluto/eletrólito ou mistura de solutos/eletrólitos (como no caso do P e ureia no Brasil). Nesses casos as soluções devem ser preparadas em farmácias de manipulação com receita/orientação médica especializada, nunca no ambiente domiciliar. Na Tabela 5 estão indicados alguns exemplos de soluções como: SHOHL e SHOHL modificada (soluções alcalinizantes para tratamento de acidose metabólica hiperclorêmica, sobretudo em tubulopatias renais), Joulie (solução para reposição de P nas hipofosfatemias crônicas genéticas ou adquiridas) e Ureia oral (solução para tratamento de hiponatremia crônica por síndrome da secreção inapropriada de ADH).[9,10,11,12]

Tabela 5 Composição eletrolítica das principais soluções manipuladas para uso oral no Brasil

Soluções para manipulação	Composição eletrolítica (validade)	Dose
Soro caseiro – TRO (Terapia de Reidratação Oral)	NaCl (sal): ~3,5 gramas (1 colher de café) Glicose (açúcar): ~20 gramas (1 colher de sopa) Água (filtrada ou fervida): qsp 1 litro (até 24horas)	1 L = ~100 mEq Na 1 L = ~100 mEq Cl 1 L = ~100 mmol glicose
Solução de SHOHL*	Ácido cítrico: 140 gramas Citrato de sódio: 90 gramas Água purificada: qsp 1 litro (de acordo com cada farmácia sob refrigeração)	1 mL = 1 mEq Na 1 mL = 1 mEq HCO_3
Solução de SHOHL* (modificada)	Ácido cítrico: 6,7 gramas Citrato trissódico dihidratado: 10 gramas Citrato tripotássico monohidratado: 11 gramas Água purificada: qsp 93 mL (de acordo com cada farmácia sob refrigeração)	1 mL = 1 mEq Na 1 mL = 1 mEq K 1 mL = ~2 mEq HCO_3
Solução de Joulie*	Fosfato dibásico de sódio: 136 gramas Ácido fosfórico 85%: 58,5 gramas Água purificada: qsp 1 litro (de acordo com cada farmácia sob refrigeração)	1 mL = 1 mEq Na 1 mL = 31 mg P
Solução de ureia* ("Champagne de Bruxelas" – sachê)	Ureia: 10 gramas Bicarbonato de sódio: 2 gramas Ácido cítrico: 1,5 gramas Sacarose: 200 mg Dissolver 1 sachê em 100 mL de água (de acordo com cada farmácia sob refrigeração)	1 mL = 100 mg de ureia

*Produção exclusiva em farmácias oficiais de manipulação.

5. EXEMPLOS PRÁTICOS DE MANUSEIO E CONVERSÃO DE UNIDADES DAS PRINCIPAIS AMPOLAS E SOLUÇÕES DE ELETRÓLITOS NO BRASIL

5.1. Soro fisiológico (NaCl 0,9%)

No caso do soro fisiológico, sabe-se que a concentração de cloreto de sódio é de 0,9 mg% (mg/dL). Assim, cada 100 mL de NaCl a 0,9% contém:

100 mL ———————————— 0,9 g

1.000 mL ———————————— 9 g = 9.000 mg

Como a massa atômica do Na = 23 e do Cl = 35,5

1 mEq de NaCl ——————— 58,5 mg

x ————————————— 9.000 mg

x = 9.000 / 58,5 ~ 154 mEq;

1 litro de NaCl a 0,9% tem 154 mEq de sódio

5.2. Salina hipertônica (NaCl 3%)

Conforme mencionado no exemplo, se se deseja tratar um paciente com hiponatremia aguda sintomática, geralmente emprega-se uma solução de NaCl 3%, e os cálculos agora são os seguintes:

100 mL ———————————— 3 g

1.000 mL ———————————— 30 g = 30.000 mg

Como a massa atômica do Na = 23 e do Cl = 35,5

1 mEq de NaCl ——————— 58,5 mg

x ————————————— 30.000 mg

x = 30.000 / 58,5 = 512,8 ~ 513 mEq;

Cada 1 litro de NaCl a 3% tem 513 mEq de sódio

Como não existe solução de NaCl 3% disponível nas farmácias dos hospitais, deve-se prepará-la para uso. Lembrando que 100 mL de NaCl 3% tem 3 g de cloreto de sódio e que 1 litro contém 30 g, é preciso adicionar 30 gramas de NaCl para 1 litro de água destilada para preparar essa solução. A

16   Seção I – Homeostase hidroeletrolítica

solução disponível nas farmácias é de ampolas de NaCl 20%. Essa contém 20 g de NaCl em 100 mL; como as ampolas são de 10 mL, cada ampola tem 2 g de NaCl. Assim, se necessita de 30 gramas de sal, deve-se diluir 15 ampolas de NaCl 20% (cujo volume é de 150 mL já que cada ampola tem 10 mL) a 850 mL de água destilada para fazer uma solução a 3%. De forma esquemática:

1 ampola de NaCl a 20% ———————— 2 g de NaCl em 10 mL

Para preparar 1 litro de solução de NaCl 3% (3 g em 100 mL ou 30 g em 1 litro)

15 ampolas de NaCl 20% (= 15 x 2 = 30 g), volume = 150 mL (cada ampola tem 10 mL)

Diluir 15 ampolas de NaCl 20% em 850 mL de água destilada para injeção intravenosa para preparar 1 litro de solução.

5.3.   KCl 10%

A mesma linha de raciocínio pode ser empregada no que concerne às soluções com potássio, por exemplo, no caso mais comum de KCl (cloreto de potássio) a 10%:

100 mL ———————— 10 g

10 mL ———————— 1 g = 1.000 mg

Como a massa atômica de K = 39 e de Cl = 35,5

1 mEq de KCl ——————— 74,5 mg

x ———————— 1.000 mg

x = 1.000 / 74,5 = 13,4 mEq;

Cada 10 mL (1 ampola) de KCl a 10% tem 13,4 mEq de potássio

5.4.   KCl 19,1%

Eventualmente, as ampolas de KCl vêm na concentração de 19,1% e, nesse caso;

100 mL ———————— 19,1 g

10 mL ———————— 1,91 g = 1.910 mg

Como a massa atômica de K = 39 e de Cl = 35,5

1 mEq de KCl —————————— 74,5 mg

x ————————————— 1.910 mg

x = 1.910 / 74,5 = 25,6 mEq;

Cada 10 mL (1 ampola) de KCl a 19,1% tem 25,6 mEq de potássio

5.5. NaHCO₃ 8,4%

Agora observe-se a apresentação mais comum de $NaHCO_3$ 8,4%.

100 mL ————————————— 8,4 g

10 mL ————————————— 0,84 g = 840 mg

1 mL ————————————— 84 mg

Como a massa atômica de Na = 23, de H = 1, de C = 16 e O = 16

1 mEq de HCO₃ —————————— 84 mg

x ————————————— 84 mg (1 mL);

x = 84 / 84 = 1 mEq;

Cada 1 mL de NaHCO₃ a 8,4% tem 1 mEq de HCO₃

Observe que, na verdade, a apresentação de 8,4% é escolhida propositadamente para obter-se a concentração de 1 mEq/mL. Um problema decorrente dessa facilidade de se ter 1 mEq/mL de HCO_3 é que a solução necessária para obter essa concentração (HCO_3 a 8,4%) é hipertônica em relação ao plasma. Como o soro fisiológico de NaCl a 0,9%, que é isotônico em relação ao plasma, tem concentração aproximadamente 10 vezes menor do que a solução de bicarbonato (8,4% ~ 10 x 0,9%), para obter uma solução isotônica, deve-se diluir a solução "mãe" de bicarbonato. Lembrando que o SF 0,9% (soro fisiológico) tem 154 mEq/L, e para obter a mesma concentração de bicarbonato é preciso diluir 154 mEq de $NaHCO_3$ para 1 litro de água destilada apropriada uso IV. Como cada mL da solução mãe de $NaHCO_3$ contém 1 mEq de bicarbonato, arredonda-se para um volume de 155 mL que é mais fácil de medir e adiciona-se em 850 mL de água. Dilui-se então: 150 mL de $NaHCO_3$ a 8,4% + 850 mL de água destilada = 1 litro de $NaHCO_3$ a 155 mEq/L, que é isotônico em relação ao plasma.

18 Seção I – Homeostase hidroeletrolítica

Essa solução pode ser usada sem o risco de causar hipernatremia/hiperosmolalidade no LEC.

Atenção! Como nem sempre bolsas de água destilada apropriadas para uso intravenoso estão disponíveis nos hospitais e, principalmente, devido ao risco de preparo errado de soluções com risco de hemólise e consequências catastróficas, pode-se utilizar soro glicosado a 5% (SG5%) como diluente para o $NaHCO_3$. Lembrando que a glicose é metabolizada pelas células e o volume de água do SG5% infundido diluirá o $NaHCO_3$. Deve-se também lembrar do risco de hiperglicemia nos pacientes diabéticos.

5.6. Soluções de Ca e Mg

A situação do preparo das soluções com íons divalentes é um pouco mais complexa. Vejam-se os exemplos do Ca e Mg quando comparados aos íons monovalentes Na e K: 1 mmol Na^+ = 1 mEq Na^+; 1 mmol K^+ = 1 mEq K^+; 1 mmol Ca^{++} = 2 mEq Ca^{++}; 1 mmol Mg^{++} = 2 mEq Mg^{++}.

Isso ocorre porque como o cálcio é divalente, 1 mmol de Ca é capaz de se combinar quimicamente com 2 mmol de Cl, que é monovalente, formando 1 mmol de $CaCl_2$, enquanto 1 mmol de Na se combina com 1 mmol de Cl, formando 1 mmol de NaCl. Por isso 1 mmol de Ca contém 2 mEq de Ca^{++}, porque consegue se combinar com 2 mEq de Cl ou de outro ânion monovalente. Observe que, como 1 mmol de Ca tem massa de 40 mg, cada 1 mEq de cálcio tem massa de 20 mg. Para evitar confusão, as dosagens de Ca e Mg no sangue e a apresentação das soluções de Ca e Mg vêm descritas como mg% (= mg/dL). Uma exceção é a dosagem de cálcio iônico que é expressa geralmente em mmol/L. Na Tabela 3 estão as principais ampolas de Ca e Mg usadas no Brasil, e a reposição desses eletrólitos será discutida detalhadamente nos capítulos específicos.

5.7. Soluções de P

Um caso ainda mais complexo é o do P. O que existe no sangue como P não é o elemento P e sim uma mistura de fosfatos, derivados do ácido fosfórico (H_3PO_4) que, evidentemente, é um ácido trivalente. Então numa solução aquosa, como o plasma, teoricamente, haveria uma mistura de H_3PO_4,

$H_2PO_4^-$, HPO_{4-2} e PO_{4-3} (ácido fosfórico, fosfato monobásico, fosfato dibásico e fosfato tribásico, respectivamente). No entanto, devido ao pH do sangue ser 7,40 e levando em consideração os valores de pK das diversas formas de fosfato, na prática só existem no plasma as formas $H_2PO_4^-$ e HPO_{4-2}, sendo desprezíveis as concentrações de H_3PO_4 e PO_{4-3}.

Então, resumidamente, o P no organismo não está na forma de íons de elemento P, e sim o P se encontra como uma mistura de fosfatos: $H_2PO_4^-$ (fosfato monobásico, univalente, ou seja: 1 mmol = 1 mEq) e HPO_{4-2} (fosfato dibásico, divalente, ou seja 1 mmol = 2 mEq). Em situação fisiológica, com pH = 7,40, a proporção é de 3:2 (dibásico/monobásico). Em situação de acidemia grave, como pH = 7,00, a proporção se inverte e é de 3:2 (monobásico/dibásico).

Atenção! Os livros e textos geralmente não ressaltam se estão falando de gramas de fósforo elemental (P) ou fosfato (PO_4), quando expressam a quantidade de fósforo numa solução. Lembrando que a massa atômica do fósforo (P) é de 31, a massa molecular do fosfato (PO_4) será de 31 + (4 x 16) = 31 + 64 = 95. As formas monobásicas e dibásicas têm massa molecular de 96 e 97, respectivamente. Portanto, de uma forma aproximada, a massa de PO_4 é 3x maior do que a massa de P. É importante lembrar que o que é medido nos laboratórios é a concentração de fosfato no sangue e não do elemento fósforo.[13]

A seguir são descritas algumas das preparações farmacêuticas contendo P disponíveis no Brasil:

a) Phosphoenema®:

É uma mistura de fosfato de sódio monobásico monoidratado 160 mg/mL (PM = 120 + 18 da água = 138) com fosfato de sódio dibásico heptaidratado 60 mg/mL (PM = 142 + 7 x 18 da água = 142 + 126 = 268).

Cada 10 mL tem 1.600 mg de $NaH_2PO_4.H_2O$ e 600 g de $NaHPO_4.7H_2O$

1.600 ——————— x		600 ——————— y	
138 ——————— 97		268 ——————— 96	
x = 1.125 mg		y = 215 mg	

Cada 10 mL contém 1.125 + 215 = 1.340 mg de fosfato (446 mg de P elemental).

É importante observar que soluções de fosfato de sódio customizadas para reposição de fósforo em hemodiálise têm exatamente a mesma composição do Phosphoenema.

b) Fosfato de potássio (uso IV):

Cada 1 mL tem 2 mEq de K, 2 mmol de PO$_4$ e 33 mg de P.

c) Glicerofosfato de sódio (uso IV):

Cada 1 mL tem 2 mEq de Na, 1 mmol de PO$_4$ e 31 mg de P.

Na Tabela 3 estão representadas as principais ampolas de P usadas no Brasil, e a reposição desse eletrólito será discutida detalhadamente no capítulo específico.

Enfim, os médicos devem estar familiarizados com os principais eletrólitos e compreender como transformar as diferentes unidades utilizadas (mEq, mmol, mg) na prática clínica. Este capítulo obviamente não extingue todas as formas de apresentações comerciais de soluções e ampolas para manuseio eletrolítico, sendo inclusive sempre indicado seguir as instruções de bula dos fabricantes devidamente aprovadas pelas agências reguladoras (como a Anvisa). Nos próximos capítulos deste livro, os DHEAB serão abordados em detalhes, e o leitor poderá sempre retornar a este texto para consulta rápida, com objetivo de auxiliar no diagnóstico e oferecer tratamento adequado para os pacientes.

REFERÊNCIAS BIBLIOGRÁFICAS

1. Williams AJ. Arterial blood gases and acid-balance. BMJ 1988:317:1213-6.
2. Halperin ML, Kamel KS, Goldstein MB. Fluid, electrolyte, and acid-base physiology: A problem-based approach. 4th ed. Saunders, Philadelphia, EUA, 2010.
3. Gastaldi M, Siqueli AG, Silva ACR, Silveira DSG. Nutrição parenteral total: da produção à administração. Pharmacia Brasileira: 1-12, set-out. 2009.
4. Resolução-RDC n. 45, de 12 de março de 2003. DOU de 13/03/2003.

5. Myburgh JA, Mythen MG. Resuscitation fluids. N Engl J Med. 2013;369(13):1243-51.

6. Finfer S, Myburgh J, Bellomo R. Intravenous fluid therapy in critically ill adults. Nat Rev Nephrol. 2018 Sep;14(9):541-57.

7. Corrêa TD, Cavalcanti AB, Assunção MSC. Cristaloides balanceados para ressuscitação do choque séptico. Rev Bras Ter Intensiva. 2016;28(4):463-71.

8. Jackson M, Lowey A. Handbook of extemporaneous preparations. Pharmaceutical Press. Corn Wall, Inglaterra, 2010.

9. Carmo LF, Pereira LMR, Silva CAM, Cunha AC, Quintaes KD. Concentração de sódio e glicose em soro de reidratação oral preparado por Agentes Comunitários de Saúde. Ciência & Saúde Coletiva. 2012;17(2):445-52.

10. Nahata MC, Hipple TF. Pediatric drug formulations. Cincinnati, OH: Harvey Whitney Books Company; 1990.

11. Souza GB. Manipulação magistral de medicamentos em pediatria. Pharmabooks Editora. São Paulo, Brasil. 2003.

12. Spasovski G, Vanholder R, Allolio B, Annane D, Ball S, Bichet D, et al. Hyponatraemia guideline development group. Clinical practice guideline on diagnosis and treatment of hyponatraemia. Nephrol Dial Transplant. 2014 Apr;29 Suppl 2:i1-i39.

13. Iheagwara OS, Ing TS, Kjellstrand CM, Lew SQ. Phosphorus, phosphorous, and phosphate. Hemodialysis International. 2013;17:479-82.

Capítulo 3

INTERPRETAÇÃO DO EXAME DE URINA
DE 24 HORAS NOS DHEAB

Miguel Luis Graciano
Vítor Amorim Almeida

O exame de avaliação de componentes químicos na urina de 24 horas é frequentemente usado para interpretação dos distúrbios hidroeletrolíticos e ácido-base (DHEAB). No entanto, geralmente a interpretação desse exame não é abordada de forma plena nos livros-texto nem com a particularidade de foco na prática clínica que seria adequada quando se trata desse grupo de distúrbios.

Um fato muito importante a ser considerado na interpretação do exame de urina de 24 horas é que as faixas de referência de normalidade que constam no resultado do exame não podem ser entendidas da mesma forma que em um exame de sangue. Nesse sentido, interpretar um exame de urina como normal ou patológico baseando-se apenas na faixa de variação pode levar a erros.

Isso decorre do conceito de homeostase conforme descrito pelo fisiologista francês Claude Bernard (1813-1878), que cunhou o então termo *Milieu Intérieur* ou meio interior. Segundo esse conceito, o organismo defende e mantém a constância do meio interior que no nosso caso de interesse, DHEAB, significa a constância da composição do líquido extracelular. Dessa forma, a quantidade de determinada substância ou elemento que aparece na urina é o necessário para manter a composição do LEC constante. Assim, se há privação dietética de um elemento químico, há retenção renal do mesmo e, na abundância, ocorre o contrário. Quando o paciente está em balanço de um elemento ou substância em questão, a excreção urinária desses é um reflexo da ingesta diária, sendo a medida exata da ingestão desse elemento. Portanto, quando se diz que a faixa de variação de potássio na urina é de xx a yy mEq/24 h, infere-se que a variação na ingestão de potássio vai de xx a yy mEq em um dia. Assim, a "faixa normal" de variação do exame de urina de 24 horas informa a variação da quantidade ingerida numa dieta padrão. Dessa forma, um paciente que apresente excreção de sódio de 32 gramas em 24 horas não significa necessariamente doença. Na verdade, na maioria das vezes, deve ser simplesmente alguém que ingeriu abundantemente sal no dia anterior, por exemplo, num churrasco. O inverso também é verdadeiro, em grande parte das situações patológicas, o resultado do exame de 24 horas se encontra dentro da faixa de variação normal do resultado do exame.

É, no entanto, nas situações patológicas que o exame de urina de 24 horas tem seu valor e, justamente nesses casos, o valor de referência pode ser enganoso no diagnóstico. Por exemplo, em vigência de hipocalemia, espera-se que o rim normal excrete uma quantidade reduzida de potássio. Se o paciente excreta potássio normalmente, dentro da faixa de variação de xx a yy mEq/dia, na verdade, ele está excretando mais potássio do que seria esperado nessa situação. Portanto interpreta-se isso como uma doença renal perdedora de potássio que é precisamente a causadora do problema. Note que, nesse caso, o potássio medido na urina pode se encontrar dentro da "faixa normal" e precisamente, por isso, ser diagnóstico de doença.

Portanto, a primeira regra prática para interpretar corretamente o exame de urina de 24 horas é:

NÃO USAR A FAIXA DE VARIAÇÃO DO RESULTADO DO EXAME COMO GUIA PARA DIAGNÓSTICO DE DISTÚRBIO HIDROELETROLÍTICO E ACIDOBÁSICO.

Conclui-se, então, que a faixa de variação que aparece nos resultados de exames de urina de 24 horas não deve ser empregada para diagnosticar doenças ou DHEAB. A interpretação desses exames deve ser feita em conjunto com a medida no sangue que determina qual ajuste na composição da urina deve ser feito para mantê-lo dentro da normalidade e do valor homeostático adequado. No exemplo do potássio, um paciente com hipocalemia e K sérico = 1,2 mEq, se ele tiver K urinário = 50 mEq/L, o mesmo se encontra dentro da "faixa normal" de referência, porém está inadequado para a necessidade homeostática, mostrando que há uma falha renal em conservar o íon que nesse caso é a causa do problema. A analogia com os hormônios e seus alvos de ajuste é válida nesse caso. Por exemplo, PTH e cálcio, insulina e glicemia, etc. Assim, um paciente com hipercalcemia, se tiver a glândula paratireoide funcionante, deverá ter supressão do PTH, o que acontece, por exemplo, na hipervitaminose D. Se o PTH estiver elevado, isso configura doença da glândula, ou seja, hiperparatireoidismo.

Do exposto acima, fica claro que para cada íon cuja excreção renal é regulada, deve haver uma variável correspondente relativa ao líquido extracelular (LEC) que é o alvo a ser mantido constante. A Tabela 1 descreve essas relações. Os valores de referência são do laboratório de análises clínicas do Hospital Universitário Antônio Pedro, Universidade Federal Fluminense, Niterói-RJ.

Tabela 1

Variável LEC	Alvo modificável na urina	Valor de referência
Volume	Sódio	40-220 mEq/24 h
Osmolalidade (= concentração de sódio)	Osmolalidade	50-1.200 mOsm/kg
Potássio	Potássio	25-125 mEq/24 h
Cálcio	Cálcio	42-353 mg/24 h
Fósforo	Fósforo	400-1.300 mg/24 h
Magnésio	Magnésio	24-255 mg/24 h
pH	pH	4,5-8,0
Exceção – Cloro		110-250 mEq/24 h

Conforme pode ser observado na Tabela 1, o cloro constitui uma exceção, uma vez que não é regulado independentemente para manter a concentração de cloro sérico. O cloro sérico varia em duas possibilidades, distúrbios acidobásicos e variações da concentração de sódio. No primeiro caso, geralmente há hipercloremia nas acidoses não de hiato aniônico ou hiperclorêmicas e hipocloremia nas alcaloses metabólicas. Também há hiper e hipocloremia nas compensações metabólicas de distúrbios acidobásicos respiratórios, alcalose e acidose respiratórias, respectivamente. É importante mencionar, embora tal fato seja raramente mencionado, que as hiper e hiponatremias são acompanhadas por hiper ou hipercloremia de mesmo valor (em mEq/L), única e exclusivamente para manter a eletroneutralidade. Assim um paciente que tiver valores basais de sódio e cloro de 140 e 100 mEq por litro e desenvolver hipernatremia com Na = 170 mEq/L, terá Cl = 130 mEq/L, aumentando os mesmos 30 mEq/L, sem isso significar quaisquer distúrbios acidobásicos. Algo semelhante ocorre no mieloma múltiplo, onde as paraproteínas que são positivas determinam igualmente um aumento na concentração de cloro (e uma diminuição no ânion *gap*), apenas para garantir a eletroneutralidade, sem quaisquer distúrbios acidobásicos. A dosagem de cloro urinário pode, no entanto, contribuir para o diagnóstico de acidoses renais como parte do cálculo de ânion *gap* urinário ou de alcalose com perda de cloro. Ver capítulos respectivos.

A seguir serão descritas, de forma sucinta, as particularidades dos distúrbios de cada categoria, lembrando que serão tratados com riqueza de detalhes nos respectivos capítulos.

1. DISTÚRBIOS DA REGULAÇÃO DO SÓDIO E DA ÁGUA

Um ponto que gera bastante confusão é a interpretação dos distúrbios do sódio e da água, isso porque a quantidade de sódio que existe no organismo não se reflete como concentração de sódio, uma vez que o sódio é osmoticamente ativo e traduz essa quantidade em volume do líquido extracelular. De acordo com essa realidade, a maior ou menor excreção de sódio ocorre em função da percepção de volemia em sensores tais como arco aórtico, átrio ou aparelho justaglomerular. Já a concentração de sódio no plasma é uma medida de como aquela quantidade de sódio necessária para manter a volemia é diluída. Trata-se, então, do metabolismo da água que é regulado pela medida da osmolalidade nos centros osmorreguladores do hipotálamo. Como o sódio é responsável por cerca de 95% da osmolalidade medida, para efeito prático, considera-se que o que está sendo regulado é a concentração de sódio. Na verdade, é a osmolalidade, e a regulação é feita via ação do hormônio antidiurético na excreção de água. Para maior detalhamento, ver Graciano.[1] Essas informações estão sintetizadas na Tabela 1, na qual se pode observar que a excreção de sódio na urina de 24 horas deve ser empregada para diagnosticar distúrbios da volemia. Enquanto isso, a osmolalidade urinária é o exame adequado para se investigar os distúrbios do metabolismo da água, ou seja, hipo e hipernatremia. Observem que quando se usa concentração de sódio como auxiliar no diagnóstico das disnatremias, o objetivo é avaliar se aqueles distúrbios são associados ou não à disfunção concomitante de regulação de volemia.

Nesse ponto vale a pena ressaltar a segunda regra prática para interpretar corretamente o exame de urina de 24 horas:

O resultado da excreção do sódio no exame de urina de 24 horas deve ser usado para interpretar variações de volume do líquido extracelular e arterial efetivo. O exame que deve ser visto para se interpretar o funcionamento do rim frente a hipo e hipernatremia é a osmolalidade urinária.

Neste segmento do capítulo, serão discutidas as principais alterações do volume de urina, osmolalidade e excreção de sódio.

1.1. Distúrbios do volume de urina

O volume de urina varia de 500 mL a 18 litros ao dia. Isso decorre do fato de a excreção osmótica* diária variar de 600 a 900 mOsm/24 h (numa dieta ocidental típica) e a osmolalidade urinária variar de 50 a 1.200 mOsm/ kg. Como concentração (C) por definição é massa dividida por volume, na urina, C (osmolalidade) = massa osmolar ÷ volume urinário. Rearranjando os termos da equação, o volume urinário = massa osmolar ÷ C (osmolalidade). Assim, na urina mais concentrada e na menor ingestão de solutos tem-se V_{urina} = 600/1.200 = 0,5 litro e, ao contrário, na maior diluição e

---

* Pode-se empregar o termo "taxa de excreção osmótica" para se referir à quantidade de osmóis totais (composto basicamente por Na, K, Ureia, sais de amônia) excretados na urina durante um dia.

maior ingestão de solutos, V_{urina} = 900/50 = 18 litros. Esse é o volume máximo de água que uma pessoa pode beber sem diluir o plasma.

Os distúrbios do volume de urina são as oligúrias e as poliúrias. Como visto, o volume urinário mínimo alcançável é de cerca de 500 mL de urina em 24 horas (alguns centros consideram 400 mL) e abaixo desses valores diagnostica-se a oligúria. O diagnóstico diferencial normalmente se faz entre as causas pré-renais, renais e pós-renais cuja discussão pode ser encontrada num texto sobre lesão renal aguda.

Arbitrariamente se define poliúria como um volume urinário maior do que 3.000 mL em 24 horas. As poliúrias podem ser osmóticas (p.ex.: manitol, glicose) ou não osmóticas (p.ex.: diabetes insípido) e para detalhamento do diagnóstico das mesmas conferir o capítulo sobre hipernatremia deste livro.

1.2. Interpretação das variações de sódio urinário

O valor mínimo normal na excreção de sódio é de 20 mEq/L, o que corresponde a uma fração de excreção de sódio de 1%. Números menores do que esse são considerados sinônimos de hipovolemia (seja renal ou por diminuição do volume arterial efetivo, como no caso da cirrose e insuficiência cardíaca) e são também empregados para diferenciar lesão renal aguda pré-renal de parenquimatosa. Na "lesão" pré-renal há integridade anatômica e funcional dos rins e, em uma situação de perda de volume, eles adequadamente diminuem a excreção de sódio ao mínimo possível. O mesmo não acontece nas lesões parenquimatosas em que o sódio urinário será maior do que 20 mEq/L (FeNa > 1%), mesmo em vigência de oligúria. Uma particularidade ocorre nas alcaloses metabólicas com perda de cloro, como no vômito. Nesse caso, junto com o bicarbonato há excreção de sódio na urina, mesmo na contração de volume. Assim, particularmente nesses tipos de alcalose, é melhor usar o cloro urinário como marcador de volemia, podendo usar o mesmo ponto de corte de 20 mEq/L, sendo valores menores que esse compatíveis com hipovolemia.

No outro extremo, não há valor normal máximo previsto de sódio urinário, pois qualquer grau de hipervolemia ou aumento da ingestão de sódio induz um aumento equivalente de excreção de sódio. Guyton descrevia essa resposta fisiológica como tendo ganho infinito,[2] e nos casos em que esse sistema de regulação falha ocorre a hipervolemia clínica: insuficiência renal, insuficiência cardíaca, hipertensão arterial. Nesses casos patológicos existe sempre incapacidade renal de excretar sódio.

Um ponto que gera sempre mal entendimento é o conceito de nefropatia perdedora de sal que não deve ser diagnosticada de acordo com a faixa de variação de sódio urinário no exame de urina de 24 horas. Esse diagnóstico implica em um paciente ter sódio urinário > 20 mEq/L em VIGÊNCIA de contração de volume. Raramente a contração de volume é observável clinicamente e o paciente apresenta hipotensão postural, BNP suprimido, veia cava inferior colabada ao US ou choque circulatório. Na maior parte das vezes, o paciente apresenta apenas pressão arterial menor do que teria sem essa disfunção, ainda que ela possa ser na faixa "normal" de variação da pressão, por exemplo, 100 x 60 mmHg. Consequentemente, deve ser evitado o diagnóstico de nefropatia perdedora de sal em pacientes hipertensos. Causas mais frequentes de perda renal de sal são insuficiência renal crônica, insuficiência suprarrenal, tubulopatias genéticas como síndrome de Bartter e doença cerebral com perda renal de sódio.[3]

1.3. Interpretação das variações de osmolalidade urinária

Conforme insistentemente argumentou-se, a osmolalidade urinária deve ser sempre interpretada à luz da situação clínica subjacente. Assim, o rim normal na privação de água deve concentrar a urina, e medida de osmolalidade urinária menor do que a do plasma (<300 mOsm/kg) após privação de água indica déficit de concentração urinária. Assim, um paciente que apresente osmolalidade urinária baixa depois de uma noite sem beber água sugere o diagnóstico de diabetes insípido. De forma análoga, osmolalidade urinária elevada (>300 mOsm/kg) em vigência de hiponatremia indica dificuldade de diluição da urina como no SIHAD ou no uso de tiazídico.

Conforme mencionado anteriormente, no ocidente, a ingesta osmolar máxima é de cerca de 900 mOsm por dia e a osmolalidade urinária máxima é de 1.200 mOsm/kg. Valores superiores a esses apontam para fonte osmolar anômala contribuindo para esse aumento (glicose, ureia, suplementos ricos em proteínas, manitol, fluidos IV ricos em sais). Geralmente esses casos são acompanhados de poliúria.

É notoriamente sabida a dificuldade de se medir osmolalidade na maioria dos hospitais e, embora não possa ser indicada para diagnósticos precisos, existe uma correlação entre densidade e osmolalidade urinárias.[4,5] Assim, para cada unidade de densidade a mais, a osmolalidade urinária aumenta 40 mOsm/kg (35-40 mOsm/kg). Assim, densidade de 1.001 corresponderia à osmolalidade de 40 mOsm/kg, densidade de 1.005 corresponderia à osmolalidade de 200 mOsm/kg, densidade de 1.010 corresponderia à osmolalidade de 400 mOsm/kg, densidade de 1.020 corresponderia à osmolalidade de 800 mOsm/kg e densidade de 1.030 corresponderia à osmolalidade de 1.200 mOsm/kg. Além da correlação imprecisa, a densidade não deve ser empregada na presença de glicosúria, uso de manitol ou contraste iodado como equivalente da osmolalidade, pois essas substâncias falseiam o resultado, pois tanto o tamanho da molécula quanto o número delas mudam a densidade, mas apenas o número delas altera a osmolalidade.

Outra alternativa que pode substituir a mensuração física da osmolalidade é o cálculo da osmolalidade urinária, dado por: Osm calculada = 2 x ([Na] + [K]) + [Ureia]/6 para os pacientes sem glicosúria e acrescentando a concentração de glicose em mg% dividida por 18 nos casos com glicosúria. Observe que o resultado da ureia urinária normalmente é expresso como g/24 h e deve ser transformado em mg/dL para ser empregado na fórmula. Veja o exemplo prático de um paciente com os seguintes resultados no exame de urina de 24 h: ureia = 30 g/24 h, sódio = 100 mEq/24 h, potássio = 80 mEq/24 h e volume de urina = 2 litros. Nesse caso, as concentrações de Na e K são 50 mEq/L e 40 mEq/L. Como a excreção de ureia foi de 30 gramas que é equivalente a 30.000 mg em 2 litros, tem-se 15.000 mg/L e 1.500 mg/dL. Assim, como a Osm calculada = 2 x ([Na] + [K]) + [Ureia]/6:

Osm calculada = 2 x (50+ 40) + (1.500/6) = 2 x 90 + 250 = 180 + 250 = 430 mOsm/kg.

A osmolalidade urinária pode ser empregada no cálculo de *clearance* osmolar ou *clearance* de água livre que tem utilidade no manuseio das disnatremias, conforme explicado nos capítulos respectivos. Sucintamente, é possível adiantar que o *clearance* osmolar é dado por: Cosm = (Uosm x Uvolume) ÷ Posm, onde Cosm = *clearance* osmolar, Uosm = osmolalidade urinária, Uvolume = diurese de 24 h e Posm = osmolalidade plasmática. E o *clearance* de água livre é dado por: CH_20_{livre} = Volume urinário x (1 - [Osm urina/Osm plasma]). Repare que, se a osmolalidade da urina for maior do que a do plasma, a razão será >1 e o termo entre parênteses será negativo, nesse caso, o paciente com *clearance* de água livre negativo está conservando água. Caso contrário, se a osmolalidade da urina for menor do que a do plasma, a razão será <1, e o termo entre parênteses será positivo, nesse caso, o paciente com *clearance* de água livre positivo está excretando água. A primeira situação é a esperada na privação de água e a segunda é a esperada na abundância de água. Evidentemente, se o paciente apresentar *clearance* de água livre negativo (conservando água) e estiver com hiponatremia, a situação é patológica, um exemplo é o SIHAD. No caso inverso, de um paciente com *clearance* de água livre positivo (eliminando água) com hiponatremia, a situação é novamente patológica, um exemplo é o diabetes insípido.

2. DISTÚRBIOS DO POTÁSSIO

De forma análoga às situações anteriores, na vigência de privação de potássio ocorre retenção renal do elemento e a concentração urinária de potássio é menor do que 15 mEq/24 h, assim, na hipocalemia, valores maiores do que 20 mEq/24 h apontam para perda renal de potássio. Para as dosagens em amostras pode-se dividir a concentração de potássio pela de creatinina, sendo o valor > 13 mEq/g de creatinina arbitrado como indicativo de perda renal de potássio.[6]

O valor da mensuração da excreção de potássio no diagnóstico das hipercalemias é menos seguro. De qualquer forma, como a ingestão diária de potássio é de cerca de 80 a 100 mEq/24 h, valores acima desses são compatíveis com excreção normal de potássio na hipercalemia enquanto valores abaixo são compatíveis com excreção deficiente de potássio.

Uma alternativa de avaliação de distúrbios do potássio que leva em conta a diluição da urina depois do túbulo coletor cortical, último sítio do néfron onde existe transporte de potássio (secreção), é o uso do TTKG, gradiente de potássio transtubular, obtido dividindo-se o *clearance* de potássio pelo *clearance* osmolar, segundo a fórmula (K urinário/K plasma) ÷ (osmolalidade urina/osmolalidade plasma). Durante a hipocalemia com resposta renal esperada de conservação de potássio, valores < 3 indicam uma função renal adequada. Por outro lado, se o TTKG > 5 infere-se que a secreção renal se encontra inapropriadamente aumentada. No caso das hipercalemias, os pontos de corte seriam > 7-10 para rim excretando normalmente o excesso de potássio e < 5 para dificuldade renal de excreção de potássio, principalmente no hiperaldosteronismo. Deve ser levado em conta que os próprios autores que descreveram o TTKG já publicaram artigo afirmando que as premissas envolvidas no desenvolvimento do próprio conceito do índice não são válidas.[7] Assim, esse índice deve ter mais importância histórica do que real.

3. DISTÚRBIOS DO CÁLCIO

A análise da calciúria é empregada com muito mais frequência no diagnóstico dos pacientes com litíase renal do que nos distúrbios do cálcio. Na avaliação de litíase, considera-se para efeito de diagnóstico e tratamento que o paciente é hipercalciúrico se a excreção de cálcio é > 250 mg/24 h (4 mg/kg de peso), com o limite de 200 mg/24 h para o sexo feminino.

Um outro uso clínico é a distinção entre o hiperparatireoidismo primário (HPTP) e hipercalcemia hipocalciúrica familiar (FHH), um defeito genético do receptor sensível ao cálcio. No HPTP pode haver hipercalciúria em cerca de 50% dos casos enquanto na FHH ocorre hipocalciúria, usualmente com valores de excreção menores do que 100 mg/24 h. Um dado clínico correspondente à fração de excreção de cálcio também pode ser empregado, que é a taxa de depuração Ca/Cr = [Ca urina 24 h x Creatinina sérica] ÷ [Ca sérico x Creatinina urina 24 h]. Um valor < 0,01 sugere FHH e > 0,02 sugere HPTP.[8]

Outra diferenciação interessante envolvendo a excreção de cálcio na urina de 24 h é entre as síndromes de Bartter e Gitelman. Na primeira, que é um defeito de transporte da alça de Henle que simula o uso de furosemida, ocorre hipercalciúria ou cálcio urinário normal alto, já na síndrome de Gitelman, que simula o uso de tiazídico, observa-se hipocalciúria. Valores de taxa de depuração Ca/Cr como descritos acima < 0,02 indicam hipocalciúria, segundo a proposição sugerida pelo KDIGO.[9]

O exame de urina de 24 horas tem pouca utilidade no diagnóstico das hipocalcemias. A excreção de cálcio no hipoparatireoidismo e na deficiência de vitamina D é reduzida, mas geralmente esse valor é mais empregado como medida basal para acompanhar o tratamento dessas enfermidades do que para diagnóstico propriamente.

4. DISTÚRBIOS DO MAGNÉSIO

Para o diagnóstico das hipomagnesemias se emprega como ferramenta diagnóstica a fração de excreção de magnésio, calculada como FeMg = {[Mg urina 24 h x creatinina plasma] ÷ [(Mg plasma x 0,7) x creatinina urina 24 h]} x 100 (para percentagem). A multiplicação do Mg no plasma por 0,7 se deve ao fato de apenas 70% do Mg plasmático ser livre, não ligado à albumina. Uma FeMg > 4% num paciente com hipomagnesemia indica perda renal de magnésio, enquanto uma FeMg < 2% aponta para conservação renal adequada e perda extrarrenal de magnésio, principalmente intestinal. Valores equivalentes de magnesiúria são >30 mg/24 h para perda renal e <10 mg/24 h para perda extrarrenal.

5. DISTÚRBIOS DO FÓSFORO

Para o diagnóstico das hipofosfatemias é útil usar a fração de excreção de fosfato calculada como FePi = [Ufosfato x PCr x 100] ÷ [Pfosfato x UCr] ou seu complemento, a fração de fosfato reabsorvido, medida como 100 − FePi. O valor normal para a FePi é de 20% e do fosfato reabsorvido de 80%. Na vigência de hipofosfatemia, a excreção de Pi < 100 mg/24 h ou a FePi < 5% sugerem conservação adequada de fosfato pelos rins como na translocação (realimentação, alcalose respiratória aguda, etc.) ou perda intestinal. De outro lado, se a excreção de Pi > 100 mg/24 h ou a FePi > 5% deve se investigar causas de perdas renais de fosfato, tais como síndrome de Fanconi, deficiência de vitamina D, hipoparatireoidismo, raquitismo hipofosfatêmico ou osteomalácia oncogênica.

Outra medida da capacidade de excreção de fósforo também já descrita é o índice de Bijvoet, que é a relação entre a reabsorção máxima de fosfato dividida pela filtração glomerular (TmP/GFR) e representa a concentração de fosfato acima da qual a maior parte do fosfato é excretado e abaixo da qual a maior parte do fosfato é reabsorvido.[10] Para calcular esse índice emprega-se um nomograma, de uso pouco prático nos dias de hoje.

Em relação às hiperfosfatemias, geralmente envolvem algum grau de insuficiência renal, hipoparatireoidismo ou destruição celular maciça. Nas primeiras a excreção de fosfato deve estar diminuída com FePi < 15% e, no segundo caso, aumentada se a função renal estiver preservada.

6. DISTÚRBIOS ACIDOBÁSICOS

A principal avaliação que se pode fazer na urina, para se avaliar acidoses, é o exame do pH urinário, que deve ser feito em amostra de urina e com pHmetro. Conforme esperado, um pH urinário elevado em vigência de acidose sistêmica aponta para um problema renal, geralmente acidose tubular renal (ATR) do tipo I (ver capítulo correspondente). O exame da urina de 24 horas pode ser de utilidade para diagnosticar bicarbonatúria em ATR do tipo II, ou proximal. Como nesse caso ocorre uma diminuição do Tm para bicarbonato, quando o paciente atinge um certo nível de HCO3 sérico (geralmente de 14-18 mEq/L) cessa a perda urinária do ânion, pois agora o rim é capaz de reabsorver completamente o bicarbonato. No entanto, ao se administrar HCO3 para esses pacientes, a concentração sérica ultrapassa o TM anormal e ele será detectado no exame de urina de 24 horas. Como as quantidades de bases usadas para tratar esse tipo particular de ATR são elevadas (cerca de 10-15 mEq/kg/dia), o paciente apresentará grandes bicarbonatúrias em vigência do tratamento.[11] Na prática, procura-se elevar a concentração sérica de bicarbonato acima de 18 mEq/L, o que gera bicarbonatúria com FeHCO3 acima de 15-20% com pH da urina elevado (>7,5). A fração de excreção de bicarbonato é calculada como: FeHCO3 = (HCO3 urina x creatinina sérica) ÷ (HCO3 sérico x creatinina urina) x 100.

Outro ponto de investigação das ATR com o exame de urina de 24 horas é a medida da excreção de amônio. A resposta normal do rim à presença de acidose extrarrenal é a geração de amônia NH3 nos túbulos proximais, essa amônia funciona como tampão urinário, capturando prótons H^+ nos túbulos coletores e sendo excretada como amônio $NH4^+$. A excreção diária de amônio é cerca de 30-40 mg por dia, podendo aumentar para até 200 mg nos casos de acidose não renal.[12] Se o rim é doente, não há aumento da excreção de amônio e esse pode estar até diminuído.

Como a dosagem de amônio geralmente não está disponível, criou-se o conceito de *anion gap* ou hiato aniônico urinário para inferir sua concentração na urina. O cálculo é feito como UAG = ([Na] + [K] − [Cl]) e geralmente é discretamente negativo. Nas acidoses hiperclorêmica extrarrenais, como ocorre aumento marcante do $NH4^+$ que é o cátion não medido, então o UAG fica muito negativo (< 50 mEq/L). Já nas acidoses renais, sem aumento de amônio ele pode ser positivo (> +20 mEq/l). Essa medida de UAG não é útil para diferenciar as ATR de acidoses com geração de ânions anômalos que podem, evidentemente, modificar o valor calculado como, por exemplo, na cetoacidose. Como essa medida é muito indireta, propôs-se a mensuração do *gap* osmolal urinário (UOG) como medida substitutiva da dosagem direta do amônio. O UOG é obtido subtraindo a osmolalidade urinária calculada da medida. Um valor de UOG menor do que 150 mOsm/kg é compatível com ATR devido à incapacidade de aumentar excreção de amônio; já um resultado > 400 mOsm/Kg é compatível com acidose hiperclorêmica de origem extrarrenal.[13]

A principal contribuição do exame de urina de 24 horas para o esclarecimento das alcaloses metabólicas trata-se da medida do cloro urinário e da diferenciação entre alcaloses com depleção de cloro e resposta à reposição de cloro e as alcaloses que não são dependentes do halogênio. Os pacientes com [Cl urina] <10-20 mEq/L são respondedores a cloreto e os com [Cl urina] >20 mEq/L são refratários a cloreto. Exemplo do primeiro grupo é o vômito e do segundo grupo, o hiperaldosteronismo. Conforme foi mencionado acima, nos pacientes com vômitos, a [Cl urina] é um marcador de hipovolemia mais fidedigno do que a [Na]. Nessa condição, valores de [Cl urina] menores do que 20 mEq/L são compatíveis com hipovolemia.

REFERÊNCIAS BIBLIOGRÁFICAS

1. Graciano ML. Distúrbios da água. In: Requião Moura, et al. Tratado de Nefrologia. Rio de Janeiro: Atheneu, 2018. p. 395-418.

2. Guyton AC. The surprising kidney-fluid mechanism for pressure control – its infinite gain! Hypertension, 1990;16:725-30.

3. Ellison DH. Salt wasting disorders. In: DuBose TD e Hamm LL. Acid-base and electrolyte disorders. A companion to Brenner & Rector's THE KIDNEY. Saunders, Philadelphia, 2002. p. 311-33.

4. Souza AC, Zatz R, de Oliveira RB, Santinho MA, Ribalta M, Romão JE Jr, Elias RM. Is urinary density an adequate predictor of urinary osmolality? BMC Nephrol. 2015;16:46.

5. Wald R. Urinalysis in the diagnosis of kidney disease. In: www.uptodate.com, revisto em 27/07/2019.

6. Lin SH, Lin YF, Chen DT, Chu P, Hsu CW, Halperin ML. Laboratory tests to determine the cause of hypokalemia and paralysis. Arch Intern Med. 2004;164:1561.

7. Kamel KS, Halperin ML. Intrarenal urea recycling leads to a higher rate of renal excretion of potassium: an hypothesis with clinical implications. Curr Opin Nephrol Hypertens. 2011;20:547-54.

8. Marx SJ. Letter to the editor: Distinguishing typical primary hyperparathyroidism from familial hypocalciuric hypercalcemia by using an index of urinary calcium. J Clin Endocrinol Metab. 2015;100:L29-30.

9. Blanchard A, Bockenhauer D, Bolignano D, et al. Gitelman syndrome: consensus and guidance from a Kidney Disease: Improving Global Outcomes (KDIGO) Controversies Conference. Kidney Int. 2017;91:24.

10. Bijvoet OL. Relation of plasma phosphate concentration to renal tubular reabsorption of phosphate. Clinical Sci. 1969;37:23-36.

11. Rodríguez Soriano J. Renal tubular acidosis: the clinical entity. J Am Soc Nephrol. 2002;13:2160-70.

12. Bino FG, Ibrahim MY. Testes de função renal. In: Requião Moura et al. Tratado de Nefrologia. Rio de Janeiro: Atheneu, 2018. p. 253-61.

13. Emmett M, Palmer BF. Urine anion and osmolal gaps in metabolic acidosis. In: www.uptodate.com, revisto em 12/03/2019.

Capítulo 4

MANUTENÇÃO DE FLUIDOS NO ADULTO

Jorge Paulo Strogoff de Matos
Jocemir Ronaldo Lugon

1. INTRODUÇÃO

A manutenção do meio interno, incluindo a água, é essencial para a vida dos seres pluricelulares mais complexos. Neste capítulo, serão revisados a fisiologia da manutenção do balanço hídrico e os mecanismos adaptativos às situações mais habituais nas quais este equilíbrio é ameaçado e as condutas práticas, com base no que foi discutido, que devem ser adotadas para minimizar este risco. As condições patológicas ou condutas médicas serão abordadas em outros capítulos. Inicialmente, será apresentado um caso clínico comum no dia a dia e, ao final do capítulo, será discutida a melhor conduta para evitar que uma condição patológica se instale.

Caso clínico 1

Uma paciente de 58 anos, com colelitíase sintomática, será submetida a colecistectomia por videolaparoscopia na manhã seguinte. Se tudo correr bem, de acordo com o planejamento, deverá permanecer em jejum por um período total estimado de 24 horas. Qual seria a conduta mais apropriada para minimizar o risco de evoluir com desidratação e/ou algum desequilíbrio eletrolítico?

Caso clínico 2

Um atleta amador de 40 anos de idade, habituado a correr 10 km aos finais de semana, decide participar pela primeira vez de uma maratona (corrida de 42 km). Há previsão de temperatura máxima de 32° C, com umidade do ar de 60%. Quais orientações seriam úteis para este terminar sua maratona de forma segura em termos de equilíbrio hidroeletrolítico?

2. FISIOLOGIA DO BALANÇO HÍDRICO

O organismo humano é capaz de manter estável a água corporal e a distribuição entre os compartimentos em condições externas bem diversas em termos de temperatura do ambiente e de atividade física, desde que com livre acesso à água. Mesmo em condições de privação de água, é possível se adaptar, mantendo por algum tempo o estado de hidratação próximo da normalidade à custa da redução da diurese e aumento da concentração urinária. Também há mecanismos de regulação para eliminar todo líquido ingerido em excesso através do aumento do volume urinário.

2.1. Balanço hídrico em condições habituais

Nas condições habituais, aproximadamente 2.500 mL de água são eliminados ao dia, sendo a maior parte, cerca de 1.500 mL, pela urina, seguida das perdas insensíveis de aproximadamente 700 mL sob forma de vapor, pela pele e vias aéreas, enquanto o restante, em torno de 300 mL, é eliminado pelas fezes e suor. Considerando que aproximadamente 300 mL de água endógena são gerados pelo metabolismo corporal diariamente, então nossa ingestão diária de água (sob forma de líquidos e contida nos alimentos) deverá ser em torno de 2.200 mL.[1] Um aporte menor do que este necessitará ser compensado pela redução da diurese. O mesmo ocorrerá no caso do aumento das perdas insensíveis sem o devido incremento na ingestão de líquidos.

2.2. Mecanismos adaptativos

A seguir serão apresentados os principais mecanismos de controle dos fluidos. Tais mecanismos têm grande interação entre si, em respostas neuro-

-hormonais bastante complexas, cuja descrição mais profunda está além do escopo deste capítulo. Por questão didática, os mecanismos serão apresentados separadamente.

2.2.1. Sede

O estímulo à ingestão de água é assegurado pelo mecanismo da sede. Com exceção da urina (que, frequentemente, está hipertônica), as demais perdas de fluidos são, quase invariavelmente, hipotônicas.[2,3] Assim, à medida que se perdem líquidos, haverá aumento da osmolaridade plasmática e, consequentemente, ativação dos osmorreceptores no hipotálamo que se traduzirá na sensação de sede no córtex cerebral, levando à busca ativa por líquidos para reidratação. Para a ativação dos osmorreceptores, a osmolaridade deve ter se elevado em pelo menos 5 mOsm/L, a partir de um valor considerado normal de aproximadamente 288 mOsm/L. Num adulto normal, os osmorreceptores são geralmente ativados quando há depleção significativa de água, i.e., pelo menos 500 mL, e/ou em caso de aumento da osmolaridade pela ingestão de solutos, usualmente o sódio, sendo a intensidade da sede proporcional ao aumento da osmolaridade.[1]

2.2.2. Hormônio antidiurético

Já para lidar com o excesso de água existe outro mecanismo que faz com que a água corporal se mantenha inalterada, por meio do aumento da diurese num processo mediado pela arginina vasopressina, também denominada hormônio antidiurético (HAD). Esse peptídeo é produzido no hipotálamo e liberado pela hipófise. Em condições fisiológicas, a liberação de HAD é diretamente proporcional à osmolaridade plasmática.[4] Na ausência do HAD, ocorrerá poliúria maciça, enquanto seus níveis muito elevados levarão a uma queda da diurese pela reabsorção tubular distal de água e consequente aumento da concentração urinária. Como a osmolaridade urinária não pode ser superior à da medula renal, a diurese pode ser reduzida para tão baixa como 600 mL ao dia, com osmolaridade de até 1.300 mOsm/L. Assim, a queda da osmolaridade devida ao aumento da ingestão de líquidos hipotônicos levará à inibição da liberação de HAD, permitindo a eliminação do excesso de água até que a osmolaridade se normalize. Por outro lado, em casos de privação de água, haverá aumento da osmolaridade devido às perdas de líquidos hipotônicos pelas vias extrarrenais, levando à liberação de HAD e consequente queda da diurese e aumento da densidade urinária, como forma de preservar a água corporal.[1]

Uma situação bastante comum que leva à quebra deste fino equilíbrio entre estado de hidratação, osmolaridade plasmática e nível de ADH é o consumo de bebidas alcoólicas. O álcool inibe a liberação do HAD, fazendo com que a diurese seja maior do que o necessário para normalizar a osmolaridade. Adicionalmente, o álcool inibe temporariamente a sensação de sede, mesmo que a osmolaridade já esteja elevada.[4] De um modo geral, quando se ingere bebidas de baixo teor alcoólico, como as cervejas do tipo lager, a inibição inapropriada do HAD e a atenuação da sede pelo álcool acabam sendo compensadas pela ingestão de um volume maior de água da bebida, não levando à desidratação. Já quando se consome bebidas com maior concentração de álcool, o volume de água contido nelas é geralmente abaixo do necessário para compensar a poliúria induzida pela inibição do HAD. Daí a justificativa da tradição de se consumir água junto com o vinho e destilados, evitando a ocorrência de desidratação.

2.2.3. Outros mecanismos

Enquanto a ativação da sede, com consequente busca ativa por água, e a inibição ou liberação do HAD promovem rápidos ajustes na água corporal visando a normalidade da osmolaridade plasmática, outros mecanismos de resposta mais lenta atuam no controle da água corporal, como a aldosterona e o peptídeo atrial natriurético, norteados principalmente pela pressão intravascular e ativação de barorreceptores.[5,6]

A queda da volemia ou retração do volume extracelular leva à redução da pressão arterial, ativando o sistema renina-angiotensina-aldosterona. A liberação de aldosterona pelas glândulas suprarrenais faz com que haja um importante aumento da reabsorção tubular de sódio. Essa retenção de sódio, por sua vez, leva à expansão do volume extracelular.[5]

Por outro lado, em caso de expansão anormal do volume extracelular e da volemia, com aumento do estresse nas paredes atriais, haverá aumento da produção e liberação de hormônios peptídeos natriuréticos que estimulam o aumento da excreção renal de sódio e ocasionam redução do volume extracelular.[6]

3. SOLUÇÕES DE REPOSIÇÃO HÍDRICA

3.1. Reposição via oral

A administração de líquidos pela via oral é sempre preferível, desde que não haja contraindicações. O tubo digestivo é capaz de absorver grande quantidade de volume num período curto de tempo, com menor custo e mais conforto e segurança em comparação com a administração endovenosa, que exige soluções estéreis.

As situações mais frequentes de depleção de líquidos são decorrentes de perdas pelo trato gastrointestinal, por diarreia e/ou vômitos ou por transpiração e suor. Como os líquidos perdidos pelo organismo são geralmente hipotônicos em relação ao plasma, com exceção da urina (que pode estar hipertônica), as soluções de reposição oral recomendadas usualmente também deverão ser hipotônicas.[3]

A terapia de reidratação oral foi uma das maiores revoluções da medicina, salvando a vida de milhões de pessoas, principalmente crianças, que antes padeciam de diarreia, incluindo a cólera, tendo se mostrado muito mais factível do que a reidratação intravenosa.[7] Esta terapia apoia-se no princípio da absorção de água potencializada pelo cotransportador sódio--glicose (SLGT1) nas células epiteliais do intestino delgado que se mantém intacto nas diarreias aquosas. Resumidamente, através do SLGT1, para cada molécula de glicose absorvida, ao final são absorvidas duas moléculas de NaCl, criando um gradiente osmótico que favorece a absorção da água.[8] Além de glicose e NaCl, a solução de reidratação oral recomendada pela Organização Mundial de Saúde (OMS) contém também potássio e citrato (este último, como um equivalente alcalino). A composição original da solução de reidratação oral de 1975 era glicose 111 mmol/L, sódio 90 mmol/L, potássio 20 mmol/L, cloreto 80 mmol/L e citrato 10 mmol/L, com osmolaridade total de 311 mOsm/L. Em 2002, considerando ensaios clínicos comparando diversas concentrações dos solutos e a melhor aceitação do sabor por parte dos pacientes, a solução recomendada pela OMS passou a ser a seguinte: glicose 75 mmol/L, sódio 75 mmol/L, potássio 20 mmol/L, cloreto 65 mmol/L e citrato 10 mmol/L, com osmolaridade total de 245 mOsm/L.[9] A glicose contida na solução e absorvida não contribuirá para a osmolaridade final, já que a glicose será transportada para o interior das células por ação da insulina.

Alternativamente, pode-se usar o chamado "soro caseiro", com adição apenas de açúcar e cloreto de sódio à água. A diluição de 40 gramas de açúcar e 5 gramas de sal de cozinha (1 colher das de chá) em 1 litro d'água produz uma solução com aproximadamente 116 mmol/L de glicose, 86 mmol/L de sódio e 86 mmol/L de cloreto, com osmolaridade total de cerca de 288 mOsm/L.[10] Mais uma vez lembrando que a glicose não conta para a osmolaridade plasmática final, pois, logo após absorvida, será transportada para o interior das células por ação da insulina e metabolizada.

Tomar água de coco é frequentemente visto como uma opção mais natural de reidratação oral. A água de coco contém, em média, 80 mmol/L de glicose, 45 mEq/L de potássio, mas apenas 3 mEq/L de sódio. Sua osmolaridade total é de aproximadamente 400 mOsm/L, já que contém outros solutos e o equivalente aniônico do sódio, potássio e demais cátions.[11] Assim, não seria uma escolha apropriada se fosse usada como fonte exclusiva de reidratação, principalmente na eventualidade de diarreia, pois o baixo teor de sódio, além de não repor plenamente as perdas, não favorecerá a absorção de água através do cotransportador SLGT1 na luz intestinal.

Bebidas desenvolvidas para esportistas, como Gatorade®, tem osmolaridade total próxima à solução de reidratação oral recomendada pela OMS, porém, com alto teor de açúcar e baixas concentrações de eletrólitos. A concentração de eletrólitos nesta e em outras bebidas para esportistas se aproximam daquelas encontradas na composição do suor, que será a principal via de perda de líquidos durante a prática de atividades físicas intensas.[12,13] Tais bebidas suprem a demanda por energia durante a prática de esportes e ao mesmo tempo que repõem a elevada perda de água pela transpiração. Como o teor de eletrólitos perdidos na vigência de diarreia é usualmente bem mais alto do que a perda sob a forma de suor ou vapor d'água, essas soluções voltadas ao esporte não devem ser usadas no tratamento da desidratação causada por diarreia, pois ao final, após o consumo da glicose, a solução resultante é mais hipotônica do que a que foi perdida.

3.1. Reposição endovenosa

As soluções de reposição endovenosa foram concebidas para administração quando a via oral não se encontra disponível. A composição a ser infundida dependerá do que se deseja administrar além da água. Como regra geral, a melhor solução de reposição é aquela cuja composição se aproxima do que foi perdido.

3.1.1. Solução glicosada a 5%

Se a intenção for apenas repor água, a opção mais racional é solução glicosada a 5%, já que não é possível a infusão venosa de água pura, que causaria hemólise pela abrupta queda da osmolaridade extracelular. A solução glicosada a 5% tem osmolaridade de 252 mOsm/L, ou seja, um pouco mais baixa que do plasma. À medida que se infunde essa solução, na presença de insulina, a glicose é transportada para o espaço intracelular, onde será posteriormente metabolizada gerando água endógena como um de seus produtos finais. Assim, na prática, funciona como se estivesse administrando água livre, que se difunde homogeneamente por todos os compartimentos, ou seja, apenas cerca de 1/3 ficará no espaço extracelular e, deste, menos de 1/4 ficará efetivamente no espaço intravascular. Assim, pode-se concluir que a solução glicosada a 5% não deve ser usada visando à expansão volêmica, pois de cada 1 litro infundido dessa solução glicosada, apenas cerca de 70 mL ficarão no espaço intravascular.[14]

Adicionalmente, a glicose contida nessa solução é fonte de energia e deve ser contabilizada no balanço calórico diário. A glicose, que está em alta concentração na solução (5% = 5.000 mg/dL) para que esta tenha uma osmolaridade mais próxima aos valores fisiológicos, apresenta vantagens, como ser fonte de energia durante o jejum prolongado, mas também limitações, como seu uso nos diabéticos, que pode exigir ajuste na dose da insulina.

3.1.2. Solução salina a 0,9%

Quando se deseja preferencialmente a manutenção ou expansão do volume extracelular, a infusão de solução salina (NaCl 0,9%), que tem aproximadamente 153 mEq/L de sódio e osmolaridade de 308 mOsm/L, é a opção mais frequentemente adotada. Atualmente, é a solução de eleição para a rápida expansão do espaço extracelular visando a normalização do volume intravascular, como no caso da sepse.[15] Porém, deve-se ter em mente que a porção aquosa extracelular do sangue representa menos de 1/4 do volume extracelular e a maior parte do volume infundido ficará no interstício, demandando a infusão de grande volume para alcançar uma expansão efetiva do volume intravascular. A principal desvantagem da solução salina a 0,9% em comparação a outras soluções cristaloides é sua alta concentração de cloro que tem um efeito indesejável pela propensão de causar acidose hiperclorêmica.

3.1.3. Soluções cristaloides compostas

Já nos casos onde a intenção é corrigir ou evitar mais de um distúrbio, podem ser utilizadas outras soluções com múltiplos solutos, por exemplo, contendo potássio, cálcio, magnésio ou lactato (que será convertido em bicarbonato).

Uma das soluções eletrolíticas compostas mais utilizada é o ringer lactato, cuja composição comercializada no Brasil contém 130 mEq/L de sódio, 109 mEq/L de cloro, 4 mEq/L de potássio, 3 mEq/L de cálcio e 28 mEq/L de lactato, com osmolaridade final de 273 mOsm/L. É uma solução com osmolaridade discretamente mais baixa do que a solução salina, mas com as vantagens de conter um equivalente alcalino, o lactato, e de ter menor teor de cloro em sua composição, contribuindo para melhor manter o equilíbrio acidobásico (veja no capítulo 2).

3.1.4. Soluções coloides

A infusão de soluções coloides está indicada em algumas situações quando se deseja a expansão do volume intravascular. As soluções coloides sintéticas foram utilizadas com muita frequência no passado, mas hoje seu benefício clínico é muito discutível. Atualmente, quando necessária, pode-se prescrever albumina humana a 20% que é uma solução coloide natural. Sua utilização é sempre em situações patológicas e não serão discutidas neste capítulo.

4. CONTINUIDADE DOS CASOS CLÍNICOS

Caso 1

Como se espera que a paciente ficará em jejum por um período de 24 horas, a manutenção dos fluidos corporais deverá ser por via intravenosa, já que a via oral estará contraindicada naquele intervalo. O volume e a composição da solução a serem administrados devem ser próximos às perdas de água e sódio esperadas para o período (diurese mais perdas extrarrenais) e concomitantemente provendo alguma fonte de energia (a demanda não será elevada, já que a paciente estará em repouso). Assim, uma opção simples, efetiva e de baixo custo, seria a prescrição de 2.000 mL de soro glicosado a 5% (4 frascos de 500 mL), com adição de uma ampola de 5 mL de NaCl 20% em cada frasco de 500 mL, num total de 68 mEq de sódio nas 24 horas.

Caso 2

Durante uma maratona, os atletas perdem uma quantidade de água muito grande sob forma de suor e pela perspiração. A perda de eletrólitos é proporcionalmente muito mais baixa. As concentrações de sódio e potássio no suor são de aproximadamente 36 mEq/L e 5 mEq/L, respectivamente. Já o líquido perdido pela perspiração é exclusivamente de água, sob forma de vapor. Assim, diante da esperada perda de um grande volume de líquido, mas como perdas relativamente baixas de solutos, pela natureza do tipo de fluido, a reposição poderá ser feita exclusivamente com água, que será ingerida regularmente ao longo do percurso, atendendo ao sentido da sede,[16] evitando a ocorrência de um quadro de desidratação intensa ao término da maratona. Não se recomenda ingestão exagerada de água visando prevenir seu déficit, já que essa estratégia pode resultar em hiponatremia. A ideia do uso de bebidas desenvolvidas especificamente para atletas, com alto teor energético e baixa concentração de eletrólitos, é conceitualmente justificável, mas as evidências sobre sua vantagem em relação à reposição exclusiva de água nessas circunstâncias são questionáveis.

5. CONSIDERAÇÕES FINAIS

Nosso organismo é capaz de manter estável a água corporal, a concentração de eletrólitos e a distribuição de fluidos entre os compartimentos, mesmo em condições externas bem diversas, desde que haja livre acesso à água ou que não ocorram perdas excessivas em condições geralmente atípicas. Nesses casos, a solução de reposição deverá ter composição próxima ao que está sendo perdido. A reidratação deve ser preferencialmente oral, reservando a via intravenosa para as situações onde houver contraindicação para a primeira opção.

REFERÊNCIAS BIBLIOGRÁFICAS

1. Seguro AC, Zatz R. Distúrbios da tonicidade do meio interno: Regulação do balanço de água. In: Fisiopatologia Renal. Zatz R. Ed. Atheneu; São Paulo; 2000. p. 189-208.

2. Maughan RJ, Shirreffs SM, Merson SJ, Horswill CA. Fluid and electrolyte balance in elite male football (soccer) players training in a cool environment. J Sports Sci. 2005;23:73-9.

3. Ofei SY, Fuchs GJ 3rd. Principles and practice of oral rehydration. Curr Gastroenterol Rep. 2019;21:67.

4. Eisenhofer G, Johnson RH. Effects of ethanol ingestion on thirst and fluid consumption in humans. Am J Physiol. 1983;244:R568-72.

5. Schrier RW. Body fluid volume regulation in health and disease: A unifying hypothesis. Annals of Internal Medicine. 1990;113:155-9.

6. Mizelle HL, Hall JE, Hildebrandt DA. Atrial natriuretic peptide and pressure natriuresis: interactions with the renin-angiotensin system. Am J Physiol. 1989;257:R1169-74.

7. Nalin DR, Cash RA. 50 years of oral rehydration therapy: the solution is still simple. Lancet. 2018;392(10147):536-8.

8. Prince EN FG. Fluid and electrolytes. In: Pediatric nutrition in practive. World review of nutrition and dietetics. Second revised edition. Ed. Basel; New York: Karger; 2015. p. 56-61.

9. Suh JS, Hahn WH, Cho BS. Recent advances of Oral Rehydration Therapy (ORT). Electrolyte Blood Press. 2010;8:82-6.

10. Lukmanji Z. Formulae of sugar-salt solutions recommended for treatment of diarrhoeal dehydration at home in African countries. Ann Trop Paediatr. 1988;8:35-7.

11. Vigliar R, Sdepanian VL, Fagundes-Neto U. Biochemical profile of coconut water from coconut palms planted in an inland region. J Pediatr (Rio J). 2006;82:308-12.

12. Baker LB. Sweating Rate and Sweat Sodium Concentration in Athletes: A Review of Methodology and Intra/Interindividual Variability. Sports Med. 2017;47(Suppl 1):S111–S128.

13. Evans GH, James LJ, Shirreffs SM, Maughan RJ. Optimizing the restoration and maintenance of fluid balance after exercise-induced dehydration. J Appl Physiol. 2017;122:945-51.

14. Zatz R, Sztajnbok J, Seguro AC. Contração do volume extracelular: Desidratações. In: Fisiopatologia Renal. Zatz R. Ed. Atheneu; São Paulo; 2000. p. 189-208.

15. Rhodes A, Evans LE, Alhazzani W, Levy MM, Antonelli M, Ferrer R, et al. Surviving sepsis campaign: international guidelines for management of sepsis and septic shock: 2016. Intensive Care Med. 2017;43:304-77.

16. Hew-Butler T, Loi V, Pani A, Rosner MH. Exercise-associated hyponatremia: 2017 Update. Front Med (Lausanne). 2017;4:21. doi: 10.3389/fmed.2017.00021.

Capítulo 5

MANUTENÇÃO DE FLUIDOS NA CRIANÇA

Olberes Vitor Braga de Andrade

1. INTRODUÇÃO

As soluções hidroeletrolíticas orais e endovenosas são amplamente utilizadas em pacientes sob condições patológicas agudas ou crônicas com limitações da oferta enteral ou na presença de distúrbios metabólicos.[1] Este cenário pode estar presente em patologias gastrointestinais, renais, respiratórias, hepáticas, cardiovasculares, neurológicas, assim como em complicações infecciosas, sepse e disfunções orgânicas.[2] Os distúrbios hidroeletrolíticos e ácido-bases também podem ser significativos e graves em doenças metabólicas e em pós-operatórios. Anormalidades climáticas e ambientais ou relacionadas à atividade física também podem contribuir para esses distúrbios.

A terapia hídrica de ressuscitação vascular e reposição é dirigida para o controle agudo e otimização do volume circulante e das perdas hidroeletrolíticas secundárias das anormalidades fisiológicas e patológicas. A solução de manutenção, por sua vez, tem o objetivo de substituir as necessidades relacionadas às perdas fisiológicas de volume e eletrólitos oriundas dos processos fisiológicos (perdas urinárias, cutâneas, sistema respiratório e fezes).[3]

Os requisitos e as necessidades da solução de manutenção variam, dependendo do estado clínico, da presença de comorbidades e de outros dados de apresentação do paciente, especialmente em crianças hospitalizadas e em pós-operatórios.[4] Essas variações podem depender das alterações em suas respostas fisiológicas, como a secreção excessiva e/ou inadequada de hormônio antidiurético (HAD).[3,4]

A terapia hídrica, historicamente, tem modificado a evolução de diversas condições patológicas e salvado milhares de vidas. Entretanto, há o risco potencial de efeitos adversos. Complicações e iatrogenias relacionadas aos equívocos de infusão intravenosa, cálculos de volume, composições inapropriadas, extravasamento de infusão, processos trombóticos, infecções, sepse, entre outras complicações, podem contribuir para uma maior morbimortalidade.[1] Todos esses aspectos merecem atenção redobrada na faixa pediátrica.

Dessa forma, a racionalidade da terapia hídrica é fundamental para o sucesso terapêutico em todas essas condições citadas. Nesse sentido, é muito importante o conhecimento das características anatômicas, estruturais e fisiológicas e as limitações específicas da faixa etária pediátrica. Esse entendimento e a racionalidade da prescrição hídrica são críticos para obtenção de melhores desfechos e na prevenção dessas complicações.

2. CARACTERÍSTICAS FISIOLÓGICAS DA HOMEOSTASE HÍDRICA NO PERÍODO FETAL, NEONATAL E NA INFÂNCIA

Embora muitos aspectos de fisiologia e homeostase hídrica apresentem semelhanças com o adulto, existem algumas diferenças importantes na faixa pediátrica, principalmente em neonatos, lactentes e nas crianças de baixo peso. As limitações da faixa pediátrica devem ser consideradas na prescrição hídrica, principalmente no neonato e no primeiro ano de vida, além das características peculiares de cada cenário patológico e dos cuidados intensivos.

As crianças apresentam maior possibilidade de perdas sensíveis e insensíveis e suscetibilidade aos episódios de desidratação, distúrbios metabólicos e eletrolíticos. Em neonatos e lactentes, principalmente abaixo de um ano de idade, os mecanismos glomerulares e túbulo-intersticiais apresentam uma imaturidade funcional, própria da faixa etária e do estabelecimento do desenvolvimento anatômico e funcional progressivo.[5,6] Dessa forma, os mecanismos relacionados à filtração glomerular (FG), conservação da água, habilidade de concentração e diluição urinária e a homeostase eletrolítica podem estar mais limitados, principalmente antes do primeiro ano de vida (ver Tabela 1).[6]

Tabela 1 Maturação da função renal conforme a idade[7]

PARÂMETRO	IDADE					
	RN prematuro	RN de termo	1-2 semanas	6 m-1 ano	1-3 anos	Adulto
TFG (mL/min/1,73 m²)	14 ± 3	40,6 ± 14,8	65,8 ± 24,8	77 ± 14	96 ± 22	M: 125 ± 15 F: 110 ± 15
FSR (mL/min/1,73 m²)	40 ± 6	88 ± 4	220 ± 40	352 ± 73	540 ± 118	620 ± 92
Habilidade máxima de concentração urinária (mOsm/kg)	480	700	900	1.200	1.400	1.400
Creatinina sérica* (mg/dL)	1.3	1.1	0.4	0.2	0.4	0.8 - 1.5
TM_P/TFG (mg/dL)	–	7.39 ± 0.37	–	5.58 ± 0.28	5.71 ± 0.28	3.55 ± 19
FeNa** (%)	2-6%	< 1%	< 1%	< 1%	< 1%	< 1%
TM_G (mg/min/1,73 m²)	–	–	71 ± 20	–	–	339 ± 51

TFG: taxa de filtração glomerular; FSR: fluxo sanguíneo renal; TM_P: reabsorção tubular máxima de fosfato; FeNa: fração de excreção de sódio; TM_G: reabsorção tubular máxima de glicose; M: gênero masculino; F: gênero feminino. *Os valores da creatinina sérica variam conforme a faixa etária, idade gestacional, massa muscular, estado de hidratação, método de análise, entre outros fatores. **Os valores da FeNa podem variar, conforme a presença ou não de oligúria, ingestão de sal, entre outros fatores. Valores expressos em X ± DP.

Quanto menor a criança, observa-se também redução e limitações dos mecanismos de homeostase ácido-base, maior proporção das razões entre a água corpórea/peso e da relação entre o líquido extracelular/intracelular.[5,6,7] As crianças também apresentam taxa metabólica e superfície do trato gastrointestinal proporcionalmente maiores em relação à superfície corpórea quando comparadas ao adulto.[5,6,7] Essas condições oferecem maior risco de perdas hídricas e de distúrbios metabólicos.

Outro fator crítico é a dependência dos lactentes e das crianças pequenas ao acesso primário da oferta hídrica e nutricional, dependendo integralmente dos pais, adulto, irmão ou de um cuidador para esta tarefa.

Diversas considerações fisiológicas do período fetal e do neonato também devem ser consideradas. Durante a vida intrauterina, a regulação hidroeletrolítica é mantida basicamente pela placenta. Dessa forma, o rim pré-natal desempenha papel importante para a formação e excreção da urina e manutenção de uma quantidade adequada de líquido amniótico.[8] No feto, a maturação estrutural e funcional dos néfrons segue um perfil centrífugo. O fluxo sanguíneo renal (FSR) é reduzido no período intrauterino, aumentando rapidamente no período pós-natal, fruto da queda da resistência vascular e do aumento da pressão arterial.[8] O FSR no feto é predominantemente justamedular, seguindo para a região cortical, à medida que o número e o tamanho dos glomérulos aumentam com a progressão da idade gestacional. A FG inicia-se precocemente no período intraútero e, entre a 34-36ª semana de gestação, a glomerulogênese se completa. Após esse período, evidencia-se somente o crescimento vascular e tubular e a expansão do tecido intersticial. Quando o nascimento ocorre prematuramente durante a nefrogênese ativa, ainda pode existir o potencial de uma nefrogênese pós-natal acelerada, entretanto esta é limitada, o que pode implicar em consequências metabólicas futuras.[9]

Após o nascimento, ocorre uma maturação progressiva da função renal, paralela às necessidades do neonato em crescimento e desenvolvimento. Entretanto, desde o nascimento, observa-se uma imaturidade glomerular e tubular e uma inabilidade na capacidade de concentração urinária (ver Tabela 1). A habilidade de concentração urinária atinge sua plenitude somente em torno do primeiro ano de vida.[5,7] Ao nascimento, os glomérulos corticais apresentam maturidade e taxa de filtração glomerular (TFG) proporcionalmente menores, quando comparados aos glomérulos dos néfrons justamedulares. Este e outros achados podem limitar a resposta neonatal à uma eventual sobrecarga hídrica.[10,11,12]

Logo após o nascimento, o neonato perde de 6 a 10% do peso fisiológico devido à perda de água pela diurese e pela expulsão do mecônio. A urina é mais diluída devido à habilidade limitada da concentração urinária e observa-se acidose metabólica transitória relacionada à redução da reabsorção de bicarbonato, redução da excreção de acidez titulável e devido à produção pontual de ácidos lático e pirúvico[13,14] (ver Quadro 1).

No neonato, as perdas extrarrenais de água são aumentadas devido à maior proporção da área de superfície em relação à massa corporal.[5,14] Pode-se observar também aumento de perdas insensíveis devido às perdas transepidérmicas (imaturidade cutânea e maior expressão de aquaporinas) e ao uso de fototerapia e de calor radiante, principalmente nos prematuros.[5,14]

Devido a essas características fisiológicas das crianças, a TFG (ajustada para a superfície corpórea), o fluxo plasmático renal e a função tubular plena só atingem os níveis de normatização normais do adulto próximo do segundo ano de vida.[13,14]

Quadro 1 Limitações fisiológicas da função glomerular e tubular no neonato e no primeiro ano de vida e consequências potenciais de distúrbios da homeostase hidroeletrolítica e ácido-base

---

1. Redução da filtração glomerular e imaturidade tubular
   ⇒ Labilidade quanto à sobrecarga hídrica
   ⇒ Maior risco de nefrotoxicidade (aminoglicosídeos, vancomicina, diuréticos, etc.)
2. Preponderância do LEC sobre o LIC (principalmente em neonatos)
   ⇒ Maior risco de perdas volêmicas e distúrbios eletrolíticos
3. Preponderância de atividade fisiológica dos néfrons justamedulares
   ⇒ Excreção limitada de eventual sobrecarga hídrica
4. Alças de Henle curtas; ureia sérica reduzida e hiporresponsividade ao HAD
   ⇒ Hipotonicidade medular e limitações na habilidade da concentração urinária
   ⇒ Maior labilidade à desidratação e distúrbios eletrolíticos
5. Insensibilidade tubular à aldosterona; ↓ da TFG; ↓ da atividade da Na^+-K^+-ATPase; capacidade secretora limitada de K^+
   ⇒ Homeostase do sódio alterada
   ⇒ Limitada capacidade de excreção de sobrecarga de sódio
   ⇒ Potencial de desenvolvimento de hipercalemia não oligúrica no neonato
6. Alterações na homeostase e excreção de Ca, P e Mg
   ⇒ Distúrbios eletrolíticos específicos
   ⇒ Distúrbios da vitamina D e do metabolismo ósseo
7. Distribuição do fluxo sanguíneo intrarrenal alterada
   ⇒ Excreção limitada de sobrecarga de sódio
8. Imaturidade enzimática tubular
   ⇒ ↓ da reabsorção de sódio; ↓ da excreção hidrogeniônica
9. Redução da capacidade de transporte tubular
   ⇒ Maior risco de nefrotoxicidade (contraste, antimicrobianos, etc.)
10. Homeostase do equilíbrio ácido-base
    − ↓ da reabsorção de bicarbonato pelo túbulo proximal
    − ↓ da excreção de acidez titulável (redução de P) e excreção de NH_4^+
    − ↑ transitório de ácido lático e pirúvico (neonato)
    ⇒ Normatização diferenciada dos valores de pH, bicarbonato e excesso de base
    ⇒ Acidemia metabólica transitória
    ⇒ Limitação fisiológica frente à sobrecarga ácida

LEC: líquido extracelular; LIC: líquido intracelular; HAD: hormônio antidiurético; TFG: taxa de filtração glomerular.

Durante o crescimento e o desenvolvimento, a quantidade ou o total de água corporal (TAC) em função do peso se modifica, variando entre 50 a 80% e se correlaciona também com a idade, o sexo e a quantidade de gordura no organismo.[15,16,17]

As crianças apresentam, principalmente os neonatos e lactentes abaixo de um ano de idade, uma maior quantidade proporcional de água, comparada aos adultos. Enquanto no feto, o TAC no início da vida fetal é próximo de 90 a 100% do peso, a proporção de água corporal diminui gradativamente com o aumento da faixa etária, situando-se próximo de 60% do peso corpóreo na adolescência.[5,6,17,18,19] No período neonatal, recém-nascidos prematuros (RNPT) e de termo (RNT) apresentam 75 a 80% e 70% do peso corporal, respectivamente, constituído por água. Entre 1 e 12 meses de idade, essa porcentagem situa-se em torno de 65% e, a partir dessa idade, se reduz progressivamente, observando-se em adolescentes do sexo masculino e feminino, 60 e 55%, respectivamente[15,16,17,20,21] (ver Figura 1).

Diferenças da proporção do TAC entre os sexos são atribuídas à quantidade de tecido adiposo (este contém apenas 10% de água, comparado ao músculo que contém aproximadamente 75%).[7] Em adultos do sexo masculino e feminino, a água é responsável por aproximadamente 60 e 52% do peso corporal, respectivamente, e, em idosos, cerca de 55% dos homens e 52% das mulheres apresentam essa proporção.[7,15,20]

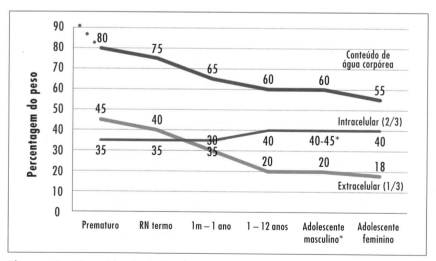

Figura 1 Conteúdo de água dos compartimentos corpóreos durante o crescimento e o desenvolvimento na criança e no adolescente (adaptado das referências Bohn,[17] Feld,[20] Bianchetti[21]).

A composição corporal em relação à água e sua distribuição entre os compartimentos do fluido ou líquido intracelular (LIC) e do fluido ou líquido extracelular (LEC) também variam com a idade.[7,18] Em um RNPT de 23 semanas comparado com um adulto, o tamanho relativo do LEC é cerca de três vezes maior, correspondendo a ~ 60% e 20% do peso corpóreo, respectivamente.[6] Essa preponderância do LEC sobre o LIC, também observada no neonato e nos primeiros meses de vida, torna o lactente mais vulnerável do ponto de vista hidroeletrolítico às agressões externas e ambientais. As perdas de volume e eletrólitos do LEC por diversas vias, cursando com hipovolemia e desidratação, apresentam diversas etiologias, conforme descritas na Tabela 2.[20]

Tabela 2 Fontes potenciais de hipovolemia e desidratação[20]

Fonte	Etiologia
Perdas gastrointestinais	Vômitos; diarreia; perdas por sonda nasogástrica; fístulas; ostomias; hemorragias
Perdas renais	Diuréticos; nefropatias perdedoras de sal; diurese osmótica; insuficiência adrenal; diabetes *insipidus* (central e nefrogênico), etc.
Perdas cutâneas	Queimaduras; lesões extensas de pele; sudorese excessiva
Perdas do intravascular	Hemorragias
Perdas respiratórias	Derrames pleurais extensos; broncorreia
Sequestro para "terceiro espaço"	Sepse; peritonites; queimaduras; pancreatite; anafilaxia; obstrução intestinal; injúrias traumáticas; hipoproteinemia; ascite; hidrotórax; hemorragia maciça em cavidades ou articulações; situações de aumento de permeabilidade capilar; situações de obstrução de drenagem linfática; síndrome nefrótica, insuficiência hepática, etc.

Após o nascimento e no primeiro ano de vida, as mudanças do TAC são atribuídas principalmente às variações no LEC (redução inicial pela diurese pós-natal). Embora exista também a expansão do volume do LIC, resultante do crescimento celular.[8,18] No final do primeiro ano e na vida adulta, cerca de 2/3 e 1/3 da água dos 60% do peso corpóreo estão distribuídos entre o LIC e o LEC[16,18,20,21] (Figura 2). No LEC, 75% da água está presente no fluido interstcial, enquanto 25% se encontra no plasma que corresponde a aproximadamente 5% do peso corpóreo. No plasma, 80% da água está na circulação venosa, enquanto 20% na circulação arterial, incluindo 15% na microcirculação capilar e 5% nos vasos arteriais.[20] Esse conteúdo é também chamado de volume circulante efetivo (VCE), o qual pode ser conceituado como o volume intravascular, o qual é percebido pelos mecanismos regulatórios do organismo.[18,21] O VCE constitui o volume sanguíneo intravascular necessário para a manutenção adequada da perfusão tissular e que estimula os barorreceptores situados na circulação cardiopulmonar (arco aórtico, seio carotídeo) e rins (sistema do aparelho justaglomerular-mácula densa).[21]

A composição de solutos do LIC e do LEC são bem diferentes. Sódio e cloro são os cátions e ânions dominantes no LEC. Potássio é o cátion mais abundante no LIC, enquanto as proteínas, ânions orgânicos e o fosfato são os ânions prevalentes[12,18,21,22,23,24] (Tabela 3). A diferença da composição eletrolítica entre o LEC e o LIC, a noção da possibilidade de translocação dos eletrólitos entre os espaços intra e extracelular, além do conteúdo corporal desses elementos implicam em interpretações importantes relacionadas com os diversos distúrbios eletrolíticos e ácidos-bases da criança.

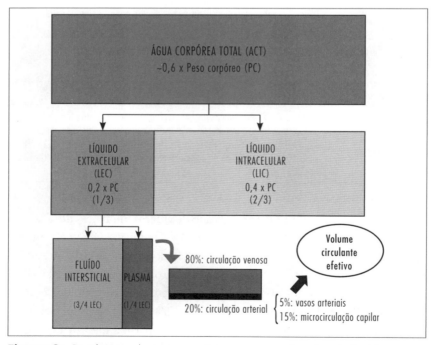

Figura 2 Distribuição da água corpórea nos compartimentos do líquido extracelular (LEC) e do líquido intracelular (LIC).[20]

Tabela 3 Composição dos compartimentos do líquido extracelular (LEC) e do líquido intracelular (LIC)* (adaptado das referências Ress,[12] Greenbaum,[18] Bianchetti,[21] Slotik,[22] Nalley,[23] e Langer[24])

	Intracelular**	Extracelular***
Na+ (mEq/L)	20 (10-20)	140 (133-145)
K+ (mEq/L)	150 (95-155)	4 (3.5-5.5)
Mg++ (mEq/L)	5-10	2
Ca++ (mEq/L)	< 0.1	2
Cl- (mEq/L)	10-52	98-110
HCO₃- (mEq/L)	10 (11-15)	24 (22-31)
PO₄³- (mEq/L)	110-115	5
Outros ânions (mEq/L)	9-34	–
Proteínas (mEq/L)	75	5-10
Albumina (g/dL)	< 0.1	5 (0.1-5)
% do peso corpóreo	80%	Interstício: 15% Intravascular: 5%

*Valores médios, podendo-se admitir variações existentes entre os subcompartimentos envolvidos: LEC (plasma, fluido intersticial e fluido cérebro-espinhal) e LIC (fluido intracelular e intraeritrocitário). **Valores médios típicos para a célula muscular. ***Variações de normatização conforme a faixa etária e a metodologia analítica.

3. TERAPIA HÍDRICA TRADICIONAL EM PEDIATRIA

Dependendo do contexto clínico, tradicionalmente a terapia hídrica pode ser estratificada em quatro etapas clássicas, denominadas: **terapia de ressuscitação volêmica, terapia de correção do déficit hídrico, terapia de manutenção** e **terapia de reposição**. A terapia de ressuscitação volêmica visa abordar o quadro inicial de desidratação ou choque, quando presente. Após a restauração do volume intravascular, as terapias de correção do déficit hídrico, manutenção e reposição, na prática, são ofertadas em conjunto. No Quadro 2 é apresentado um sumário da abordagem geral tradicional da terapia hídrica em pediatria.[18,23,25]

Quadro 2 Abordagem tradicional da desidratação e terapia de hidratação endovenosa na infância (adaptado das referências Greenbaum,[18] Nalley[23] e Powers[25])

1. Terapia de ressuscitação volêmica (restauração do volume intravascular)
- Direcionada para restauração do VCE (desidratação) e/ou reversão do choque
- Fluido isotônico padrão: SF (NaCl 0,9%)
  - Bolus ou infusão rápida (20 mL/kg) EV em 20 min
  - Opções: Ringer lactato e Plasma-Lyte® (?)
- Repetição desta etapa S/N até 60 mL/kg na primeira hora
  - Controle hemodinâmico e clínico; balanço hídrico e diurese
  - Monitoração de sinais potenciais de sobrecarga hídrica
- Considerar a utilização de coloides ou hemoderivados em cenários específicos

2. Terapia de correção do déficit hídrico (cálculo dos déficits de líquidos)
- Direcionada para reposição das perdas hídricas prévias à admissão do paciente
- Nota: subtrair o volume dos fluidos isotônicos previamente administrados
- Considerar o grau de desidratação:
  - Sinais clássicos de desidratação
  - Dado mais preciso: perda de peso (%)
- Opções de correção:
  - Reposição de 50% do total do déficit hídrico nos primeiros 8 h e os outros 50% nas 16 h seguintes
  - Reposição do total do déficit hídrico nas 24 h subsequentes

3. Terapia de manutenção
- Direcionada para as necessidades hidroeletrolíticas fisiológicas diárias
- Utilização preferencial inicial de fluidos isotônicos
- Composição eletrolítica adicional inicial:
  - Glicose 5%
  - K^+ ~ 20-30 mEq/L (considerar função renal e ausência de hipercalemia)

4. Terapia de reposição
- Direcionada para reposição das perdas extraordinárias contínuas, se estas ocorrerem
- Fluido com composição eletrolítica aproximada dos fluidos perdidos ou, na prática clínica, utilização de soluções isotônicas

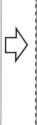

- **Etapa 1:** Seguir as diretrizes institucionais de abordagem de desidratação ou choque em pediatria

- Etapas 2, 3 e 4: Terapia hídrica dirigida para as próximas 24 h
- Iniciar após a restauração do volume intravascular
- Na prática, as terapias de correção do déficit hídrico, manutenção e reposição são ofertadas em conjunto
- Utilização preferencial inicial de soluções isotônicas nos cenários e situações de risco de SIADH
- Soluções hipotônicas estão indicadas em cenários de perda de água livre (ex., diabetes *insipidus* e situações de hipernatremia) os quais apresentam abordagens específicas!
- Individualizar a oferta de volume e a composição das soluções em pacientes portadores de nefropatias, cardiopatias, hepatopatias e em neonatos
- Evitar balanço de sódio negativo e balanço hídrico positivo
- Considerar monitorização e controle eletrolítico e ácido-base seriados
- Ajuste de volume e composição das soluções, conforme os valores de Na^+, K^+ e outros eletrólitos

SIADH: síndrome de secreção inapropriada do hormônio antidiurético.

4. TERAPIA DE RESSUSCITAÇÃO VOLÊMICA

Em situações de choque hipovolêmico e/ou séptico com instabilidade hemodinâmica, perfusão tissular e transporte de oxigênio inadequados, adota-se um protocolo de terapia hídrica de **ressuscitação volêmica (ou volumétrica ou vascular)** ou também conhecida como fase de expansão ou reparação.[26,27,28] Essa terapia tem o objetivo de restauração do VCE e de reversão do choque e de suas consequências, como o risco de disfunção orgânica e de óbito. A ressuscitação volêmica consiste na infusão rápida (bolus) de uma solução salina isotônica (e.g., inicialmente 20 mL/kg), principalmente se a hipotensão está presente, podendo ser repetida, conforme a necessidade, em até 60 mL/kg na primeira hora de atendimento, até que a perfusão seja restaurada.[26,27] Em condições preexistentes ou em pacientes portadores de cardiopatias, doença renal crônica e edema cerebral, deve-se individualizar o volume de infusão, de tal forma que volumes menores podem ser mais adequados.[2,29,30]

O fluido de reanimação padrão e mais utilizado na ressuscitação volêmica é o soro fisiológico (SF) ou solução salina a 0,9%, sendo alternativas as soluções de ringer lactato (RL) e Plasma-Lyte® (ambas soluções de cristaloides balanceadas), além da albumina (solução coloide).[16,26] Algumas evidências sugerem benefícios da utilização de soluções cristaloides balanceadas (como o RL e o Plasma-Lyte®) comparados com a infusão de SF isotônico, devido à potencial associação deste último com acidose hiperclorêmica, inflamação sistêmica, disfunção renal aguda, entre outros efeitos.[27] Entretanto, embora existam controvérsias, o RL é considerado por muitos autores, um soro hipotônico, pois contém 130 mEq/L de sódio. Além disso, apresenta em sua composição 4 mEq/L de potássio, o que pode contribuir para o risco de hipercalemia.[25] O RL também contém cálcio (1.4 mmol/L ou 3 mEq/L) e sua presença pode levar a interações com hemoderivados e outras medicações administradas concomitantemente (p.ex., ceftriaxona). Por conter lactato, pode apresentar um risco baixo de indução de alcalose metabólica. Por outro lado, a solução de Plasma-Lyte® é muito cara quando comparada com a solução salina e incompatível com a adição de glicose.[31]

Em crianças desidratadas com a evidência ou grande possibilidade de alcalose metabólica (p.ex., vômitos isolados; estenose hipertrófica de piloro), a utilização de RL ou Plasma-Lyte® deve ser evitada, pois essas soluções apresentam lactato ou acetato em sua composição, podendo acentuar a alcalose metabólica.[18] Nessas condições é preferível a infusão de SF (NaCl 0,9%).

Em pacientes com critérios de anemia grave e perdas agudas, dependendo do quadro hemodinâmico e o nível de hemoglobina, pode estar indicada a infusão de concentrado de glóbulos. A infusão de plasma pode estar indicada em coagulopatias específicas, conforme critérios hematológicos.[18]

Há relatos de resultados satisfatórios com a infusão de albumina, particularmente no choque séptico associada à malária e na meningococcemia. Crianças com hipoalbuminemia podem se beneficiar com albumina, como os pacientes nefróticos, embora existam evidências do aumento de mortalidade em adultos.[18] Coloides semissintéticos estão associados com disfunção renal e devem ser evitados.[27,32]

Naqueles pacientes que não apresentam resposta inicial ou, conforme o cenário clínico, há a necessidade de monitorização invasiva hemodinâmica, titulação de drogas vasoativas, entre outras sequências terapêuticas, as quais podem ser reportadas em outras referências.[26,27,28] Essa etapa exige monitorização clínica e hemodinâmica cuidadosa, incluindo detecção de sinais de sobrecarga hídrica e condução em ambiente de terapia intensiva.

5. TERAPIA DE CORREÇÃO DO DÉFICIT HÍDRICO

Na ausência de choque ou quando este se encontra equacionado, a **terapia de correção do déficit hídrico (ou cálculo dos déficits de líquidos)** é direcionada para a reposição das perdas hídricas anteriores, quando existentes. É estimada, preferencialmente por meio da perda de peso do paciente no diagnóstico inicial e/ou por sinais clínicos de desidratação quando o peso recente não é conhecido.[7,30,33] (Tabela 4).

Tabela 4 Sinais compatíveis com desidratação e depleção volêmica em crianças e lactentes.* O diagnóstico pode ser estabelecido na evidência de ao menos três dos dados clínicos apresentados (adaptado das referências Ellis,[7] National Clinical Guideline Centre,[29] Neilson[30] e Gorelick[33])

	Desidratação leve	Desidratação moderada	Desidratação grave
Perda de peso aproximado (dependente da idade)	3-5%	6-9%	10-15%

(continua)

5. Manutenção de fluidos na criança 61

Tabela 4 Sinais compatíveis com desidratação e depleção volêmica em crianças e lactentes. * O diagnóstico pode ser estabelecido na evidência de ao menos três dos dados clínicos apresentados (adaptado das referências Ellis,[7] National Clinical Guideline Centre,[29] Neilson[30] e Gorelick[33]) *(continuação)*

	Desidratação leve	Desidratação moderada	Desidratação grave
Sinais sistêmicos e aparência geral	Irritabilidade, porém, alerta; sinais de sede	Apatia ou irritabilidade[#]; hipotensão postural (crianças maiores)	Letargia ou coma[#]
Qualidade do pulso radial	Normal e cheio	Rápido	Rápido e fraco[#]
Reperfusão capilar	Normal	~ 2-3 segundos	>3 segundos
Pressão arterial sistólica	Normal	Normal para reduzida	Reduzida
Qualidade e frequência da respiração	Normal	Amplitude profunda	Amplitude profunda e taquipneia[#]
Mucosa bucal	Levemente seca	Seca	Francamente seca
Fontanela anterior	Normal	Deprimida	Francamente deprimida
Olhos	Normal	Encovados	Intensamente encovados[#]
Lágrimas	Presente	Ausente	Ausente
Turgor cutâneo**	Normal	Reduzido[#]	Pastoso[#]
Pele	Normal	Fria	Fria; mosqueada; acrocianose
Volume urinário (incluindo informação dos pais)	Normal ou levemente reduzido	Moderadamente reduzido	Ausente por horas (anuria)
Gravide específica da urina	< 1.020	1.020-1.030	>1.030

* A avaliação dos sinais clínicos de desidratação pode estar prejudicada em função das variações do sódio plasmático (em situações de hipernatremia, os sinais clínicos de desidratação podem estar clinicamente subestimados). **A avaliação do turgor cutâneo pode estar comprometida em pacientes desnutridos e conforme o sódio plasmático (a hipernatremia pode tornar o turgor cutâneo pastoso). # "Red flags" para sinais clínicos de desidratação.

Este déficit hídrico está associado com fontes potenciais de hipovolemia e desidratação prévias, como as perdas por gastroenterite, vômitos, hemorragias, sequestro para terceiro espaço, etc. (Tabela 2). Aproximadamente, cada 1% de desidratação corresponde a 10 mL/kg de déficit hídrico. Assim, uma criança com peso de 10 kg com uma desidratação estimada de 10%, apresentaria um déficit hídrico aproximado de 1 litro. Entretanto, deve-se ter cuidado nessa avaliação, pois, ao contrário das crianças pequenas, que apresentam um TAC elevado, as crianças maiores e os adultos com desidratação moderada ou grave apresentam uma porcentagem baixa de perda do peso corpóreo, comparativamente. Assim, os mesmos sinais de uma desidratação moderada num lactente, correspondente a uma perda, por exemplo, de 100 mL/kg (10%), pode corresponder a uma perda somente de 6% (60 mL/kg) numa criança maior.[18] Esse cálculo não pode ser hiperestimado, pois pode implicar excesso de oferta de volume, o qual, em conjunto com a utilização de soluções hipotônicas, pode predispor à hiponatremia e suas consequências.

Dessa forma, é importante lembrar que a estimativa inicial do grau de desidratação é aproximada e deve ser sempre reavaliada e monitorada, conforme os dados clínicos propedêuticos e laboratoriais. Vale também mencionar que o grau de desidratação pode ser subestimado em casos de hipernatremia.

Preferencialmente, nos casos de desidratação leve a moderada e em casos de doença diarreica, a hidratação oral pode ser utilizada através de soluções de reidratação oral (SRO) balanceadas com eletrólitos e carboidratos, incluindo concentrações equimolares de glicose e sódio. A terapia por reidratação oral com SRO reduz a mortalidade em crianças portadoras de doença diarreica e apresenta a vantagem de ser menos invasiva e com baixo custo financeiro.[16,18,34] A terapia com SRO deve ser utilizada na ausência de choque, desidratação grave, perdas gastrointestinais importantes, coma, distúrbios significativos e sintomáticos do sódio, abdome agudo, distensão gástrica, vômitos intratáveis e em outros cenários com risco de aspiração gástrica.[25,34] Na fase de reidratação em lactentes, inicialmente, podem ser oferecidas pequenas quantidades de volume de SRO, por colher ou seringa. Pode-se iniciar a oferta com 5 mL a cada 1-2 minutos e com aumento gradual, conforme a tolerância, objetivando um volume total de 50-100 mL/ kg de reposição ao longo de 3-4 horas.[25,34] Alternativamente, 10 mL/kg e 2 mL/kg de SRO podem ser ofertados após cada evacuação diarreica ou episódio emético, respectivamente.[34] A utilização criteriosa de antieméticos pode facilitar o êxito terapêutico nas crianças com vômitos.[25]

Quando a oferta hídrica por via enteral é inadequada ou está impossibilitada, utiliza-se a terapia hídrica endovenosa. Essa é aplicada em diversas situações, incluindo os cenários de desidratação, hipovolemia, choque, jejum pré-operatório em crianças pequenas, pós-operatórios, distúrbios metabólicos (p.ex., cetoacidose diabética), entre outras. É importante ressaltar que a abordagem na literatura é heterogênea, incluindo diferentes estratégias de prescrição de volume, velocidade de infusão e composição eletrolítica.[6,16,18] Recentemente, novas recomendações e diretrizes foram estabelecidas em relação à terapia de manutenção e serão discutidas posteriormente.[2,29,30,35]

6. TERAPIA DE MANUTENÇÃO

A **terapia de manutenção** (também conhecida como fase de manutenção) é baseada na estimativa das necessidades fisiológicas diárias de líquidos e eletrólitos. A terapia de manutenção é necessária para as crianças que não podem receber ou não toleram fluidos por via enteral para repor as necessidades das perdas fisiológicas, representadas através das perdas insensíveis e pelo débito urinário.[18,34] Os objetivos da terapia de manutenção são o de repor as perdas fisiológicas de água e eletrólitos e prevenir a desidratação, os distúrbios eletrolíticos, a cetoacidose e a degradação proteica.[18]

Com a desidratação e o volume intravascular equacionados e a evidência de micção clara (afastando causas de poliúria por hipocalemia, hiperglicemia, diabetes *insipidus*, tubulopatias, etc.), do ponto de vista clínico, pode-se iniciar a terapia de manutenção. Na prática, é estabelecido um plano de terapia hídrica nas 24 horas seguintes, de tal forma que o volume total de terapia ofertada (e a estimativa das perdas eletrolíticas) inclua o volume do déficit hídrico adicionado à terapia de manutenção e à terapia de reposição (considerando a existência de perdas contínuas – ver a seguir). Desse total, programado nas 24 horas, subtrai-se o volume de fluidos isotônicos que o paciente tenha recebido previamente na fase de expansão.[25]

A composição hidroeletrolítica da terapia de manutenção pode variar, particularmente, em relação à concentração de sódio, como se verá posteriormente. Normalmente, também se oferece glicose para prevenção da cetose devido ao jejum, anorexia e outras comorbidades.[18] A oferta de potássio em geral é necessária, entre 10-30 mEq/L, podendo ser reduzida ou, menos frequentemente, aumentada, dependendo da situação clínica e dos resultados dos controles laboratoriais. A adição de potássio endovenoso, normalmente não é realizada até que a criança apresente volume adequado de diurese ou seja documentada que a função renal se encontre preservada (e.g., na prática, pela análise da creatinina e ureia séricas).

As necessidades hídricas e eletrolíticas são classicamente estabelecidas pela fórmula de Holliday-Segar (Tabela 5), considerando o peso corporal e o gasto energético basal da criança, na proporção de 100 mL/Kcal/dia e será discutida um pouco mais detalhadamente na discussão da escolha da solução de manutenção, a seguir.[18,36]

Tabela 5 Estimativa da necessidade diária de fluidoterapia hídrica (solução de manutenção) e de eletrólitos baseada na fórmula de Holliday e Segar[18,36]

Peso corpóreo	Necessidades hídricas	Na⁺	K⁺	Cl⁻
0-10 kg	100 mL/kg/dia	3 mEq/ 100 mL H_2O	2 mEq/ 100 mL H_2O	2 mEq/ 100 mL H_2O
10-20 kg	1.000 mL + 50 mL para cada kg acima de 10 kg			
>20 kg	1.500 mL + 20 mL para cada kg acima de 20 kg			

Nota: raramente há a necessidade de oferta hídrica diária de manutenção > 100 mL/h ou > 2.500 mL e 2.000 mL diários no sexo masculino e feminino, respectivamente.

A terapia de manutenção deve ser oferecida por um período curto de dias (e.g. até 5 dias), pois não fornece calorias, proteínas, gorduras, minerais ou vitaminas essenciais. Nessa condição, alternativas de oferta nutricional, preferencialmente por via enteral ou nutrição parenteral devem ser programadas individualmente, considerando a doença de base, as comorbidades, a disponibilidade de vias de acesso, os recursos disponíveis, entre outros fatores.[18]

7. TERAPIA DE REPOSIÇÃO

A **terapia de reposição** (ou fase de reposição) é direcionada para as perdas extraordinárias contínuas de água e/ou eletrólitos, como as perdas persistentes por diarreia, vômitos, sonda nasogástrica, drenos e urina (p.ex., diabetes *insipidus*), as quais não são supridas pela terapia de manutenção.[18] Como mencionado, o soro de reposição é infundido ao longo das 24 horas, juntamente com a solução de manutenção.

Em geral, a racionalidade dos fluidos usados para esta reposição deve refletir a composição eletrolítica aproximada dos fluidos que estão sendo perdidos, principalmente baseada no conteúdo de sódio. Na prática, na maioria das vezes, a utilização de uma solução isotônica (solução salina a 0,9%) por, no mínimo, 24 horas é uma opção apropriada associada com as perdas intestinais, pancreáticas, biliosas e em queimaduras.[16,23] Alternativamente, em caso de perdas por vômitos ou sonda nasogástrica, há a recomendação de solução salina a 0,45%, adicionado de 10-20 mEq/L de potássio.[23,25] A recomendação da National Institute for Health and Care Excellence (NICE) é a utilização de SF (NaCl 0.9%) contendo potássio.[29,30]

As perdas diarreicas podem cursar com acidose metabólica de ânion *gap* normal. Em condições ventilatórias adequadas, na ausência de hipernatremia, pacientes com pH < 7,1 e bicarbonato sérico < 10 mEq/L podem se beneficiar com correção parenteral e dirigida com bicarbonato de sódio.[37] A composição eletrolítica aproximada dos fluidos corpóreos está descrita na Tabela 6.

Tabela 6 Composição eletrolítica aproximada dos fluidos corpóreos (adaptado das referências Herrin,[4] Chan[16] e Nalley[23])

Fluido e fonte		Na^+ (mEq/L)	K^+ (mEq/L)	Cl^- (mEq/L)	HCO_3^- (mEq/L)
Suor*	Normal	10-30	3-10	10-35	0
	Fibrose cística	50-130	5-25	50-110	0
Saliva		~ 50	20	30	~ 40
Gástrico		20-80	5-20	100-150	0
Pancreático		120-140	5-15	90-120	~ 110
Bile		120-140	5-15	80-120	~ 40
Duodenal		~ 140	~ 5	~ 70	~ 75
Ileostomia		45-135	3-15	20-115	~ 30

(continua)

Tabela 6 Composição eletrolítica aproximada dos fluidos corpóreos (adaptado das referências Herrin,[4] Chan[16] e Nalley[23]) *(continuação)*

Fluido e fonte	Na⁺(mEq/L)	K⁺(mEq/L)	Cl⁻(mEq/L)	HCO₃⁻(mEq/L)
Colônico (diarreia)	10-90	10-80	10-110	~ 30
Queimaduras**	~ 140	~ 5	~ 110	-
Urina	0-100	20-100	70-100	0-5

*A concentração de sódio aumenta progressivamente com o aumento do fluxo da sudorese. **Entre 3-5 g/dL de proteínas podem ser perdidas nos fluidos provenientes de queimaduras.

8. ESCOLHA DA SOLUÇÃO DE MANUTENÇÃO EM PEDIATRIA

A grande maioria dos princípios usados para estimar as perdas de fluidos e os requisitos para a substituição de perdas normais de fluidos em crianças (fluidos de manutenção) baseiam-se em estudos publicados há mais de 50 anos.[2,4] Nesta ocasião, a orientação e o emprego de fórmulas dogmáticas foram norteados por princípios fisiológicos de eutrofia e normalidade. Com a crescente complexidade das patologias e a conscientização das influências hormonais e hemodinâmicas envolvidas em situações críticas da prática clínica pediátrica, novas recomendações foram estabelecidas no que se refere à tonicidade, composição e volume hídrico das soluções de manutenção.[2,29,30]

Desde 1957 utiliza-se, tradicionalmente, uma fórmula de hidratação parenteral estabelecida por Malcolm Holliday e William Segar. Em sua publicação seminal, os autores correlacionaram e estimaram uma relação entre o volume de líquidos necessário para a manutenção no grupo pediátrico, por meio da estimativa das perdas fisiológicas de água correlacionada com a taxa metabólica individual. Para este cálculo, foi estabelecida uma fórmula, considerando o peso corporal e o gasto energético basal da criança, na proporção de 100 mL/kcal/dia.[16,36,38,39] Dessa forma, sob condições fisiológicas normais, as perdas diárias sensíveis e insensíveis corresponderiam a cerca de 100 mL para cada 100 kcal/kg de energia gasta (ver Tabela 5). A necessidade hídrica foi estimada, de tal forma que, aproximadamente, 50% compensariam perdas de água pela urina e 50% por meio da respiração, transpiração e pelas fezes.[36,40]

As estimativas das necessidades de sódio (3 mEq/100 kcal/dia), potássio (2 mEq/100 kcal/dia) e cloro (2 mEq/100 kcal/dia) foram realizadas arbitrariamente, considerando os estudos de composição e os valores intermediários ofertados pelos leites materno e de vaca.[36,39,40] Essas estimativas foram baseadas e programadas para os requerimentos hidroeletrolíticos de crianças sadias e eutróficas. Desde então, essa fórmula simples serviu de base e referência para a prescrição da oferta hídrica parenteral em crianças hospitalizadas, considerando-se aqueles cenários de limitação ou impossibilidade da oferta enteral (Tabela 5).

Importante ressaltar que a racionalidade do método de Holliday-Segar não é adequada para o período neonatal, pois superestima as necessidades de líquidos nestes pacientes. No RNT, as necessidades hídricas diárias variam de 50-60 mL/kg (primeiro dia de vida); 70-80 mL/kg (segundo dia de vida); 80-100 mL/kg (terceiro dia de vida); 100-120 mL/kg (quarto dia) e 120-150 mL/kg entre o quinto e o vigésimo oitavo dia de vida.[29,30] Essa necessidade hídrica pode variar também dependendo da idade gestacional e do peso do neonato.[10] A suplementação de sódio no período neonatal habitualmente é oferecida após o segundo dia de vida, entre 2-4 mEq/kg/dia, objetivando-se um sódio sérico entre 135-145 mEq/L.[29,30,41] Entretanto, em RNPT com evidência de patologias críticas (p.ex., encefalopatia hipóxico-isquêmica, aspiração e síndrome do desconforto respiratório), deve-se evitar ou reduzir a oferta de sódio nos primeiros dias de vida até o estabelecimento de uma adequada diurese e perda de mais de 5% do peso pós-natal.[10,29,30] Essas necessidades precisam ser individualizadas posteriormente. No prematuro, por exemplo, devido à imaturidade tubular e à capacidade limitada de excreção de sódio, pode ser necessário um requerimento de 6 a 8 mEq/kg/dia.[10,41] Em algumas situações de prematuridade extrema e recuperação de lesão renal aguda, a suplementação pode ser necessária na forma de bicarbonato de sódio.[10] No período neonatal deve-se ofertar glicose para manter a glicemia > 60 mg/dL, variando sua infusão (velocidade de infusão de glicose) entre 4-9 mg/kg/min.[8,10,41]

As estimativas e o método de Holliday-Segar, até então convenientes e com propriedades biológicas e matemáticas, implicaram, por décadas, na oferta variável de soluções intravenosas hipotônicas com aproximadamente 0,2% de salina e 5% de glicose.[19,38,40] Entretanto, o cálculo e o emprego do volume e composição eletrolítica da solução de manutenção por este método, acrescido do déficit hídrico e solução de reposição, estão associados à hiponatremia em pós-operatórios e no ambiente hospitalar, denotando um excesso de volume e/ou a infusão de uma solução hipotônica.[3]

A maioria das membranas biológicas são permeáveis à água, mas não às soluções aquosas, as quais podem ser diferenciadas, dependendo da sua osmolaridade, osmolalidade e tonicidade.[16,20,21] Enquanto a osmolaridade de uma solução denota a concentração de todos os solutos dissolvidos num determinado volume de solvente (mOsm/L), a osmolalidade reflete a concentração destes solutos pelo peso deste solvente, conceito fisiologicamente mais utilizado.[21] A osmolalidade de uma solução é mensurada em miliosmoles de soluto por quilograma de solvente e pode ser estimada [2 x Na (mEq/L) + Ureia/6 (mg/dL) + Glicose/18 (mg/dL)], variando, sob condições normais, entre 282 a 295 mOsm/kg H_2O.[16,19]

A tonicidade (também denominada osmolalidade efetiva) é distinta da osmolalidade. Ela é influenciada pela composição de solutos e se relaciona ao efeito na célula de um determinado fluido, sendo dependente da osmolalidade deste fluido e da permeabilidade ou seletividade da membrana celular.[2,16] Assim a tonicidade se relaciona com a habilidade de um fluido exercer uma força osmótica através da membrana celular modulando secundariamente a translocação de água entre o LEC e o LIC.[1,2,16,20]

A tonicidade depende primariamente da concentração de sódio e potássio na sua composição.[2] No plasma, a ureia afeta a osmolalidade, mas não a tonicidade, pois ela se move livremente através das membranas celulares, sem exercer efeito na tonicidade.[2,16] Por sua vez, a glicose pode ser adicionada ao fluido intravenoso afetando a osmolalidade, entretanto, não contribui significativamente para a tonicidade, pois ela é rapidamente metabolizada ao ser infundida na corrente sanguínea.[2,16] Entretanto, em condições patológicas hiperglicêmicas (p.ex., cetoacidose diabética), quando a captação celular de glicose se encontra impedida, a glicose produz um gradiente osmótico.[16] Portanto, a glicose pode aumentar a osmolaridade e a osmolalidade das soluções intravenosas da manutenção, entretanto não afeta a tonicidade (osmolalidade efetiva) resultante das soluções.[2,16]

Os fluidos intravenosos apresentam várias composições e podem ser estratificados em hipotônicos, isotônicos e hipertônicos em relação ao plasma humano. Assim, fluidos isotônicos não resultam em mudanças osmóticas, ou seja, quando em interface, as células mantêm o mesmo tamanho.[2,16] Enquanto a infusão de um fluido hipertônico resulta em contração celular devido à translocação de água para fora das células, a infusão intravenosa de um fluido hipotônico resulta em expansão celular pela translocação de água do intravascular para o interior da célula.[2,16]

Um fluido hipotônico apresenta uma baixa osmolalidade quando comparada com o plasma, enquanto um fluido hipertônico apresenta uma alta osmolalidade. Quando um fluido hipotônico com baixa concentração de sódio é administrado por via endovenosa, a osmolalidade do intravascular se reduz por diluição. O gradiente osmótico resultante determina a translocação e influxo de água do intravascular (LEC) para o espaço intracelular (LIC), resultando em hipotonicidade celular e edema da célula cerebral.[2,6,16,17]

As várias soluções intravenosas disponíveis podem ser caracterizadas e estratificadas quanto à composição e à sua tonicidade (ver Tabela 7). São consideradas soluções isotônicas: SF (NaCl 0,9%) sem ou com glicose, a solução de Hartmann, o Plasma-Lyte® e albumina humana 5%. Em relação ao ringer lactato, existem relatos distintos, embora a maioria das fontes a incluam como uma solução praticamente isotônica. Entre as soluções hipotônicas, estão o SG 5%, o NaCl 0,45% com ou sem glicose, a solução glicofisiológica a 0,2%, entre outras[2,16,17,24] (ver Tabela 7).

Tabela 7 Composição de várias soluções parenterais e considerações sobre a tonicidade (adaptado das referências Feld,[2] Chan,[16] Bohn[17] e Langer[24])

SOLUÇÃO	Osmolaridade (mOsm/L)	Na (mEq/L)	Osmolaridade comparada com o plasma	Tonicidade (referente à membrana celular)
Soro fisiológico (NaCl 0,9%)	308	154	Isosmolar	Isotônica
NaCl 0,9% + Glicose 5%	586	150	Hiperosmolar	Isotônica
Solução de Hartmann*	278	131	Isosmolar	Isotônica
Albumina humana (5%)	260	140	Hiposmolar	Isotônica

(continua)

70 Seção I – Homeostase hidroeletrolítica

Tabela 7 Composição de várias soluções parenterais e considerações sobre a tonicidade (adaptado das referências Feld,[2] Chan,[16] Bohn[17] e Langer[24]) *(continuação)*

SOLUÇÃO	Osmolaridade (mOsm/L)	Na (mEq/L)	Osmolaridade comparada com o plasma	Tonicidade (referente à membrana celular)
Plasma-Lyte®**	295	140	Isosmolar	Isotônica
Ringer Lactato***	273	130	Hiposmolar	Relativamente hipotônica¥
NaCl 0,45%	154	77	Hiposmolar	Hipotônica
½ NaCl 0,9% + ½ glicose 5%	293	77	Isosmolar	Hipotônica
1/3 NaCl 0,9% + 2/3 glicose 5%	288	77	Isosmolar	Hipotônica
1/4 NaCl 0,9% + 3/4 glicose 5%	285	31	Isosmolar	Hipotônica
Glicose 5%	278	0	Isosmolar	Hipotônica
Glicose 10%	555	0	Hiperosmolar	Hipotônica
NaCl 3%	1027	513	Hiperosmolar	Hipertônica

*Solução de Hartman contém 109 mEq/L de cloro, 4 mEq/L de potássio, 3 mEq/L de cálcio e 28 mEq/L de lactato. **Plasma-Lyte® também contém 98 mEq/L de cloro, 5 mEq/L de potássio, 3 mEq/L de magnésio, 27 mEq/L de acetato e 23 mEq/L de gluconato (não contém lactato e cálcio). ***Ringer lactato também contém 109 mEq/L de cloro, 4 mEq/L de potássio, 3,0 mEq/L (1,4 mmol/L) de cálcio e 28 mEq/L de lactato. ¥ Alguns autores consideram a solução de ringer lactato uma solução isotônica.

Conceitualmente, em condições fisiológicas, a terapia de manutenção hídrica deveria suprir tanto o compartimento do LEC como o do LIC. Por essa razão, em teoria, o fluido de manutenção deveria ser hipotônico.[24] A diluição do plasma com a infusão de um fluido hipotônico reduziria a osmolalidade plasmática, resultando em movimento da água do compartimento do LEC para o LIC. A redução da osmolalidade plasmática também deveria suprimir a secreção central de HAD, favorecendo em condições fisiológicas a excreção de água livre de eletrólitos por meio de uma urina diluída.[24] Entretanto, a infusão de soluções salinas hipotônicas, embora possam ser aplicáveis em crianças saudáveis, podem ocasionar efeitos adversos em cenários críticos e patológicos, os quais apresentam potencial elevação inapropriada do HAD e limitação na habilidade de excreção de água livre.[38] Várias condições e enfermidades, principalmente em pacientes hospitalizados, apresentam este risco devido a presença de estímulos osmóticos e não osmóticos de secreção de HAD.[38]

Inúmeras condições e estímulos osmóticos e hemodinâmicos cursando com redução do volume circulante efetivo (p.ex., hipovolemia, hipotensão, hipoalbuminemia, cirrose, insuficiência cardíaca, síndrome nefrótica, hipoaldosteronismo e hipoalbuminemia) podem estar associados com a secreção e liberação de hormônio antidiurético.[38] Além dessas condições, estímulos não osmóticos também podem cursar com síndrome de secreção inapropriada do hormônio antidiurético (SIADH), também denominada síndrome de antidiurese inapropriada. Entre esses estímulos, destacam-se dor, estresse, ansiedade, processos infecciosos, procedimentos e intervenções invasivas, ventilação mecânica, cenários de pós-operatórios, bronquiolite, asma, gastroenterites, pneumopatias, meningites, encefalites, doenças oncológicas e inúmeras drogas e medicações[38,42,43,44] (ver Tabela 8).

Tabela 8 Drogas, medicamentos, patologias, cenários e condições associadas com síndrome de secreção inapropriada do hormônio antidiurético e risco de hiponatremia (adaptado das referências Moritz,[38] Adrogué,[42] Raftopoulos[43] e Moritz[44])

Drogas que secretam ou facilitam a ação periférica do ADH	Cenários e Patologias
Opioides - Morfina e outros narcóticos Barbitúricos AINH Ciclofosfamida Vincristina Antidepressivos tricíclicos Carbamazepina Depakote Halotano Haloperidol Sulfoniluréias - Clorpropamida, tolbutamida Nicotina Ecstasy (MDMA) Desmopressina Ocitocina	Cenários: - Náuseas, vômitos, dor, estresse emocional - Soluções de manutenção hipotônicas - Alterações da temperatura Ventilação mecânica - Pressão positiva - Alterações da pCO_2, pO_2 e do pH Pós-operatórios - Neurocirúrgicos - Otorrinolaringológicos - Cardiovasculares, etc. Doenças pulmonares - Pneumonias - Bronquiolite - Asma - Pneumotórax - Outras pneumopatias

(continua)

72 Seção I – Homeostase hidroeletrolítica

Tabela 8 Drogas, medicamentos, patologias, cenários e condições associadas com síndrome de secreção inapropriada do hormônio antidiurético e risco de hiponatremia (adaptado das referências Moritz,[38] Adrogué,[42] Raftopoulos[43] e Moritz[44]) *(continuação)*

Drogas que secretam ou facilitam a ação periférica do ADH	Cenários e Patologias
Inibidores seletivos da recaptação da serotonina - Fluoxetina, sertralina Vinblastina Cisplatina Melphalan Ifosfamida Interferon Interleucina-2 Levamisole Prostaglandina Fenotiazinas Tiazídicos Anticorpos monoclonais, etc. Acetaminofen Indometacina Salicilatos Colchicina AINH Clofibrato Metformina	Doenças e patologias do SNC - Meningites; encefalites - TCE - Tumores ou abscessos cerebrais - Polirradiculoneurites - Hemorragias subaracnoideia e subdural - Psicose aguda - Hipopituitarismo, etc. Doenças gastrointestinais - Gastroenterites Neoplasias - Linfomas; timomas - Sarcoma de Ewing - Mesotelioma Carcinomas - Broncogênico; pâncreas; duodeno - Ureter; bexiga; próstata Outras inúmeras condições

A secreção central de HAD ocorre como consequência do estímulo dos neurônios dos núcleos supraótico e paraventricular do hipotálamo, cujos axônios terminam na neuro-hipófise. O HAD (arginina vasopressina) circulante liga-se na membrana basolateral do duto coletor ao receptor AVPR2, iniciando uma sinalização intracelular complexa com estabelecimento da inserção da aquaporina 2 na membra apical.[16,45] Como consequência, há o aumento da permeabilidade para a água, permitindo a sua reabsorção para o interstício medular hipertônico, resultando em hiponatremia e hipotonicidade plasmática. Esse fato, associado à infusão de uma solução hipotônica e à oferta de volume demasiado por via parenteral, favorece o desenvolvimento de um balanço hídrico positivo e o aumento do risco de hiponatremia intra-hospitalar e complicações neurológicas.[2,24,38,44]

Existem várias evidências na literatura do papel da administração de fluidos hipotônicos em solução de manutenção de crianças hospitalizadas favorecendo o risco de hiponatremia e desfechos com complicações neurológicas, sequelas clínicas e óbito.[38,44,46-49] Várias condições e comorbidades podem ampliar o risco de encefalopatia hiponatrêmica. Este cenário é acentuado com situações de impedimento da regulação do volume e perfusão celular cerebral (p.ex., hipoxemia), distúrbios do sistema nervoso central com edema citotóxico e/ou vasogênico (p.ex., encefalopatias infecciosas, metabólicas, etc.) e situações de redução da capacidade craniana (p.ex., tumores, hematomas intracranianos, hidrocefalia, etc.).[38,44] Enquanto o cérebro da criança atinge o tamanho de um adulto, precocemente, em torno dos 6 anos de idade, a sua calota craniana se equipara ao do adulto somente após os 16 anos. Dessa forma, as crianças menores de 16 anos são mais propensas à encefalopatia hiponatrêmica por apresentarem um maior volume relativo do cérebro em relação à caixa craniana e maior risco de edema cerebral.[7,44,50]

Inúmeros ensaios e metanálises, incluindo a comparação da infusão de soluções hipotônicas e isotônicas, confirmaram também a correlação com hiponatremia e soluções hipotônicas.[51,52,53,54,55,56] As soluções isotônicas, quando comparadas com fluidos de manutenção hipotônicos, levam à redução significativa de hiponatremia iatrogênica, principalmente nas primeiras 24 horas após o início da administração.[35,51,55,56] Assim, ocorre prevalência da correlação de maior risco de hiponatremia no ambiente hospitalar com a infusão de soro hipotônico.

No neonato, as recomendações tradicionais implicam na oferta de soluções hipotônicas na terapia de manutenção. Entretanto, vale ressaltar que, na última recomendação inglesa da National Institute for Health and Care Excellence (NICE), há a recomendação de oferta inicial de solução isotônica na manutenção de rotina naqueles neonatos sem evidência de patologias críticas, descritas anteriormente.[29,30]

Como já comentado, além da correlação da hiponatremia com a hipotonicidade das soluções, verifica-se também a correlação com o volume de infusão. Assim, a oferta demasiada de volume hídrico também pode constituir um risco para hiponatremia e hipotonicidade plasmática.[2] Essa temerosidade pode ser ampliada em pacientes portadores de nefropatias, cardiopatias e hepatopatias.

Diferentes estratégias, conforme a doença de base e a presença ou não de manifestações clínicas, são estabelecidas dependendo dos distúrbios eletrolíticos associados. Conforme as perdas relativas proporcionais de sal e água e a mensuração da concentração de sódio plasmático, pode-se estratificar a desidratação em hiponatrêmica ou hipotônica (Na^+ < 135 mEq/L), isonatrêmica ou isotônica (Na^+ entre 135-145 mEq/L) e hipernatrêmica ou hipertônica (Na^+ > 145 mEq/L). Na prática clínica, a desidratação isonatrêmica é a mais comum.[21]

Assim, dependendo do grau, tipo de desidratação presente e do tempo de atividade do distúrbio, a estratégia da terapia de manutenção também deve ser reavaliada, considerando a oferta e a concentração dos eletrólitos (realçando o sódio sérico) e a velocidade de infusão hídrica.[21,22,29,30]

Em caso de hiponatremia assintomática evidenciada durante a oferta hídrica intravenosa, se a criança está recebendo fluido hipotônico, deve-se modificar para a oferta de solução isotônica. Em pacientes hipervolêmicos ou com cenários de risco de hipervolemia ou SIADH deve-se restringir a oferta hídrica em 50-80% das necessidades de manutenção ou reduzir a oferta às perdas insensíveis (300-400 mL/m²/dia) acrescida do débito urinário.[21,29,30] Na hiponatremia aguda sintomática que se desenvolve durante a fluidoterapia intravenosa as manifestações são variadas, podendo se manifestar com cefaleia, náuseas, vômitos, zumbido evoluindo com irritabilidade, letargia, fadiga e cãibras. Sinais compatíveis com encefalopatia hiponatrêmica são convulsões, alterações comportamentais e de personalidade (psicose), confusão mental, ataxia, incontinência esfincteriana, hiporreflexia, coma, depressão respiratória, edema pulmonar neurogênico (não cardiogênico), herniação cerebral (convulsões, apneia, pupilas dilatadas, postura de decorticação) com evolução para óbito.[7,21,38,44] Nessas situações, há a necessidade de cuidados intensivos e intervenção emergencial. A abordagem deve considerar infusões de salina hipertônica (NaCl 3%) em bolus conforme a intensidade e a evolução das manifestações agudas, entre outros cuidados de suporte clínico, tomando-se o cuidado de evitar correções rápidas da natremia (correção máxima ideal entre 8-10 mEq/L/24 h ou 15-20 mEq/L/48 h).[4,7,21]

É importante mencionar que as diretrizes da abordagem da hiponatremia não apresentam evidências terapêuticas bem estabelecidas, existindo condutas muito heterogêneas na literatura pediátrica. Entretanto, no caso da hiponatremia aguda sintomática há uma uniformidade geral em considerar a oferta de salina hipertônica, conforme a presença e a intensidade dos sintomas (comprometimento neurológico) e não pelo nível absoluto do sódio plasmático.[7]

No caso de hipernatremia, instalada enquanto a terapia hídrica está sendo utilizada, deve-se considerar a mudança para uma solução hipotônica, como o SF 0,45% com glicose 5% (50% de água livre) ou SG5% (100% de água livre).[4,6,21,29,30] O cálculo do déficit de água livre é realizado com reposição em 48-72 horas com objetivo de correção lenta (preferencialmente < 0,5 mEq/L/h ou < 8-12 mEq/L/dia).[17,21] Devem-se evitar correções rápidas com solução hipotônicas, principalmente na hipernatremia crônica, devido ao risco de edema cerebral.[4,6,21] A mensuração periódica de eletrólitos e de outros parâmetros séricos (Na$^+$, osmolalidade sérica, K$^+$, Cl$^-$, creatinina, ureia e gasometria venosa) deve ser intensivamente realizada nesta situação.[29,30] Assim como na hiponatremia, também não há diretrizes com evidências, consenso e uniformidade em relação à terapêutica da hipernatremia em pediatria.

Pelas razões e dados acima mencionados, diversos autores e sociedades estabeleceram recomendações e consensos de que a grande maioria dos pacientes entre 28 dias e 18 anos de idade devem receber fluidos isotônicos acrescidos ou não de glicose 5% como terapia de manutenção hídrica inicial padrão, ao invés de fluidos hipotônicos.[2,18,24,49,57]

Baseadas em evidências, recentemente, duas entidades importantes estabeleceram a recomendação da utilização de soluções isotônicas na terapia de manutenção.

Em 2015, a NICE, estabeleceu recomendações para a fluidoterapia hídrica em crianças. Em relação à terapia de manutenção, a NICE recomenda a oferta de cristaloides isotônicos (contendo sódio entre 131 e 154 mEq/L), com ajuste da adição de potássio e glicose na composição da prescrição, conforme a mensuração dos eletrólitos plasmáticos e da glicemia. Para substituir as perdas contínuas (terapia de reposição), recomenda a utilização de SF (NaCl 0,9%) contendo potássio.[29,30] Em pacientes com risco de retenção hídrica e SIADH, a recomendação adicional é de considerar a restrição de fluidos em 50-80% das necessidades ou redução da oferta hídrica, calculando como base as perdas insensíveis entre 300-400 mL/m^2/dia acrescidas do débito urinário.[29,30]

Em 2018, a Academia Americana de Pediatria (AAP) publicou uma diretriz clínica prática sobre terapia hídrica de manutenção em crianças. A declaração de ação principal estabelece que "pacientes de 28 dias a 18 anos de idade que necessitam de terapia de manutenção hídrica intravenosa devem receber soluções isotônicas com adição apropriada de cloreto de potássio e dextrose com objetivo de redução significativa do risco de desenvolvimento de hiponatremia (qualidade de evidência: A; força de recomendação: forte)".[2]

Críticas em relação ao uso de soluções isotônicas no soro de manutenção são também cogitadas. Com a utilização principalmente de solução salina a 0,9% poderiam ocorrer riscos potenciais de efeitos adversos, tais como sobrecarga hidrossalina com expansão do compartimento do LEC, hipernatremia e acidose metabólica hiperclorêmica. A hipercloremia poderia estar relacionada potencialmente com eventos adversos como anormalidades da coagulação, vasoconstrição e redução da TFG, distúrbios da contratilidade cardíaca, hipotensão e aumento da resposta pró-inflamatória.[27,58] Entretanto, esses eventos raramente são relatados, e, quando observados, em geral são incluídos como eventos secundários e sem repercussão clínica.[24,51,56,60]

O SF (solução salina a 0,9%) é considerado uma "solução não balanceada", contendo, além de 308 mOsm/L, quantidades equivalentes e proporcionais de sódio e cloreto: 154 mEq/L. Enquanto a quantidade de sódio é praticamente similar ao sódio plasmático, a quantidade de cloro é muito maior na solução salina a 0,9%. Dessa forma, sua infusão pode determinar hipercloremia e acidose metabólica.

A acidose metabólica relacionada à infusão de salina a 0,9% pode ser explicada por vários mecanismos. Pela abordagem tradicional do equilíbrio ácido-base, a expansão rápida de volume com soro fisiológico produziria "acidose dilucional", com retenção de cloreto e redução do bicarbonato sérico.[37]

Pela abordagem físico-química de Stewart, seria explicada pela redução da SID (*strong ion difference* ou diferença de íons fortes), uma variável independente que regula o pH plasmático.[61] Considera-se íons fortes aqueles que são completamente dissociados na água ou no plasma em pH fisiológico e que não reagem quimicamente em solução aquosa.[61,62] Fisiologicamente, em nível plasmático, há um predomínio de cátions fortes em relação aos ânions fortes em adultos saudáveis entre 38-42 mEq/L.[61] Essa diferença entre íons fortes (pode ser estimada pelo balanço resultante da diferença entre a soma de todos os cátions fortes (Na^+, K^+, Mg^{++}, Ca^{++}) e a soma de todos os ânions fortes (Cl^- e outros ânions fortes, tais como lactato). Essa SID é referida como SID aparente, em função de que alguns ânions podem estar presentes, porém não mensurados.[61,62] Como a solução salina a 0,9% apresenta SID igual a zero,[24] ou seja, contém cátions e ânions fortes na mesma quantidade, a infusão, proporcionalmente ao plasma, mais elevada de cloro (~ 140:100 mEq/L ou SID ~ 40) e a resultante hipercloremia, reduziria o SID e a concentração de bicarbonato plasmático. A SID exerce um efeito eletroquímico poderoso sobre a dissociação da água ($H_2O \rightleftarrows H^+ + OH^-$) e, por consequência, sobre a [H^+]. Quando ocorre redução da SID, a água do plasma se dissocia, gerando [H^+] para a manutenção da eletroneutralidade.[37,61] Dessa forma, a [H^+] se eleva (o H^+ é considerado um cátion fraco) e a [HCO_3^-] se reduz, e, por consequência, tem-se acidose metabólica hiperclorêmica. A excreção urinária insuficiente deste cloro "extra" (como cloreto de amônio) promoveria também a acidose metabólica hiperclorêmica.[61,62]

De qualquer forma, apesar dessas considerações, é preferível correr o risco de efeitos adversos com a infusão de soluções isotônicas na solução de manutenção, quando se compara com a infusão de soluções hipotônicas, ressaltando a importância da hiponatremia intra-hospitalar iatrogênica e suas sequelas neurológicas.[24]

A exceção para o estabelecimento desta diretriz da AAP são os neonatos, os quais apresentam limitações na habilidade de concentração urinária, pacientes neurocirúrgicos, portadores de cardiopatias congênitas ou adquiridas, hepatopatias, neoplasias, insuficiência adrenal, disfunção renal, diabetes *insipidus*, diarreia aquosa volumosa, queimaduras graves, pacientes com evidência de hipernatremia e outros distúrbios eletrolíticos graves, além dos adolescentes acima de 18 anos.[2,31] Pacientes com edema e insuficiência cardíaca, cirrose e síndrome nefrótica apresentam capacidade limitada de excreção de água livre e sódio, sendo propensos e de risco para sobrecarga hídrica com soluções isotônicas e distúrbios do sódio variáveis, principalmente hiponatremia dilucional.[2] Essa imprevisibilidade também ocorre com as glomerulopatias, insuficiência renal (risco de hipervolemia, retenção de sódio, redução da TFG, distúrbios da concentração urinária e limitação de excreção de água livre) e nas tubulopatias (nefropatias perdedoras de sal e/ou água livre).[2]

Particularidades específicas quanto à condução da fluidoterapia hídrica se apresentam também em outros cenários, tais como a sepse e o choque séptico, o trauma cranioencefálico, a cetoacidose diabética (CAD), o pós-

-transplante renal, etc. e devem ser reportadas conforme protocolos institucionais e as evidências atualizadas da literatura. Na CAD, vários fatores podem estar correlacionados com o risco de edema cerebral, incluindo o rápido declínio da glicemia após o início da insulinoterapia, mudanças na pressão oncótica, aumento da permeabilidade da barreira hematoencefálica, mudanças do fluxo sanguíneo cerebral e reidratação exagerada com soluções hipotônicas.[17,63] Na CAD, a terapia de manutenção deve respeitar uma reidratação lenta, devendo-se evitar oferta inicial de volumes de infusão elevados. A transição de oferta para via oral deve ser realizada, assim que possível, nas primeiras 24 horas de terapêutica.[17,63]

É importante ressaltar que alguns poucos pacientes podem requerer, inicialmente, a infusão de soluções hipotônicas. Nesse caso, incluem-se os pacientes com perdas excessivas de água livre cursando com poliúria por distúrbios na concentração urinária (p.ex., diabetes *insipidus* nefrogênico), inabilidade na liberação de HAD (diabetes *insipidus* central), assim como cenários de patologias extrarrenais e perdas de água significativas, tais como diarreia aquosa volumosa ou queimaduras graves. Nesses pacientes, a utilização de soluções isotônicas apresenta o risco de hipertonicidade.[2,3]

A Figura 3 apresenta um fluxograma de abordagem da terapia hídrica em crianças no ambiente hospitalar. Na Figura 4 é estabelecida uma sugestão de fluxograma de abordagem quando da necessidade de solução de manutenção, conforme a doença de base e a variação do sódio plasmático. Protocolos canadenses recomendam a terapia de manutenção conforme a estratificação dos valores de sódio plasmático: Na^+ < 138 mEq/L: indicação de soluções isotônicos; Na^+ entre 138 e 144 mEq/L: indicação preferencial de soluções isotônicas, embora soluções hipotônicas (77 mEq/L) sejam uma alternativa.[57]

Uma observação em relação às diretrizes recentes da AAP é a falta de recomendação da escolha da solução isotônica a ser utilizada, a qual permanece a critério clínico.[2,31] A grande maioria dos estudos emprega a salina a 0,9%. Em nosso meio, um exemplo de solução isotônica padronizada empregada apresenta em sua composição 136 mEq/L de Na^+, 25 mEq/L de K^+ e 570 mOsm/L. Também denominada "1.000:40:10", pode ser prescrita da seguinte forma: SG 5% - 1.000 mL + NaCl 20% - 40 mL + KCl 19,1% - 10 mL. O volume deve ser ajustado conforme o peso e a condição de base.

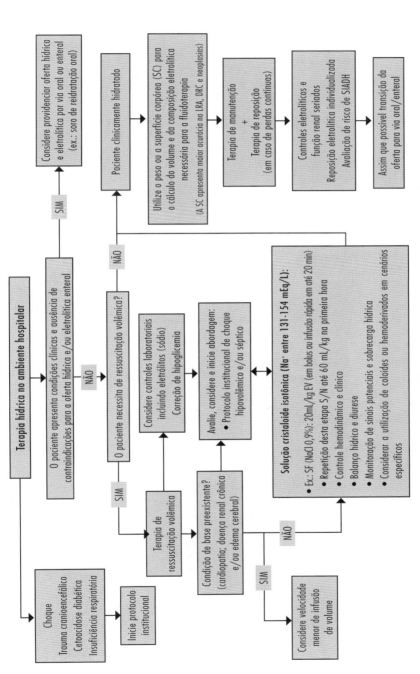

Figura 3 Fluxograma com princípios da terapia hídrica em crianças e adolescentes no ambiente hospitalar (adaptado das referências Feld,[2] Greenbaum,[18] National Clinical Guideline Centre[29] e Neilson[30])

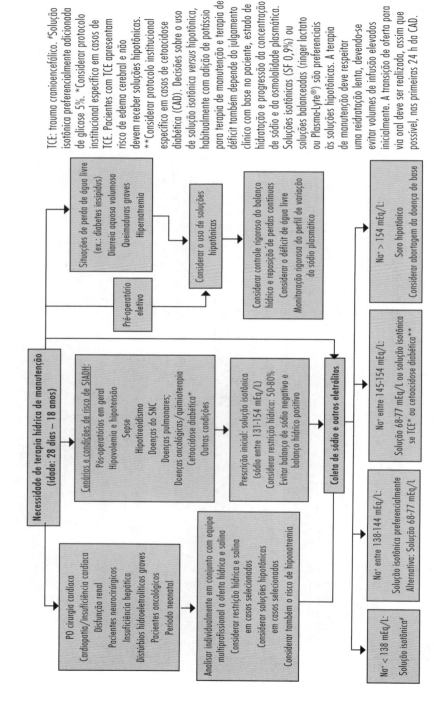

Figura 4 Fluxograma de abordagem da terapia hídrica de manutenção em pediatria.

Em conclusão, na prática clínica pediátrica, em relação à terapia hídrica e ao estabelecimento da solução de manutenção, as seguintes orientações são recomendadas:[2,24,29,30]

1. Revisar continuadamente as indicações precisas de prescrição de terapia hídrica em crianças hospitalizadas, especialmente em relação à terapia de manutenção.

2. Lembrar sempre que a prescrição de uma infusão endovenosa possui características similares à oferta de uma medicação ou droga farmacológica, apresentando indicações, contraindicações e efeitos adversos potencialmente graves.

3. Avaliar e considerar sempre as condições e os benefícios que permitam a possibilidade da ingestão espontânea por via oral ou enteral e a autorregularão hídrica da criança, ao invés de uma prescrição endovenosa.

4. Antes de iniciar a terapia hídrica intravenosa de manutenção, deve-se sempre considerar a presença de fatores de risco para secreção e liberação anormal de HAD (SIADH), o perfil eletrolítico prévio e o risco de distúrbios eletrolíticos conforme a doença de base.

5. No ambiente hospitalar, pacientes de faixa etária entre 28 dias e 18 anos de idade, onde há a necessidade de terapia hídrica de manutenção, a oferta de soluções isotônicas deve ser a preferência inicial, adicionadas de glicose (inicialmente 5%) e potássio (inicialmente 10-25 mEq/L) (qualidade de evidência alta e recomendação forte).

6. É prudente também limitar a oferta demasiada de volume hídrico, principalmente nos pacientes com risco de SIAHD e de hiponatremia iatrogênica. Nesses pacientes de risco deve-se considerar a restrição hídrica entre 50-80% das necessidades de manutenção.

7. Situações especiais não se incluem nesta recomendação e merecem abordagem individualizada com equipe multiprofissional, tais como no período neonatal, na presença de cardiopatias e pós-operatórios cardíacos, hepatopatias, disfunção renal, diabetes *insipidus*, diarreia aquosa volumosa, queimaduras graves, insuficiência adrenal, pacientes neurocirúrgicos e oncológicos. Em situações

da presença de outros distúrbios eletrolíticos graves associados, a abordagem também merece uma racionalidade específica quanto à terapia hídrica. Nessas condições é desejável uma discussão multiprofissional, sempre pesando o custo/benefício e os riscos.

8. Como exceção também, uma minoria de pacientes pode necessitar de soluções hipotônicas, inicialmente incluindo pacientes com perdas excessivas de água livre (p.ex., diabetes *insipidus* nefrogênico, diabetes *insipidus* central, diarreia aquosa volumosa e queimaduras extensas).

9. Se a terapia de manutenção é indicada, é importante monitorar de forma seriada o curso clínico, o quadro neurológico, o balanço hídrico, o peso diário e o perfil eletrolítico.

10. É importante a detecção ativa da hiponatremia e da hipernatremia, assim como monitorização dos distúrbios do potássio, cálcio, fosfato, magnésio e do equilíbrio ácido-base. Esses parâmetros constituem dados importantes para o ajuste da composição hidroeletrolítica e da velocidade de infusão das soluções intravenosas e dependem da gravidade da doença, da patologia de base e do perfil hemodinâmico e eletrolítico.

11. Sempre questionar o volume e a composição hidroeletrolítica parenteral e o porquê da manutenção de sua indicação endovenosa e, assim que possível, transicionar sua oferta para a via oral/enteral.

12. A dupla checagem (dupla verificação) dessas recomendações e da composição e velocidade de infusão das soluções intravenosas pelos profissionais de saúde é muito desejável, evitando efeitos adversos e potenciais desfechos clínicos indesejáveis.

REFERÊNCIAS BIBLIOGRÁFICAS

1. McNab S. Intravenous maintenance fluid therapy in children. J Paediatrics and Child Health. 2016;52:137-40.
2. Feld LG, Neupiel DR, Foster BA, et al. Clinical practice guideline: Maintenance intravenous fluids in children. Pediatrics. 2018;142(6):e20183083.
3. Somers MJ (2020). Maintenance intravenous fluid therapy in children. In: Emmett M, Forman JP (eds.), UpToDate. https://www.uptodate.com (accessado em 23 de maio 2020).

4. Herrin JT. Management of fluid and electrolyte abnormalities in children. In: Mount DB, Sayegh MH, Singh AK (eds.). Core concepts in the disorders of fluid, electrolytes and acido-base balance. Springer: New York, 2013. p. 147-70.

5. Bockenhaur D, Zieg J. Electrolyte disorders. Clin Perinatol. 2014;41:575-90.

6. Bockenhauer D. Fluid, electrolyte, and acid-base disorders in children. In: Yu ASL, Chertow GM, Luyckx VA, Marsden PA, Skorecki K, Taal MW, Wasser WG, Yu ASL (eds.). Brenner & Rector´s The Kidney. Eleventh edition. Elsevier: Philadelphia, 2020. p. 2378-405.e4.

7. Ellis D, Moritz ML. Regulation of fluids and electrolytes. In: Smith's anesthesia for infants and children. Ninth edition. Philadelphia, Elsevier, 2017. p. 108-44.e5.

8. Vogt BA, Dell KM. The kidney and urinary tract of the neonate. In Martin RJ, Fanaroff AA, Waslh MC (eds.). Fanaroff and Martin's neonatal-perinatal medicine: diseases of the fetus and infant. 10th ed. 2015. p.1676-99.

9. Abtibol CL. DeFreitas MJ. Strauss J. Assessment of kidney function in preterm infants: lifelong implications. Pediatr Nephrol. 2016;31:2213-22.

10. Gleason CA, Devaskar SU. Avery's diseases of the newborn 9th edition. Elsevier: Philadelphia, 2012.

11. MacDonald MG, Seshia MMK (eds.). Avery's neonatology: pathophysiology and management of the newborn. 7th ed. Wolters Kluwer: Philadelphia, 2016.

12. Rees L, Bockenhauer D, Webb NJA, Punaro MG. Paediatric nephrology. Series: Oxford Specialist Handbooks in Paediatrics. Third edition. Oxford University Press, 2019.

13. Sharma A, Ford S, Calvert J. Adaptation for life: a review of neonatal physiology. Anesth and Intensive Care Med. 2011;12(3):85-90.

14. O'Brien F, Walker IA. Fluid homeostasis in the neonate. Paediatr Anaesth. 2014;24(1):49-59.

15. Bohn D. Fluids and electrolytes in pediatrics. In: Fink M, Abraham E, Vincent J-L, Kochanek PM (eds.). Textbook of critical care, 5th ed. Elsevier Saunders, Philadelphia, PA, 2005. p 1131-7.

16. Chan JCM, Santos F. Fluid, electrolyte, and acid-base disorders in children. In: Skorecki K, Chertow GM, Marsden PA, Taal MW, YU ASL (editors). Brenner & Rector's. The Kidney. 10th edition. Philadelphia: Elsevier; 2016. p. 2365-2401.e6.

17. Bohn D. Fluids and electrolytes in pediatrics. In: Fink MP, Vincent J-L, Abraham E, Moore FA, Kochanek PM (eds.). Textbook of critical care. 7th ed. 2017. p.766-72.e2.

18. Greenbaum L. Electrolyte and acid-base disorders. In: Kliegman RM, ST Geme III JW, Blum NJ, Shah SS, Tasker RC, Wilson KM, Behrman RE (eds.). Nelson textbook of pediatrics. 21st ed., 2020. p. 389-424.

19. Madden N, Trachtman H. Physiology of the developing kidney: sodium and water homeostasis and its disorders. In: Avner ED, Harmon WE, Niaudet P, Yoshikawa N, Emma F, Goldstein SL (eds.). Pediatric nephrology. Seventh Edition, Springer: Heildelberg, 2016. p. 181-217.

20. Feld LG, Friedman A, Massengill SF. Disorders of water homeostasis. In: Feld LG, Frederik J Kaskel (eds.). Fluid and electrolytes in pediatrics. A comprehensive handbook. First Edition. Humana Press, 2010. p. 3-46.

21. Bianchetti MG, Simonetti GD, Lava SAG, Bettinelli A. Differential diagnosis and management of fluid, electrolyte and acid-base disorders. In: Geary DF, Schaefer F (eds.). Pediatric kidney disease. Second edition. Springer--Verlag Berlin Heidelberg, 2016. p. 825-81.

22. Slotik IN, Skorecki K. Disorders of sodium balance. In: Yu ASL, Chertow GM, Luyckx VA, Marsden PA, Skorecki K, et al. (eds.). Brenner & Rector´s The Kidney. Eleventh edition. Elsevier: Philadelphia, 2020. p. 390-442.e13.

23. Nalley CM. Fluids and electrolytes. In: Hughes HK, Kahl LK (eds.). The Harriet Lane Handbook: a manual for pediatric house officers. 21st edition, Elsevier: Philadelphia, 2018. p. 290-315.

24. Langer T, Limuti R, Tommasino C, et al. Intravenous fluid therapy for hospitalized and critically ill children: rationale, available drugs and possible side effects. Anaesthesiol Intensive Ther. 2018;50(1):49-58.

25. Powers KS. Dehydration: isonatremic, hyponatremic, and hypernatremic recognition and management [published correction appears in Pediatr Rev. 2015 Sep;36(9):422]. Pediatr Rev. 2015;36(7):274-85.

26. Davis AL, Carcillo JA, Aneja RK, et al. American College of Critical Care Medicine clinical practice parameters for hemodynamic support of pediatric and neonatal septic shock [published correction appears in Crit Care Med. 2017 Sep;45(9):e993. Kissoon, Niranjan Tex [corrected to Kissoon, Niranjan]; Weingarten-Abrams, Jacki [corrected to Weingarten-Arams, Jacki]]. Crit Care Med. 2017;45(6):1061-93.

27. Weiss SL, Peters MJ, Alhazzani W, et al. Surviving sepsis campaign international guidelines for the management of septic shock and sepsis-associated organ dysfunction in children. Intensive Care Med. 2020;46(Suppl 1):10-67.

28. Garcia PCR, Tonial CT, Piva JP. Septic shock in pediatrics: the state-of-the--art. J Pediatr (Rio J). 2020;96(Suppl 1):87-98.

29. National Clinical Guideline Centre. IV Fluids in Children: intravenous fluid therapy in children and young people in hospital. London: National Institute for Health and Care Excellence (UK); 2015.

30. Neilson J, O'Neill F, Dawoud D, Crean P, Guideline Development Group. Intravenous fluids in children and young people: summary of NICE guidance. BMJ. 2015;351:h6388.

31. Girdwood ST, Parker MW, Shaughnessy EE. Clinical guideline highlights for the hospitalist: maintenance intravenous fluids in infants and children. J. Hosp. Med 2019;3:170-1.

32. Long E, Duke T. Fluid resuscitation therapy for paediatric sepsis [published correction appears in J Paediatr Child Health. 2016 Oct;52(10):973]. J Paediatr Child Health. 2016;52(2):141-6.

33. Gorelick MH, Shaw KN, Murphy KO. Validity and reliability of clinical signs in the diagnosis of dehydration in children. Pediatrics. 1997;99(5):E6. doi:10.1542/peds.99.5.e6.

34. Freedman SF. (2020). Oral rehydration. In: Mattoo TK, Sim MS (eds.), UpToDate. https://www.uptodate.com (acessado em 23 de maio, 2020).

35. McNab S, Ware RS, Neville KA, et al. Isotonic versus hypotonic solutions for maintenance intravenous fluid administration in children. Cochrane Database Syst Rev. 2014;(12):CD009457. Published 2014 Dec 18.

36. Holliday MA, Segar WE. The maintenance need for water in parenteral fluid therapy. Pediatrics, 1957;19(5):823-32.

37. Carrillo-Lopes H, Chaves A, Jarillo-Quijada A. Acid-base disorders. In: Pediatric critical care. 5th edition. Fuhrman BP, Zimmerman JJ, Carcillo JA, Clark RSB, Relvas M, et al. (eds.). Elsevier Saunders, Philadelphia, 2017. p. 1061-97.

38. Moritz ML, Ayus JC. Prevention of hospital-acquired hyponatremia: a case for using isotonic saline. Pediatrics. 2003;111(2):227-30.

39. Friedman A: Pediatric hydration therapy: historical review and new approach. Kidney Int 2005; 67:380-8.

40. Friedman A. Fluid and electrolyte therapy: a primer. Pediatr Nephrol 2010;25:843-6.

41. Gomella TL, Eyal FG, Bany-Mohammed-B. Gomella's neonatology. Management, procedures, on-call problems, diseases, and drugs. Eight edition. McGraw Hill: New York, 2020.

42. Adrogué HJ, Madias NE. Hyponatremia. N Engl J Med. 2000;342(21):1581-9.

43. Raftopoulos H. Diagnosis and management of hyponatremia in cancer patients. Support Care Cancer, 2007

44. Moritz ML, Ayus JC. Maintenance intravenous fluids in acutely III patients. N Engl J Med. 2015;373(14):1350-60.

45. Sands JM, Layton HE, Fenton RA. Urine concentration and dilution. In: Yu ASL, Chertow GM, Luyckx VA, Marsden PA, Skorecki K, et al. (eds.). Brenner & Rector´s The Kidney. Eleventh edition. Elsevier: Philadelphia, 2020. p.274-302.e11

46. Arieff AI, Ayus JC, Fraser CL. Hyponatraemia and death or permanent brain damage in healthy children. BMJ. 1992;304(6836):1218-22.

47. Hoorn EJ, Geary D, Robb M, Halperin ML, Bohn D. Acute hyponatremia related to intravenous fluid administration in hospitalized children: an observational study. Pediatrics. 2004;113(5):1279-84.

48. Asadollahi K, Beeching N, Gill G. Hyponatraemia as a risk factor for hospital mortality. QJM. 2006;99:877-80.

49. Moritz ML, Ayus JC. Hospital-acquired hyponatremia - why are hypotonic parenteral fluids still being used? Nat Clin Pract Nephrol. 2007;3:374-82.

50. Moritz ML, Ayus JC. New aspects in the pathogenesis, prevention, and treatment of hyponatremic encephalopathy in children. Pediatr Nephrol. 2010;25(7):1225-38.

51. Choong K, Arora S, Cheng J, et al. Hypotonic versus isotonic maintenance fluids after surgery for children: a randomized controlled trial. Pediatrics. 2011;128(5):857-66.

52. Neville KA, Verge CF, Rosenberg AR, O'Meara MW, Walker JL. Isotonic is better than hypotonic saline for intravenous rehydration of children with gastroenteritis: a prospective randomised study. Arch Dis Child. 2006;91(3):226-32.

53. Montañana PA, Modesto I, Alapont V, et al. The use of isotonic fluid as maintenance therapy prevents iatrogenic hyponatremia in pediatrics: a randomized, controlled open study. Pediatr Crit Care Med. 2008;9(6):589-97.

54. Neville KA, Sandeman DJ, Rubinstein A, et al. Prevention of hyponatremia during maintenance intravenous fluid administration: a prospective randomized study of fluid type versus fluid rate. J Pediatr. 2010;156(2):313–9.e92.

55. Shamim A, Afzal K, Ali SM. Safety and efficacy of isotonic (0.9%) vs. hypotonic (0.18%) saline as maintenance intravenous fluids in children: a randomized controlled trial. Indian Pediatr. 2014;51(12):969-74.

56. McNab S, Duke T, South M, et al. 140 mmol/L of sodium versus 77 mmol/L of sodium in maintenance intravenous fluid therapy for children in hospital (PIMS): a randomised controlled double-blind trial. Lancet. 2015;385(9974):1190-7.

57. Friedman JN; CPS Acute Care Committee. Risk of acute hyponatremia in hospitalized children and youth receiving maintenance iv fluids. Canadian Pediatric Society. December 2018. Disponível em: https://www.ncbi.nlm.nih.gov/pmc/articles/PMC3567908/.

58. Stenson EK, Cvijanovich NZ, Anas N, et al. Hyperchloremia is associated with complicated course and mortality in pediatric patients with septic shock. Pediatr Crit Care Med. 2018;19(2):155-60.

59. Bulfon AF, Alomani HL, Anton N, et al. Intravenous fluid prescription practices in critically III children: a shift in focus from natremia to chloremia? J Pediatr Intensive Care. 2019;8(4):218-25.

60. Kellum JA. Determinants of plasma acid-base balance. Crit Care Clin. 2005;21(2):329-46.

61. Andrade OV, Ihara FO, Troster EJ. Metabolic acidosis in childhood: why, when and how to treat. J Pediatr (Rio J). 2007;83(Suppl 2):S11-S21.

62. Wolfsdorf JI, Glaser N, Agus M, et al. ISPAD clinical practice consensus guidelines 2018: Diabetic ketoacidosis and the hyperglycemic hyperosmolar state. Pediatr Diabetes. 2018;19(Suppl 27):155-77.

Seção II

DISTÚRBIOS DA REGULAÇÃO DE SÓDIO E ÁGUA

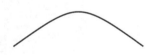

Capítulo 6

DIAGNÓSTICO E TRATAMENTO DA HIPOVOLEMIA

Camila Eleuterio Rodrigues
Elias Marcos Silva Flato

1. DEFINIÇÃO E CAUSAS DE HIPOVOLEMIA

Euvolemia é o estado homeostático do sistema hemodinâmico com adequada relação entre o volume sanguíneo e o sistema circulatório. Tal condição se dá pelo equilíbrio do conteúdo intravascular e dos fatores reguladores como atividade do sistema autônomo, barorreceptores, elasticidade dos vasos de resistência e complacência dos vasos de capacitância. A perda de um ou mais componentes do sangue – plasma, hemácias e/ou eletrólitos – com consequente repercussão no equilíbrio hemodinâmico é denominada hipovolemia. A persistência da hipovolemia pode acarretar em hipoperfusão tecidual. Deve-se diferenciar tal condição do estado de desidratação, sendo este uma perda do componente aquoso da célula e do líquido extracelular (LEC), podendo em casos progressivos levar a hipovolemia dependendo do fator causal.

A origem da perda volêmica:

- Contração de volume do LEC:
    - gastrointestinal – vômitos, diarreia, fístulas intestinais
    - renal – poliúria (farmacológica, distúrbio de concentração urinária, osmótica)

- endocrinológica (hipoaldosteronismo)
- Sangramento: trauma, malformações arteriovenosas, tumores
- Perda para extravascular: grande queimado, pancreatite aguda grave, hipoalbuminemia importante (síndrome nefrótica, insuficiência hepática, síndrome de hiperestimulação ovariana)

1.1. Sintomas

Em indivíduos sadios, a redução da circulação de volume sanguíneo maior que 10% produz como resposta a ativação do sistema autônomo simpático pela liberação de catecolaminas e consequente taquicardia, vasoconstrição periférica e aumento da contratilidade cardíaca. Se o evento progredir, ocorre redução do débito cardíaco por redução da pré-carga, e com a redução de 20% do volume sanguíneo total observa-se a hipotensão por falência dos recursos compensatórios.

As manifestações clínicas são pouco específicas e podem ser confundidas com a própria etiologia. Conforme o grau e velocidade de instalação do déficit de fluido intravascular, os sintomas clínicos podem variar, desde confusão, taquicardia, sede, ressecamento de mucosas, até tontura, visão turva, náuseas e dor abdominal. Contudo a sensibilidade, a especificidade e o valor preditivo positivo pela presença de sinais como ausência de edema e má perfusão são menores que 80%, e a avaliação clínica como um todo tem uma acurácia de determinar a hipovolemia em somente 50% dos casos.[1] Inclusive a correlação dos sinais e sintomas com as medidas invasivas de pressões, fluxos e resistências possuem também próximo de metade de chances de acerto.[2]

1.2. Diagnóstico

O objetivo terapêutico da administração de fluidos em pacientes críticos é o aumento da pré-carga, levando ao aumento do volume sistólico e consequentemente do débito cardíaco. Pacientes que estão na primeira fase da curva de Frank-Starling (Figura 1, sinal+) são pacientes que respondem à prova de volume com aumento do débito cardíaco, enquanto pacientes que estão na segunda fase (Figura 1, sinal-) não são respondedores. A maioria dos indivíduos saudáveis tem reserva de pré-carga, o que significa que serão responsivos aos fluidos. Entretanto, doenças agudas e doença cardiovascular crônica podem fazer com que os pacientes se encontrem na fase de platô da curva.

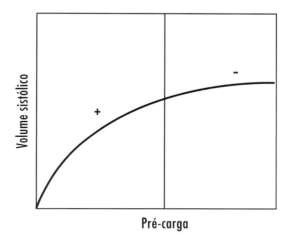

Figura 1 Curva de Frank-Starling. Pacientes na primeira fase da curva são fluidor-respondedores (+), e aumentam o débito cardíaco em resposta à infusão de volume. Pacientes na segunda fase (-) não respondem a volume, e a infusão de fluidos levará a balanço hídrico positivo sem benefício associado.

Assim, em pacientes instáveis, cerca de 50% dos bolus de fluidos que são aplicados não conseguem efetivamente melhorar o débito cardíaco, como pretendido. Como o balanço hídrico positivo pode ser um fator de piora no prognóstico de pacientes críticos, a avaliação do estado volêmico do paciente e o uso de ferramentas que possam predizer a resposta à infusão de fluidos faz-se muito importante.[1] Dessa forma, critérios clínicos e propedêutica armada fazem parte do arsenal de avaliação da volemia nesse grupo de pacientes, na tentativa de determinar em que ponto na curva de Starling se encontra cada paciente em determinado momento.

1.2.1. Exame clínico

Sinais de hipoperfusão periférica podem sugerir hipovolemia em pacientes com história clínica compatível. Hipotensão arterial, taquicardia, oligúria, alteração na perfusão cutânea e rebaixamento no nível de consciência são sinais de um paciente que eventualmente necessite de infusão de volume intravenoso. O exame clínico isolado, entretanto, tem baixa acurácia na predição de resposta ao desafio de fluidos em pacientes críticos.[1] Em situações de redução de tônus vascular, como ocorre, por exemplo, na sepse, uma resposta adequada à infusão de fluidos nem sempre vai se manifestar adequadamente na elevação da pressão arterial. Além disso, a diurese, apesar de bom parâmetro de perfusão orgânica, é evento que demora um tempo para se manifestar, não podendo ser utilizado rotineiramente como único parâmetro de resposta a volume. A resposta clínica na perfusão cutânea e o estado mental também têm seu valor, mas idealmente devem se associar a outros dados clínicos na avaliação de hipovolemia e resposta à infusão de fluidos.

O achado de exame físico mais importante para diagnóstico de hipovolemia é a hipotensão postural (também pode ser substituída pela tontura postural, quando há dificuldade de aferição de sinais vitais em ortostase), ou ainda o aumento de frequência cardíaca ($\geq$ 30 bpm) postural. Entretanto, esses sinais apenas têm bom valor preditivo quando há grandes perdas de sangue associadas (acima de 1 litro). Para perdas moderadas, de 500 mL, essa forma de avaliação perde sensibilidade.[2]

A responsividade a fluidos não pode ser predita com base na avaliação clínica isolada, mas essa avaliação inicial é importante para direcionar o raciocínio clínico para o estado mais provável do paciente. O balanço hídrico também é uma ferramenta importante, e deve ser inserido no contexto da história e do exame físico. Em paciente com história de vômitos e diarreias prévios, não se deve considerar que ele necessite de diuréticos no terceiro dia porque positivou o balanço nos primeiros dois dias. Esse balanço já veio negativo de casa, e os fluidos iniciais podem ter apenas zerado o balanço nesse caso.

1.2.2. Exames laboratoriais

Parâmetros laboratoriais, como a fração de excreção de sódio (FENa) e de ureia (FEU), são frequentemente utilizados para predizer necessidade de conservação de volume. A baixa concentração de sódio e de cloro urinários (< 20 mEq/L cada) é fortemente sugestiva de baixo volume arterial efetivo (não necessariamente hipovolemia), e nessas situações há realmente um aumento de reabsorção tubular de sódio e de ureia, fazendo com que suas frações de excreção se reduzam. Em hipovolemia, a FENa costuma ser < 1% em situações de injúria renal aguda, e < 0,1 a 0,2% em situações de função renal normal. A maior reabsorção de ureia faz com que a relação entre ureia e creatinina sérica (ureia / creatinina) esteja aumentada,[3] com valores geralmente acima de 40.

A radiografia de tórax é parâmetro frequentemente utilizado para a avaliação de hipervolemia. Entretanto, a ausência de achados radiológicos não se correlaciona com baixas pressões capilares pulmonares.[4] A avaliação da largura do pedículo vascular (Figura 2) pode auxiliar no diagnóstico, uma vez que variações na sua medida correlacionam-se a variações no estado volêmico de um mesmo paciente.[5] O uso de um valor de corte de largura do pedículo vascular > 70 mm associado a um índice cardiotorácico (área cardíaca dividida pela largura do tórax) > 0,55 como preditores de hipervolemia pode aumentar a acurácia da radiografia de tórax na determinação do estado volêmico de um paciente.[6]

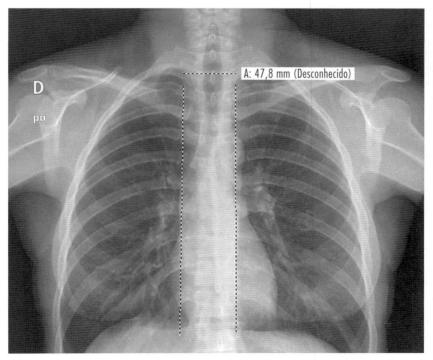

Figura 2 Largura do pedículo vascular à radiografia de tórax: faz-se uma linha perpendicular no ponto em que a artéria subclávia esquerda sai do arco aórtico e uma linha no ponto em que a veia cava superior cruza o brônquio fonte direito. A distância entre essas duas linhas é a largura do pedículo vascular (que, no exemplo, mede 47,8 mm).

No entanto, a associação entre exame físico e radiografia de tórax também é insuficiente na determinação do estado volêmico de um paciente crítico, e outros métodos mais sensíveis e específicos devem ser buscados. A ultrassonografia de tórax pode ser utilizada para avaliação volêmica de pacientes graves e apresenta maior sensibilidade na detecção de congestão pulmonar que a radiografia de tórax.[7] Cerca de 90% dos pacientes com edema pulmonar sem achados significativos à radiografia podem apresentar alterações ultrassonográficas de congestão.[8]

A avaliação inicial quanto ao estado volêmico de um paciente pode e deve ser realizada com base em parâmetros clínicos rápidos, como história, exame físico, balanço hídrico, exames laboratoriais bioquímicos iniciais e imagem pulmonar (Quadro 1). Entretanto, o diagnóstico de mais certeza deve ser buscado com base em parâmetros adicionais, que possam dar suporte e corroborar (ou refutar) a suspeita clínica inicial.

Quadro 1 Avaliação inicial quanto ao estado volêmico de um paciente

Avaliação inicial:
– história clínica
– sinais de hipoperfusão:
  – hipotensão arterial
  – taquicardia
  – oligúria
  – alteração na perfusão cutânea
  – rebaixamento no nível de consciência
– alteração no nível de consciência
– alteração postural de sinais vitais (hipotensão, tontura, taquicardia)
– balanço hídrico
– bioquímica sérica e urinária (sódio e cloro urinários, FENa e FEU, U/Cr séricos)
– imagem pulmonar (radiografia de tórax ou, preferencialmente, US pulmonar)

1.2.3. Propedêutica armada

A avaliação hemodinâmica quanto à possibilidade de resposta à infusão de fluidos pode ser realizada por meio de avaliação de parâmetros estáticos e dinâmicos. A realização de prova de volume também pode ser uma boa estratégia a ser adotada. A seguir, estão descritos os principais componentes de cada uma destas categorias.

1.2.4. Avaliação de parâmetros hemodinâmicos estáticos

Algumas medidas obtidas em um momento pontual podem tentar presumir a pré-carga cardíaca, sendo que baixos valores representariam um ponto na curva de Frank-Starling ainda responsivo a volume. Entretanto, marcadores estáticos não são confiáveis na predição de resposta a fluido, pois, apesar de demonstrarem o ponto em que se encontra o paciente na curva de Starling, eles não conseguem demonstrar se há capacidade de avançar sobre a curva. A forma e a angulação da curva variam entre os indivíduos, e, em estados de descompensação por doenças, a definição do valor para o limiar de fluidorresponsividade pode ser difícil.

Os principais parâmetros englobados nessa categoria são:

a) pressão venosa central (PVC): necessita da inserção de um cateter venoso central para sua aferição. O estudo The Vasopressin in Septic Shock Trial (VASST) demonstrou que a PVC se correlacionou com a predição de adequado balanço hídrico apenas nas primeiras 12 horas de choque séptico nos pacientes estudados: em 12 horas, pacientes com PVC < 8 mmHg tiveram a menor mortalidade entre os grupos, e este grupo foi o único que se beneficiou de um balanço hídrico mais positivo.[9] Entretanto, sabe-se que tanto a PVC quanto sua variação apresentam uma área sob a curva ROC de apenas 0,56 na predição de resposta a volume, não devendo atualmente ser utilizadas com esse intuito;[10]

b) pressão de oclusão de artéria pulmonar (POAP): necessita da inserção de um cateter de artéria pulmonar (mas as complicações associadas a esse procedimento não justificam sua inserção, já que não há melhora de desfechos clínicos e não há evidência que demonstre capacidade da POAO em predizer a resposta a volume). A ultrassonografia pulmonar pode estimar a POAP, já que a ausência de linhas B à avaliação pulmonar sugere uma POAP menor que 18 mmHg;[11]

c) diâmetro de veia cava inferior (VCI): o diâmetro da VCI pode ser avaliado por ultrassonografia, assim como sua variação induzida pelo ciclo respiratório. Existem correlações bem estabelecidas entre as alterações respiratórias no diâmetro de VCI e a PVC, e também entre a variação respiratória da VCI e a resposta a volume.

A medida estática de VCI (< 10 mm sugerindo hipovolemia e > 25 mm sugerindo hipervolemia) não é indicada, assim como o valor de PVC, para avaliar a resposta a volume em pacientes críticos. Entretanto, um baixo valor de diâmetro de VCI durante a expiração previamente ao início de terapia dialítica intermitente em pacientes com Injúria Renal Aguda está correlacionado à maior incidência de hipotensão intradialítica.[12]

1.2.5. Avaliação de parâmetros dinâmicos

A predição de resposta a volume poderia ser mais bem representada pelas alterações em índices de pré-carga induzidas por variação na pressão intratorácica durante a ventilação mecânica. A principal desvantagem desses parâmetros é a necessidade de ventilação mecânica sem respirações espontâneas, de ritmo sinusal e de critérios de uso rígidos. Os principais parâmetros englobados nessa categoria são:

a) distensibilidade de veia cava inferior: medida distalmente à entrada das veias hepáticas, a cerca de 1 a 3 cm da entrada da VCI na aurícula direita, em modo M do aparelho de ultrassonografia.[13] Tem valor preditor apenas em pacientes em ventilação mecânica em modo controlado, com volume corrente de 8 a 10 mL/kg. Os diâmetros da VCI ao final da inspiração e ao final da expiração são utilizados para o cálculo da distensibilidade, que pode ser feito das seguintes formas:

Distensibilidade = (Diâmetro máximo − Diâmetro mínimo) / [(Diâmetro máximo + Diâmetro mínimo)/2]

Distensibilidade = (Diâmetro máximo − Diâmetro mínimo) / Diâmetro mínimo

Valores superiores a 12% na primeira fórmula e a 18% na segunda fórmula são preditivos de resposta a volume em pacientes nas condições supracitadas.[13-15] Entretanto, esse é um parâmetro de resultados muito variáveis, com limitação importante na predição de resposta a volume;[16]

b) variação da pressão de pulso (DPP): a pressão de pulso é a diferença entre as pressões sistólica e diastólica. A variação da pressão de pulso corresponde à diferença entre as pressões de pulso máxima e mínima durante um ciclo respiratório, dividida pela média das pressões de pulso. A Figura 3 exemplifica o cálculo.

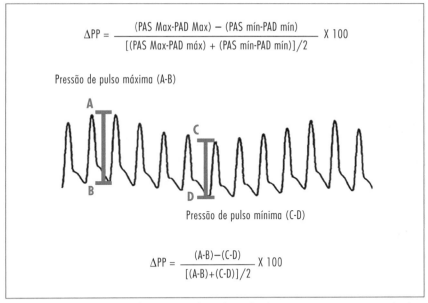

Figura 3 A variação da pressão de pulso, obtida em porcentagem, é calculada pela diferença entre as pressões de pulso máxima e mínima durante um ciclo respiratório, dividida pela média das pressões de pulso.

ΔPP: variação da pressão de pulso; PAS: pressão arterial sistólica; PAD: pressão arterial diastólica.

A pressão de pulso varia de acordo com o débito cardíaco (quanto maior a diferença entre as duas pressões, maior o débito cardíaco). Em pacientes que estão em ventilação mecânica, o retorno venoso cai quando a pressão intratorácica aumenta (inspiração), aumentando na expiração. O débito cardíaco do ventrículo esquerdo repercute tais alterações, com queda na expiração (alguns segundos após a menor pós-carga de ventrículo direito) e aumento na inspiração. Em situações de hipovolemia, essa situação se exacerba. Assim, uma variação na pressão de pulso acima de 13% é fortemente preditor de hipovolemia e resposta a volume.[17] Entretanto, sua acuraria depende de intubação orotraqueal (em modo de ventilação não espontânea com volumes correntes maiores que 8 mL/kg), ausência de arritmias cardíacas e de monitorização invasiva de pressão arterial para que a variação da pressão de pulso possa ser avaliada, restringindo seu uso para poucos pacientes. Além disso, valores de DPP entre 9 e 13% não podem predizer de forma confiável a fluidorresponsividade;[18]

c) variação do volume sistólico: com o mesmo princípio da variação da pressão de pulso (e também com as mesmas limitações), a variação do volume sistólico acima de 12% durante o ciclo respiratório pode predizer a resposta a volume.[17] Como o débito cardíaco é o produto do volume sistólico pela frequência cardíaca, variações no volume sistólico geralmente refletem variações no débito cardíaco. O volume sistólico pode ser predito por meio da análise do contorno da curva de pressão arterial invasiva em um monitor específico, ou pela análise do contorno de pulso em aparelhos desenvolvidos para isso (existem vários, como o FloTrac®, o PiCCO® e o Clearsight/Nexfin®, por exemplo) – a maior parte deles necessita de canulação invasiva de artéria para análise, apesar de alguns, como o Clearsight/Nexfin®, permitirem a análise de forma não invasiva, por pletismografia.[19] A Tabela 1 demonstra os principais monitores disponíveis atualmente para esse tipo de avaliação.

Tabela 1 Especificações de monitores que avaliam volume sistólico

Monitor	Necessidade de métodos invasivos	Avaliação do volume sistólico
Cheetah NICOM®	Método não invasivo, utiliza pás com sensores aplicados no tórax, com aplicação de pequenas correntes elétricas pelas pás externas e captação pelas pás internas	A análise do atraso na leitura infere o fluxo de sangue no tórax, estimando o volume sistólico
PiCCO®	Inserção de cateter venoso e de cateter arterial	Por termodiluição
FloTrac®	Inserção de um cateter arterial para a análise do contorno de pulso	Pela análise do contorno de pulso
Clearsight/Nexfin®	Método não invasivo, faz a análise do contorno de pulso por fotopletismografia	Pela análise do contorno de pulso

Entretanto, a análise da variação do volume sistólico também está limitada a pacientes em ventilação mecânica, sem respiração espontânea, com volume corrente superior a 8 mL/kg e sem arritmias cardíacas. Além disso, a predição de resposta a volume é mais acurada com o uso da variação da pressão de pulso do que com a variação do volume sistólico. Dessa forma, esse é mais um método com pouca aplicabilidade prática para a maior parte dos pacientes.

1.2.6. Avaliação da resposta à prova de volume

A mobilização ou infusão de volume com aumento da pré-carga e a aferição de resposta hemodinâmica ou de débito cardíaco são boas estratégias para avaliar a necessidade de maiores volumes de solução cristaloide. A ideia é avaliar o débito cardíaco inicialmente e repetir a medida após a prova de volume. As principais formas de prova de volume são a elevação passiva de pernas, o minibolus de fluidos e o teste de oclusão respiratória ao final da expiração. Já as principais formas de avaliação de débito cardíaco podem ser pelas estimativas de volume sistólico já previamente mencionadas (análise do contorno de pulso, corrente elétrica ou termodiluição) ou pelo auxílio de um ecocardiograma, principalmente pela avaliação da integral velocidade-tempo (VTI).

As principais formas de prova de volume são:

a) elevação passiva de pernas: a manobra de mobilização de pernas pode aumentar o retorno venoso, transferindo para a circulação central cerca de 300 mL de volume proveniente dos membros inferiores. Trata-se de um "autobolus" de volume.[1] A melhora hemodinâmica acima de determinado valor sugere reserva de pré-carga e necessidade de maior infusão volêmica (idealmente deve ser avaliado o débito cardíaco, por meio de ecocardiografia ou monitores específicos para essa finalidade). Além de ser manobra já validada, pode ser usada em uma ampla gama de pacientes, incluindo pacientes em ventilação espontânea ou arritmias cardíacas. A manobra deve ser realizada conforme indicado na Figura 4.

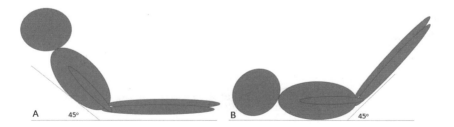

Figura 4   A partir da posição sentada a 45° (A), avalia-se uma variável hemodinâmica como débito cardíaco. O paciente é, então, mobilizado para que seu tronco fique em decúbito dorsal horizontal e suas pernas elevadas a 45° (B). Após 30 a 60 segundos nessa posição, a variável hemodinâmica de interesse é reavaliada.

A elevação passiva de pernas pode predizer o risco de hipotensão intradialítica em terapias intermitentes. Quando a manobra leva a aumento do índice cardíaco de ao menos 15%, a chance de baixo volume intravascular e hipotensão é grande, com uma área sob a curva ROC de 0,89 para esse teste diagnóstico;

b) minibolus de fluidos (100 a 200 mL em 5 a 10 minutos): a aferição do débito cardíaco acontece antes e depois da infusão de uma quantidade pequena de solução cristaloide. A boa resposta pode sugerir a necessidade de maior quantidade de volume. A avaliação seriada de ultrassonografia pulmonar durante a ressuscitação volêmica pode ser útil. Enquanto não há presença de linhas B, é pequena a chance de edema intersticial, e há certa segurança na realização de bolus de volume;[1]

c) teste de oclusão respiratória ao final da expiração: em pacientes ventilados mecanicamente, a inspiração eleva a pressão intratorácica e reduz o retorno venoso. Uma interrupção de 15 segundos na ventilação ao final da expiração interrompe esse mecanismo e funciona como uma breve prova de fluidos. A monitorização de alterações no volume sistólico ou no débito cardíaco auxilia no diagnóstico de fluidorresponsividade.

1.2.7. O ecocardiograma como ferramenta na aferição do débito cardíaco

A integral velocidade-tempo (VTI) do fluxo sanguíneo da aorta, medida pela ecocardiografia, é capaz de auxiliar na determinação do volume sistólico do coração. Um exemplo para entender esse conceito é imaginar um carro andando na estrada a uma velocidade constante, por exemplo, 40 km/h. Imagine-se um gráfico da velocidade pelo tempo que ele fica na estrada; a área sob a curva diz a distância que esse carro andou nesse período (Figura 5A). Se for possível obter o fluxo sanguíneo na saída do ventrículo esquerdo (velocidade) e o tempo que leva para a ejeção desse sangue, tem-se que a integral velocidade-tempo representa a distância percorrida pelo sangue nesse período. Esse é o VTI (Figura 5B). Imaginando a via de saída do ventrículo esquerdo no momento da sístole, tem-se que o volume de sangue ejetado equivale ao produto da distância percorrida (VTI) pela área aórtica (Figura 5C). Assim, o produto de VTI pela área aórtica equivale ao volume sistólico. Assumindo que o diâmetro da aorta é constante, o produto de seu resultado pela frequência cardíaca fornece o débito cardíaco.

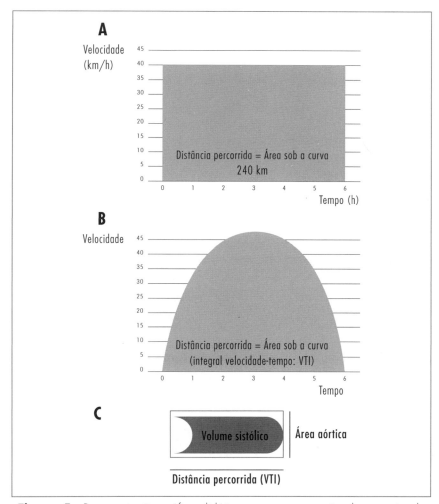

Figura 5 Representação gráfica didática para compreensão do conceito de VTI e de volume sistólico aferido a partir dele.

A. Demonstração de que a integral (área sob a curva) velocidade-tempo equivale a uma distância percorrida. Um carro que anda a 40 km/h por 6 horas terá andado 240 km ao final do período. B. A mesma demonstração é feita a partir de uma velocidade não constante, como acontece com o fluxo sanguíneo ejetado à sístole. A integral velocidade-tempo (VTI) nesse caso, obtida com o auxílio de ecocardiografia, representa a distância percorrida pelo sangue ejetado em determinado período. C. O volume sistólico equivale ao produto da distância percorrida (VTI) pela área aórtica.

A variação no volume sistólico avaliada dessa forma é um excelente método de predição de reserva de pré-carga. À elevação de pernas passiva, alterações de 12 a 15% no VTI, tem boa sensibilidade e alta especificidade na detecção de aumento no débito cardíaco após expansão volêmica (com área sob a curva ROC superior a 0,9).[20-21] Essa análise pode ser realizada em pacientes com ou sem o uso de ventilação mecânica.

Existe um monitor conhecido como Monitor de Débito Cardíaco Ultrassônico (do inglês, USCOM), que consiste em uma sonda ultrassonográfica posicionada no tórax do paciente para aferição de medidas, como VTI, área aórtica e frequência cardíaca, aferindo o débito cardíaco de forma mais simples que a ecocardiografia usual. Entretanto, essa forma de avaliação ainda não se demonstrou muito efetiva, talvez por conta da dificuldade de posicionamento do aparelho e de técnica dos operadores.[22]

Utilizando o mesmo princípio descrito acima, há trabalhos investigando a possibilidade de uso do diâmetro e VTI carotídeos para aferição de débito cardíaco. Uma variação de 20% após elevação de pernas passiva teve altíssima sensibilidade e especificidade na predição de resposta a volume com elevação de débito cardíaco.[23] Entretanto, a técnica ainda precisa ser mais bem estudada para resultados mais conclusivos a seu respeito.

1.2.8. Abordagem sugerida para auxílio no diagnóstico de hipovolemia e responsividade a volume

Para melhor avaliação de estado volêmico e fluidorresponsividade, toda forma de avaliação deve ser levada em conta, sendo que história clínica, exame físico, balanço hídrico e propedêutica armada devem se completar.

Para o diagnóstico de responsividade a volume, o uso de ultrassonografia parece bastante adequado. A análise de variação do volume sistólico ou débito cardíaco com a manobra de elevação passiva das pernas ou teste de oclusão ao final da expiração são medidas muito interessantes, pois evitam o balanço hídrico positivo em um paciente que possa eventualmente não ser fluidorrespondedor. O débito cardíaco pode ser avaliado por meio do VTI ou de monitores específicos que avaliem volume sistólico. A metodologia para análise do VTI, contudo, não é exatamente simples, e necessita de uma curva de aprendizado razoável para que possa ser confiável.

A ausência de disfunção cardíaca significativa e de linhas B pulmonares que demonstrem congestão pulmonar e a presença de VCI com pequeno diâmetro e alta distensibilidade podem presumir um estado ainda hipovolêmico. Se realizados bolus de fluidos, essa análise ultrassonográfica deve ser realizada para definir se ainda há espaço para maior quantidade de fluidos – à medida que surgem linhas B pulmonares e a distensibilidade de VCI se reduz, a administração de fluidos deve ser interrompida.

Em um estudo que comparou a abordagem guiada por ultrassonografia com o manejo usual de pacientes em unidades de terapia intensiva, o uso de ultrassonografia levou a menor volume de fluidos, maior uso de dobutamina, menor mortalidade em 28 dias e menor incidência de IRA estádio 3 de KDIGO, além de mais dias livres de terapia renal substitutiva.[24] O protocolo sugerido nesse trabalho era: realização de ecocardiografia por profissionais habilitados e de VCI. Conforme o diagnóstico, a conduta sugerida foi:

(i) Distensibilidade de cava < 15% e função ventricular normal: descontinuar fluidos e manter vasopressores conforme demanda;

(ii) Distensibilidade de cava > 15% e função ventricular normal: 20 a 40 mL/kg de fluido intravenoso;

(iii) Distensibilidade de cava > 15% e disfunção ventricular moderada a grave: 10 a 20 mL/kg de fluido intravenoso + dobutamina;

(iv) Distensibilidade de cava < 15% e disfunção ventricular moderada a grave: dobutamina e restrição de fluidos.

Em resumo, não há uma estratégia única ideal para a avaliação de hipovolemia em pacientes críticos. Em relação à avaliação hemodinâmica por propedêutica armada, a estratégia sugerida encontra-se na Figura 6.

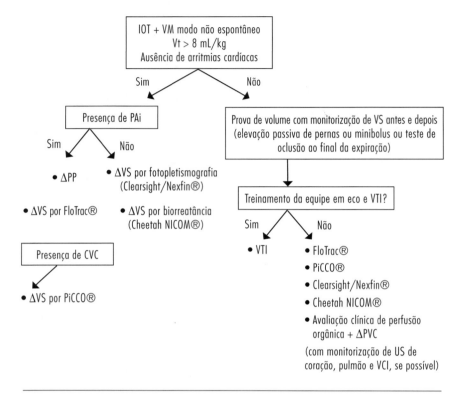

Figura 6 Estratégia sugerida para uso de propedêutica armada na investigação de hipovolemia e resposta a volume. Em pacientes em uso de ventilação mecânica invasiva sem respiração espontânea, a avaliação da variação respiratória na pressão de pulso ou no volume sistólico pode ser adequada. Em pacientes com respiração espontânea, outras estratégias devem ser adotadas, como a avaliação de volume sistólico antes e depois de prova de volume. Na ausência de treinamento para a realização de VTI e na ausência de monitores que realizem a estimativa do volume sistólico, a avaliação clínica de perfusão orgânica faz-se fundamental. A avaliação de pressão venosa central pode auxiliar, assim como a monitorização ultrassonográfica (avaliação cardíaca para verificar disfunção, avaliação pulmonar para verificar congestão e avaliação de veia cava inferior para verificar distensibilidade, mas com ciência de que é um método de baixa precisão à ventilação espontânea).

IOT: intubação orotraqueal; VM: ventilação mecânica; Vt: volume corrente; mL: mililitros; kg: quilogramas; PAi: monitorização de pressão arterial invasiva; ΔPP: variação na pressão de pulso; ΔVS: variação no volume sistólico; CVC: cateter venoso central; VS: volume sistólico; VTI: integral velocidade-tempo do fluxo sanguíneo da aorta; US: ultrassonografia; VCI: veia cava inferior; ΔPVC: variação na pressão venosa central (antes e após a prova).

1.3. Tratamento da hipovolemia

O início da fluidoterapia inicialmente leva ao aumento do volume final do ventrículo direito. A ressuscitação volêmica excessiva pode levar a dano endotelial, com extravasamento de fluidos e edema tecidual intersticial, resultando em disfunção orgânica progressiva e morte.[1]

1.3.1. Escolha do fluido

Os expansores de volume intravascular são divididos em dois grupos:

- cristaloides: aqueles compostos por soluções salinas que podem ser balanceadas ou hiperclorêmicas. Ambas apresentam rápida difusibilidade para o espaço intersticial.

- coloides: compostos por grandes moléculas com tempo de permanência intravascular. Em termos de equivalência, um litro de coloide equivale a 1,3 litro de cristaloide. Apresentam custo elevado.

As soluções hiperclorêmicas, como o cloreto de sódio 0,9%, podem ocasionar em voluntários sadios acidose hiperclorêmica, teoricamente com redução da velocidade de fluxo na artéria renal e redução da perfusão cortical do rim, com consequente redução do débito urinário em decorrência da vasoconstrição.[8] Esse evento é mediado pelo aumento do influxo celular de cloreto que gera uma despolarização na membrana basolateral e liberação de adenosina com consequente sinalização para a vasoconstrição da arteríola aferente glomerular, mediada pela mácula densa.[25] Tal evento renal não é encontrado em soluções balanceadas, como soluções de Hartmann, ou Ringer Lactato, por exemplo, que apresentam uma concentração menor de cloreto (a concentração de cloro na solução fisiológica é de 154 mEq/L, na solução de Hartmann é de 111 mEq/L e na solução de Ringer Lactato é de 115 mEq/L). Em geral, as soluções balanceadas contêm cerca de 4 a 5 mEq/L de potássio, sendo usualmente evitadas em pacientes com hipercalemia. Uma meta-análise indicou que não houve aumento de potássio com o uso de soluções balanceadas, incluindo pacientes de risco, como os submetidos a transplante renal.[26] Em pacientes submetidos a cirurgias abdominais de grande porte, as soluções balanceadas demonstraram maior estabilidade hemodinâmica, com menor necessidade de infusão de catecolaminas, aumento no débito cardíaco e menor tempo anestésico. Esse efeito, entretanto, não foi detectado em cirurgias cardíacas, como troca de valvas ou revascularização miocárdica.[27-28]

Apesar de tais observações, o impacto do uso desse expansor com repercussão na mortalidade ainda é conflitante em pacientes, tanto cirúrgicos quanto clínicos, em unidade de terapia intensiva ou em departamentos de emergência. Mesmo em procedimentos cirúrgicos de grande porte ainda é segura a utilização de soluções cristaloides não balanceadas.

Em pacientes internados em unidades de pronto-socorros ou enfermarias, o uso de soluções cristaloides balanceadas não foi diferente do uso de solução fisiológica a 0,9% em relação a diferentes desfechos, como dias livres de hospitalização, mortalidade ou nova necessidade de diálise. Entretanto, o desfecho composto (morte, nova necessidade de diálise ou disfunção renal persistente) foi menor no grupo que fez uso de soluções balanceadas, particularmente no subgrupo que já partia de valores maiores de creatinina e cloro séricos.[29] Uma possibilidade sugerida é de que a maioria das pessoas não necessitaria do uso de soluções balanceadas necessariamente, sendo a solução fisiológica mais barata e disponível em grande parte dos serviços. Entretanto, em pacientes de maior risco de disfunção renal e acidemia metabólica, talvez os cristaloides balanceados pareçam mais atrativos.

Existem opções de soluções cristaloides balanceadas com tampão: acetato e lactato. A metabolização do acetato gera bicarbonato quatro vezes mais rápido que o lactato em condições de homeostase, uma vez que é convertido em diversos tecidos como coração, fígado, musculatura e rins. Contudo não há evidência de benefício de um tampão em relação a outro, e a preferência de qualquer solução tamponada quanto à lesão renal (caracterizada por NGAL), equilíbrio ácido-base ou desfechos clinicamente significativos. Especificamente com o uso do tampão lactato, existe elevação da concentração desse aníon sérico pós-expansão volêmica, porém sem repercussão clínica quanto ao uso de droga vasoativa ou mortalidade, inclusive em pacientes com massa hepática reduzida.[30]

Quanto aos coloides, são divididos em dextrans, amidos, gelatinas e albumina. Idealizados para aumentar de forma prolongada o conteúdo intravascular com volumes menores e consequente balanço hídrico menor. De forma geral, o uso de amidos (*hydroxyethyl starches* – HES) tem evidências cada vez mais robustas quanto à associação com o aumento de mortalidade quando comparadas a soluções salinas não balanceadas em pacientes críticos, além de maior incidência de injúria renal aguda e coagulopatia com consequente necessidade de terapias transfusionais, tanto em ambiente de unidade de terapia intensiva quanto em procedimentos cirúrgicos.[31] Por outro lado, as gelatinas, macromoléculas derivadas de colágeno bovino, podem causar reação de anafilaxia e aumentar o risco de sangramento por reduzir os fatores VIII, I, fator de von Willebrand e, assim como os dextrans, causar disfunção plaquetária. Contudo não há definição conclusiva quanto ao impacto na mortalidade dessa opção de expansor.[32] Não há nenhum registro de dextran ativo pela ANVISA no momento.

No Brasil a albumina tem apresentação de 5%, 20% e 50%, sendo obtida pela purificação de doadores humanos sadios seguida de tratamento para impedir a transmissão de patógenos. Cada 100 mL de albumina 20% equivale a 400 mL de plasma humano. Apresenta resultados cirúrgicos superiores aos amidos, com menor sangramento em cirurgias cardíacas, mas sem diferença de desfechos duros se comparado a soluções salinas em pacientes clínicos críticos.[31] A exceção para o uso de albumina é em pacientes com trauma cranioencefálico com lesão cerebral, uma vez que aumenta o risco de morte. Devido a seu custo elevado e risco, apesar de ínfimo, de infecção, é restrita a condições com evidências robustas para o seu uso, como expansão em paciente cirróticos com ascite, pós-paracentese com retirada maior que 5 litros, profilaxia de disfunção renal em pacientes com peritonite bacteriana espontânea e diagnóstico e tratamento de síndrome hepatorrenal.

Tabela 2 Comparação entre diferentes tipos de expansores e suas características

COMPOSIÇÃO DOS PRINCIPAIS FLUIDOS DE REPOSIÇÃO								
CRISTALOIDES						COLOIDES		
	NÃO TAMPONADOS		TAMPONADOS			Amido HES 6%	Gelatina	Albumina 20%
	Cloreto de sódio 0,9%	Ringer simples	Ringer Lactato	Ringer Acetato	Plasmalyte			
Na+ (mmol/L)	154	147	130	131	140	154	154	140
Cl- (mmol/L)	154	155	115	110	98	154	120	140
K+ (mmol/L)	-	4	4	4	5	-	-	<1
Ca2+ (mmol/L)	-	2,25	3	2	-	-	-	-
Lactato\Acetato (mmol/L)	-\-	-\-	28\-	-\39	-\27	-\-	-\-	-\-
Duração da expansão (h)	1-4	1-4	1-4	1-4	*	8-36	4-6	12-24
Osmolaridade	308	308	273	270	294	308	274	310

1.3.2. Dose do fluido

A ressuscitação volêmica excessiva pode levar a dano endotelial, com extravasamento de fluidos e edema tecidual intersticial, resultando em disfunção orgânica progressiva e morte.[1]

Em 2001, as diretrizes para tratamento precoce de choque séptico (estudo EGDT)[33] demonstraram que em pacientes com essa enfermidade admitidos na unidade de emergência e que recebiam ressuscitação volêmica precoce e agressiva (o grupo intervenção recebeu 5 L de fluidos nas primeiras 6 horas, enquanto o grupo observação recebeu 3,9 L no mesmo período) apresentavam menor mortalidade. Entretanto, vale observar que, ao final de 72 horas, o volume total infundido em ambos os grupos foi similar (13,6 L vs. 13,4 L). Mais recentemente, em 2014, o estudo ProCESS demonstrou uma mortalidade menor que o estudo EGDT, com uma quantidade menor de volume infundido em 72 horas (mortalidade de 21% com 7,2 L em 72 horas no ProCESS vs. mortalidade de 44% com 13,4 L em 72 horas no EGDT). No estudo VASST,[9] a sobrevida maior em pacientes em choque séptico aconteceu com um balanço hídrico positivo de apenas 3 L em 12 horas. A recomendação atual para tratamento de choque séptico sugere uma fase inicial de infusão de fluidos de 30 mL/kg, principalmente para as primeiras 3 horas de ressuscitação.

Em algumas situações específicas, como trauma, grandes volumes de expansão com soluções cristaloides (principalmente acima de 1,5 L) estão associados a maior mortalidade. Nesses pacientes, há uma certa permissividade com situações de hipotensão, priorizando a hemotransfusão em vez de cristaloides se for necessário.[34] O Suporte Avançado de Vida no Trauma (ATLS) recomenda 1 L de cristaloide ou 20 mL/kg.

Em pacientes grandes queimados, o volume inicial a ser administrado varia entre 2 a 4 mL/kg X a superfície corporal queimada. Esse volume deve ser infundido em 24 horas (metade em 8 horas e a outra metade nas próximas 16 horas).[35-36]

Em situações de rabdomiólise e de lise tumoral, que podem predispor à IRA, a hidratação vigorosa pode prevenir a complicação renal, e os volumes recomendados são de 400 mL/h (200 a 1.000 mL/h dependendo da gravidade) na rabdomiólise (com o objetivo de débito urinário de 3 mL/kg/h, ou cerca de 200 mL/h)[37] e de 2.000 a 3.000 mL/m²/dia em pacientes de alto risco de síndrome de lise tumoral (com o objetivo de débito urinário de 2 mL/kg/h, ou 80 a 100 mL/m²).³⁸ Na situação de lise tumoral, o importante é manter o fluxo urinário elevado. Dessa forma, se for necessário o uso de furosemida concomitante para evitar situações de congestão venosa, ela pode ser utilizada.

O uso de contraste iodado endovascular também é um fator de risco para IRA, que pode ser minimizado com o uso de expansão volêmica. Nesses casos, a recomendação de dose é de 1,0 a 1,5 mL/kg/h de fluido IV por 3 a 12 horas antes e 6 a 12 horas após o contraste.³⁹

1.3.3. Fases da ressuscitação

Mesmo em pacientes hipovolêmicos e que necessitem de reposição de fluidos, deve-se atentar para que suas necessidades de ressuscitação não sejam ultrapassadas. Após a fase inicial de resgate, em que grandes volumes de fluidos podem ser necessários, há a necessidade do ajuste da dose de fluidos, com necessidades posteriores de balanços hídricos mais próximos de zero ou até mesmo negativos em uma fase mais tardia, de descalonamento.

Dessa forma, o conhecimento das fases da ressuscitação volêmica se faz necessário. A Figura 7 demonstra essas fases.

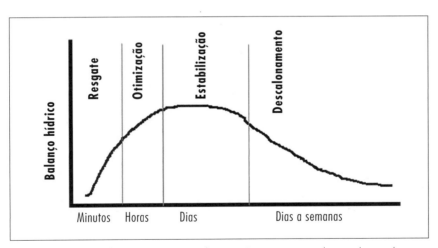

Figura 7 Fases da ressuscitação volêmica. Pacientes inicialmente hipovolêmicos provavelmente se beneficiam de infusão de fluidos a fim de gerar balanço hídrico positivo nas fases iniciais de sua doença. Com o passar do tempo e a evolução da doença, o balanço hídrico deve ser neutro por um período, e pode haver, inclusive, a necessidade posterior de remoção da infusão de fluidos e administração de terapia diurética ou ultrafiltração para alcançar um balanço hídrico negativo.

REFERÊNCIAS BIBLIOGRÁFICAS

1. Mackenzie DC, Noble VE. Assessing volume status and fluid responsiveness in the emergency department. Clin Exp Emerg Med. 2014;1(2):67-77.

2. McGee S, Abernethy WB, Simel DL. The rational clinical examination. Is this patient hypovolemic? JAMA. 1999;281(11):1022-9.

3. Dossetor JB. Creatininemia versus uremia. The relative significance of blood urea nitrogen and serum creatinine concentrations in azotemia. Ann Intern Med. 1966;65(6):1287-99.

4. Chakko S, Woska D, Martinez H, de Marchena E, Futterman L, Kessler KM, et al. Clinical, radiographic, and hemodynamic correlations in chronic congestive heart failure: conflicting results may lead to inappropriate care. Am J Med. 1991;90(3):353-9.

5. Thomason JW, Ely EW, Chiles C, Ferretti G, Freimanis RI, Haponik EF. Appraising pulmonary edema using supine chest roentgenograms in ventilated patients. Am J Respir Crit Care Med. 1998;157(5 Pt 1):1600-8.

6. Ely EW, Smith AC, Chiles C, Aquino SL, Harle TS, Evans GW, et al. Radiologic determination of intravascular volume status using portable, digital chest radiography: a prospective investigation in 100 patients. Crit Care Med. 2001;29(8):1502-12.

7. Maw AM, Hassanin A, Ho PM, McInnes MDF, Moss A, Juarez-Colunga E, et al. Diagnostic Accuracy of Point-of-Care Lung Ultrasonography and Chest Radiography in Adults With Symptoms Suggestive of Acute Decompensated Heart Failure: A Systematic Review and Meta-analysis. JAMA Netw Open. 2019;2(3):e190703.

8. Wooten WM, Shaffer LET, Hamilton LA. Bedside Ultrasound Versus Chest Radiography for Detection of Pulmonary Edema: A Prospective Cohort Study. J Ultrasound Med. 2019;38(4):967-73.

9. Boyd JH, Forbes J, Nakada TA, Walley KR, Russell JA. Fluid resuscitation in septic shock: a positive fluid balance and elevated central venous pressure are associated with increased mortality. Crit Care Med. 2011;39(2):259-65.

10. Marik PE, Cavallazzi R. Does the central venous pressure predict fluid responsiveness? An updated meta-analysis and a plea for some common sense. Crit Care Med. 2013;41(7):1774-81.

11. Lichtenstein DA, Mezière GA, Lagoueyte JF, Biderman P, Goldstein I, Gepner A. A-lines and B-lines: lung ultrasound as a bedside tool for predicting pulmonary artery occlusion pressure in the critically ill. Chest. 2009;136(4):1014-20.

12. da Hora Passos R, Caldas J, Ramos JGR, Dos Santos Galvão de Melo EB, Ribeiro MPD, Alves MFC, et al. Ultrasound-based clinical profiles for predicting the risk of intradialytic hypotension in critically ill patients on intermittent dialysis: a prospective observational study. Crit Care. 2019;23(1):389.

13. Furtado S, Reis L. Inferior vena cava evaluation in fluid therapy decision making in intensive care: practical implications. Rev Bras Ter Intensiva. 2019;31(2):240-7.

14. Barbier C, Loubières Y, Schmit C, Hayon J, Ricôme JL, Jardin F, et al. Respiratory changes in inferior vena cava diameter are helpful in predicting fluid responsiveness in ventilated septic patients. Intensive Care Med. 2004;30(9):1740-6.

15. Feissel M, Michard F, Faller JP, Teboul JL. The respiratory variation in inferior vena cava diameter as a guide to fluid therapy. Intensive Care Med. 2004;30(9):1834-7.

16. Long E, Oakley E, Duke T, Babl FE, (PREDICT) PRiEDIC. Does Respiratory Variation in Inferior Vena Cava Diameter Predict Fluid Responsiveness: A Systematic Review and Meta-Analysis. Shock. 2017;47(5):550-9.

17. Marik PE, Cavallazzi R, Vasu T, Hirani A. Dynamic changes in arterial waveform derived variables and fluid responsiveness in mechanically ventilated patients: a systematic review of the literature. Crit Care Med. 2009;37(9):2642-7.

18. Cannesson M, Le Manach Y, Hofer CK, Goarin JP, Lehot JJ, Vallet B, et al. Assessing the diagnostic accuracy of pulse pressure variations for the prediction of fluid responsiveness: a "gray zone" approach. Anesthesiology. 2011;115(2):231-41.

19. Feissel M, Kalakhy R, Banwarth P, Badie J, Pavon A, Faller JP, et al. Plethysmographic variation index predicts fluid responsiveness in ventilated patients in the early phase of septic shock in the emergency department: a pilot study. J Crit Care. 2013;28(5):634-9.

20. Lamia B, Ochagavia A, Monnet X, Chemla D, Richard C, Teboul JL. Echocardiographic prediction of volume responsiveness in critically ill patients with spontaneously breathing activity. Intensive Care Med. 2007;33(7):1125-32.

21. Maizel J, Airapetian N, Lorne E, Tribouilloy C, Massy Z, Slama M. Diagnosis of central hypovolemia by using passive leg raising. Intensive Care Med. 2007;33(7):1133-8.

22. Chong SW, Peyton PJ. A meta-analysis of the accuracy and precision of the ultrasonic cardiac output monitor (USCOM). Anaesthesia. 2012;67(11):1266-71.

23. Marik PE, Levitov A, Young A, Andrews L. The use of bioreactance and carotid Doppler to determine volume responsiveness and blood flow redistribution following passive leg raising in hemodynamically unstable patients. Chest. 2013;143(2):364-70.

24. Kanji HD, McCallum J, Sirounis D, MacRedmond R, Moss R, Boyd JH. Limited echocardiography-guided therapy in subacute shock is associated with change in management and improved outcomes. J Crit Care. 2014;29(5):700-5.

25. Ren Y, Garvin JL, Liu R, Carretero OA. Role of macula densa adenosine triphosphate (ATP) in tubuloglomerular feedback. Kidney Int. 2004;66(4):1479-85.

26. Odor PM, Bampoe S, Dushianthan A, Bennett-Guerrero E, Cro S, Gan TJ, et al. Perioperative administration of buffered versus non-buffered crystalloid intravenous fluid to improve outcomes following adult surgical procedures: a Cochrane systematic review. Perioper Med (Lond). 2018;7:27.

27. Pfortmueller CA, Funk GC, Reiterer C, Schrott A, Zotti O, Kabon B, et al. Normal saline versus a balanced crystalloid for goal-directed perioperative fluid therapy in major abdominal surgery: a double-blind randomised controlled study. Br J Anaesth. 2018;120(2):274-83.

28. Pfortmueller CA, Faeh L, Müller M, Eberle B, Jenni H, Zante B, et al. Fluid management in patients undergoing cardiac surgery: effects of an acetate-versus lactate-buffered balanced infusion solution on hemodynamic stability (HEMACETAT). Crit Care. 2019;23(1):159.

29. Self WH, Semler MW, Wanderer JP, Wang L, Byrne DW, Collins SP, et al. Balanced Crystalloids versus Saline in Noncritically Ill Adults. N Engl J Med. 2018;378(9):819-28.

30. Hofmann-Kiefer KF, Chappell D, Kammerer T, Jacob M, Paptistella M, Conzen P, et al. Influence of an acetate- and a lactate-based balanced infusion solution on acid base physiology and hemodynamics: an observational pilot study. Eur J Med Res. 2012;17:21.

31. Martin GS, Bassett P. Crystalloids vs. colloids for fluid resuscitation in the Intensive Care Unit: A systematic review and meta-analysis. J Crit Care. 2019;50:144-54.

32. Moeller C, Fleischmann C, Thomas-Rueddel D, Vlasakov V, Rochwerg B, Theurer P, et al. How safe is gelatin? A systematic review and meta-analysis of gelatin-containing plasma expanders vs crystalloids and albumin. J Crit Care. 2016;35:75-83.

33. Rivers E, Nguyen B, Havstad S, Ressler J, Muzzin A, Knoblich B, et al. Early goal-directed therapy in the treatment of severe sepsis and septic shock. N Engl J Med. 2001;345(19):1368-77.

34. Ley EJ, Clond MA, Srour MK, Barnajian M, Mirocha J, Margulies DR, et al. Emergency department crystalloid resuscitation of 1.5 L or more is associated with increased mortality in elderly and nonelderly trauma patients. J Trauma. 2011;70(2):398-400.

35. Chung KK, Wolf SE, Cancio LC, Alvarado R, Jones JA, McCorcle J, et al. Resuscitation of severely burned military casualties: fluid begets more fluid. J Trauma. 2009;67(2):231-7; discussion 7.

36. Nielson CB, Duethman NC, Howard JM, Moncure M, Wood JG. Burns: Pathophysiology of Systemic Complications and Current Management. J Burn Care Res. 2017;38(1):e469-e81.

37. Bosch X, Poch E, Grau JM. Rhabdomyolysis and acute kidney injury. N Engl J Med. 2009;361(1):62-72.

38. Howard SC, Jones DP, Pui CH. The tumor lysis syndrome. N Engl J Med. 2011;364(19):1844-54.

39. Group. KDIGOKAKIW. KDIGO Clinical Practice Guideline for Acute Kidney Injury. Kidney inter, Suppl. 2012. p. 1-138.

Capítulo 7

DIAGNÓSTICO E TRATAMENTO DA HIPERVOLEMIA/ESTADOS EDEMATOSOS

Fernando Saldanha Thomé
Elvino Barros

1. INTRODUÇÃO

1.1. Definições

Hipervolemia: aumento de volume do compartimento extracelular, frequentemente chamada de sobrecarga de líquidos ou sobrecarga hídrica. Em sentido mais restrito, hipervolemia é o aumento do volume do compartimento sanguíneo, a maior parte do qual está no lado venoso da circulação. Volume sanguíneo arterial efetivo é o volume de sangue no compartimento arterial (cerca de 15% da volemia total), que é percebido pelos sensores aferentes de regulação volêmica e se correlaciona com o débito cardíaco e a pressão arterial (junto com a resistência arterial periférica).

Hiper-hidratação: aumento da quantidade de água corporal total.

Edema: aumento de líquido no espaço intersticial.

Anasarca: edema corporal generalizado, usualmente com derrames serosos (ascite, derrame pleural, etc.).

Congestão: é o acúmulo de líquido ou sangue num órgão ou numa parte do corpo, usualmente por hipertensão venosa local (congestão venosa).

Pode ser sistêmica, quando a pressão venosa central está elevada, por exemplo, por insuficiência cardíaca.

1.2. Sódio e água: regulação renal de volume, do balanço hídrico e do sódio

O sódio é o principal íon do líquido extracelular e sua importância remonta aos tempos em que os seres vivos habitavam ambientes marinhos. Os oceanos têm uma concentração de sódio média ao redor de 470 mEq/L e se estima que quando a vida surgiu, há mais de 3 bilhões de anos, era até duas vezes maior do que isso. Assim, as células primitivas tiveram que se adaptar a ambientes hipertônicos. Esse ambiente foi parcialmente mantido em animais multicelulares complexos, criando a necessidade da conservação de sódio quando esses seres evoluíram para ambientes de água doce ou terrestres. Como os vegetais têm pouco sódio, com adaptações ambientais diferentes, os animais que deles se alimentam desenvolveram o sentido do gosto pelo íon, buscando fontes minerais alternativas. E também evoluíram com rins que conservam avidamente o sódio, reabsorvendo-o de maneira redundante e complementar em seus vários segmentos tubulares renais.

1.2.1. Regulação do sódio corporal

A dieta ocidental contém aproximadamente 12 g de sal, equivalente a 4,8 g (200 mEq) de sódio. Este é totalmente absorvido pelo trato gastrintestinal, e os sistemas neuro-humorais evoluíram para retê-lo e manter o volume extracelular (e volume circulatório efetivo). Além disso, a elevação do sódio plasmático estimula a liberação do hormônio antidiurético, o que faz o rim conservar água.

A eliminação do sódio do organismo se dá principalmente pelos rins e muito pouco em condições normais pelas fezes e pelo suor. Nos rins, portanto, acontece a regulação do sódio corporal. Ele é livremente filtrado (cerca de 140 mEq/L X 120 litros/dia = 16.800 mEq/dia, quase 400 g/dia) e 99% reabsorvido nos túbulos, sendo a quantidade excretada na urina variável conforme as necessidades entre 1 a 10 e 250 a 300 mEq/dia. A necessidade de recuperar quase todo o sódio filtrado representa uma demanda regulatória e energética desafiadora ao epitélio tubular renal. Assim como a ingesta de sódio determina sua taxa de excreção, a filtração glomerular de sódio determina sua taxa de reabsorção. Estudos recentes mostraram a presença de um estoque subcutâneo de sódio, que não está em solução de equilíbrio com o sódio extracelular livremente intercambiável, e cujo papel regulador ainda está sendo estudado.

1.2.2. Osmolaridade

Osmolaridade é a quantidade de osmóis por kg de solvente e osmolalidade é a quantidade de osmóis por litro de solvente. Como 1 litro de água pesa 1 kg, na água plasmática, osmolaridade e osmolalidade são equivalentes. Osmolalidade efetiva ou tonicidade é a parte da osmolalidade total constituída por solutos restritos ao líquido extracelular. Portanto, a tonicidade influencia a distribuição transcelular de água e determina os tamanhos dos compartimentos extra e intracelulares.

Quando o sódio e seu ânion acompanhante, cloro, se dissolvem na água plasmática, ocorre uma ligação iônica do polo eletronegativo da água com o sódio. Além disso, a concentração osmolar dos íons tende a atrair água por pressão osmótica. Um mOsm é a força osmótica de 1 mmol de qualquer partícula. Cada 1 mmol/L (ou 1 mOsm/L) de concentração de sódio cria uma força osmótica de 40 mmHg. Assim, sódio e água tendem a formar o volume do líquido extracelular, mantendo uma osmolalidade ao redor de 290 mOsm/L, sendo que o sódio e seu ânion acompanhante são responsáveis pela maior parte desse valor. A osmolaridade no plasma pode ser medida ou calculada pela fórmula:

Osmolaridade = 2 X (Na+K) + glicose/18 + ureia/6

Osmoles efetivos são o sódio e seu ânion acompanhante, glicose (na ausência de insulina), glicina, manitol. A importância do sódio consiste nesse poder de manter a tonicidade do líquido extracelular, graças ao transportador Na-K-2Cl, que atua em todas as células, removendo sódio do seu interior em troca de potássio. A concentração de sódio intracelular é de 20-40 mEq/L e no extracelular é de 135-145 mEq/L. Em função disso, o sódio também tem importância na eletricidade celular, pois a despolarização da membrana celular ocorre com a entrada rápida de íons sódio na célula, provocando impulso nervoso ou muscular.

1.2.3. Sódio, volemia e pressão arterial

Apesar da regulação renal, a ingesta aumentada de sódio provoca aumento do sódio corporal total, aumento de volemia e de pressão arterial. Em indivíduos normotensos, a redução de 50% na ingesta de sódio produz pequena redução na pressão arterial, de 2 mmHg, o que mesmo assim traz benefícios, especialmente para pacientes diabéticos, negros ou com doença renal crônica.

O sódio corporal total é o elemento determinante do volume de líquido no corpo, principalmente no compartimento extracelular, e, portanto, define volemia (volume do compartimento intravascular) e pressão arterial. E, além disso, sua concentração determina a tonicidade extracelular que regula o volume do compartimento intracelular. As regulações do volume extracelular e da tonicidade são feitas por mecanismos separados, mas que se influenciam mutuamente. E o rim é o órgão central nessa regulação.

1.3. Regulação do volume extracelular

O controle da volemia é feito por sensores, como barorreceptores e volorreceptores, que desencadeiam respostas em retroalimentação. Quando ocorre redução do volume corporal, o primeiro mecanismo de defesa é a taquicardia e a vasoconstrição periférica, dentro de poucos minutos após a perda, na tentativa de manutenção do débito cardíaco. A conservação da água corporal pelos mecanismos renais é mais lenta, podendo levar horas. O maior determinante da excreção de sódio é o volume sanguíneo arterial efetivo, que depende do débito cardíaco e da resistência arterial periférica. Após leve redução desse volume, ocorre ativação de barorreceptores presentes no seio carotídeo, no arco aórtico, no ventrículo esquerdo e no aparelho justaglomerular, resultando em aumento da atividade simpática e elevação das catecolaminas plasmáticas. No rim, observa-se aumento da resistência arteriolar, resultando hipoperfusão renal com aumento da reabsorção de sódio e água, principalmente ao nível do túbulo proximal.

1.3.1. Hormônio antidiurético na hipovolemia

A estimulação simpática do hipotálamo provoca liberação do hormônio antidiurético (ADH), que também aumenta a absorção de água pelo rim. Além disso, o ADH, por sua potente ação vasoconstritora, também reduz a perfusão renal.

A diminuição da pressão arterial ou da volemia, sentida por receptores arteriais e venosos, também provoca liberação do ADH. Embora a variação de pressão arterial ou volume deva ser comparativamente maior do que a variação de osmolaridade para liberar ADH, seus efeitos são mais potentes. Costuma-se dizer que a preservação da circulação é prioritária em relação à manutenção da osmolaridade. Isso explica a manutenção de hiponatremia e hipo-osmolaridade em estados de hipovolemia. Assim, há vários contextos clínicos em que a produção de ADH está aumentada. O mecanismo desse aumento pode ser por estímulos osmóticos ou por estímulos hemodinâmicos (redução do volume circulante efetivo): vômitos, diarreia, diuréticos, doença renal perdedora de sal, hipoaldosteronismo, hipoalbuminemia, insuficiência cardíaca congestiva, cirrose, síndrome nefrótica.

Existem também receptores de volume de baixa pressão, localizados nos átrios, e possivelmente em outros pontos do lado venoso da circulação. O átrio é local de síntese e liberação de peptídeos natriuréticos. Entretanto, em situações de conflito entre baixo débito cardíaco e congestão venosa, há um predomínio dos receptores arteriais, com retenção de sódio.

1.3.2. Mecanismos renais de manutenção de sódio

Os mecanismos renais de equilíbrio glomérulo-tubular, retroalimentação túbulo-glomerular, hipertrofia do túbulo coletor e a resposta ao hiperaldosteronismo secundário são importantes na conservação de sódio. O trabalho de reabsorção tubular é intenso, de maneira que apenas 1% do sódio filtrado é excretado na urina. Assim, aproximadamente 67% do sódio filtrado são reabsorvidos no túbulo proximal, 20 a 25% na porção espessa ascendente da alça de Henle, 5% no túbulo distal e 3% no túbulo de conexão e ducto coletor.

A função excretora renal é fundamentalmente mantida pela filtração glomerular, que depende das diferenças de pressões hidrostática e osmótica entre os capilares glomerulares e a cápsula de Bowman. O fluxo e a pressão nos capilares glomerulares dependem do fluxo sanguíneo renal (ao redor de 20 % do débito cardíaco), influenciado pelas pressões arteriais e venosas, que podem ser alteradas pela pressão intra-abdominal e pela resistência vascular renal. A queda na pressão arterial sistêmica leva a uma redistribuição do volume sanguíneo, preservando a função renal.

Por sua vez a microcirculação renal tem uma autorregulação, que mantém a filtração glomerular em limites estreitos, alterando as resistências das arteríolas aferente e eferente. Se houver elevação da filtração glomerular, a oferta de cloreto aos segmentos mais distais do néfron é percebida pela mácula densa, o que causa liberação parácrina de adenosina, levando a vasoconstrição da arteríola aferente, reduzindo a pressão hidrostática capilar e normalizando a filtração glomerular. Esse mecanismo se chama *feedback* ou retroalimentação tubuloglomerular.

Quando o fluxo sanguíneo renal cai por qualquer razão, à filtração glomerular ainda tende a se manter constante, graças ao alto coeficiente de filtração da barreira capilar e a mecanismos de constrição da arteríola eferente (angiotensina II) e dilatação da arteríola aferente (prostaglandinas e outros). A proporção do fluxo sanguíneo que é filtrada (fração de filtração) aumenta nesse caso. Isso eleva a pressão oncótica nos capilares peritubulares (continuação da arteríola eferente), causando, entre outros fatores, o aumento da reabsorção tubular proximal de sódio. Esse mecanismo se chama equilíbrio ou balanço glomerulotubular, responsável pela manutenção ou até aumento da conservação de sódio (e volume) em situações de hipoperfusão renal, ou redução do volume sanguíneo efetivo renal.

Se ainda assim esses fenômenos conservadores de sódio não evitarem a oferta aos segmentos mais distais do néfron, outros mecanismos entram em ação. A hipertrofia de células tubulares distais provoca reabsorção aumentada de sódio nesse segmento, o que frequentemente causa resistência à ação de diuréticos de alça. Além disso, a oferta de sódio acoplada à estimulação da aldosterona (por ativação do sistema renina-angiotensina-aldosterona) causa ativação dos canais de sódio nas células principais dos ductos coletores corticais, provocando retenção de sódio.

1.4. Fisiopatologia do edema

Normalmente há trocas líquidas entre os capilares e o tecido intersticial ao redor, mas o jogo de pressões favorece a reabsorção de água, impedindo-a de acumular-se no extravascular. A pressão hidrostática do interstício e a pressão oncótica do capilar no lado venoso suplantam a pressão hidrostática intracapilar a pressão oncótica intersticial. Há ainda outro mecanismo de defesa contra o acúmulo intersticial de líquidos, que é a absorção pelo sistema linfático. Quando há uma ruptura local dessas relações (trauma, compressão linfática, compressão venosa, inflamação local), tem--se edema localizado, que não interfere no balanço normal de sódio. Porém, quando a homeostasia do sódio descrita acima se desequilibra favorecendo a retenção e o balanço positivo, ocorre expansão do líquido extracelular, aumento de peso, constituindo o edema de origem sistêmica. Inicialmente, a retenção de sódio pode aumentar a volemia e a pressão arterial, mas, ao ocorrer ruptura da barreira que regula a filtração capilar por qualquer motivo, a água e o sódio tendem a se acumular no interstício. Tais mecanismos são diferentes nas diversas situações clínicas que se acompanham de edema, mas envolvem diminuição da filtração glomerular, vasoconstrição renal, reabsorção tubular proximal aumentada, ativação do sistema nervoso simpático, ativação do sistema renina-angiotensina-aldosterona, liberação de ADH, além de hiperpermeabilidade da barreira capilar (ver adiante), por fenômenos inflamatórios, liberação de citosina, prejuízo ao glicocálix capilar, ou hipoalbuminemia.

2. HIPERVOLEMIA EM DIVERSOS CONTEXTOS

2.1. Insuficiência cardíaca

2.1.1. Introdução

A característica fundamental da insuficiência cardíaca (IC) é a hipervolemia, causada por retenção de sódio, devida à estimulação do sistema nervoso simpático e do sistema renina-angiotensina-aldosterona, bem como retenção de água por antidiurese provocada pelo hormônio antidiurético. Esses fenômenos neuro-humorais são desencadeados pela hipoperfusão renal provocada pela redução do débito cardíaco e pela hipertensão venosa renal. Além disso, a maioria dos pacientes tem algum grau de disfunção renal que impede a regulação normal do equilíbrio hídrico. A filtração glomerular é um preditor de morbimortalidade em pacientes com IC. Em momentos de descompensação da insuficiência cardíaca, a função renal pode piorar, não apenas por redução do débito cardíaco, mas por pressão venosa renal elevada, aumento da pressão intra-abdominal, hipotensão, e também por alterações iatrogênicas relacionadas ao tratamento (síndrome cardiorrenal). A hipervolemia da insuficiência cardíaca pode ser detectada pela medida do BNP (*brainnatriureticpeptide*), peptídeo liberado pelo átrio a partir do seu pro-hormônio, o pro-BNP, em resposta à distensão atrial. Do mesmo modo, há liberação do ANP, o peptídeo natriurético atrial. A medida desses peptídeos parece se relacionar melhor com volemia estando elevados na insuficiência cardíaca.

2.1.2. Tratamento

O paciente com IC pode apresentar pressões de enchimento cardíacas aumentadas, caracterizando congestão hemodinâmica, e que tipicamente é tratada com vasodilatadores, mas também pode apresentar aumento da água corporal total, especialmente no compartimento extracelular, com edema periférico, edema pulmonar, derrames serosos. Nesses casos, o manejo inclui uso de diuréticos ou remoção extracorpórea de líquidos.

2.1.3. Uso de diuréticos

O principal diurético utilizado é o de alça, como furosemida, cuja eficiência pode ser medida pela natriurese produzida. Diversas razões podem explicar a pouca eficácia da furosemida. Primeiro, a dose pode não ser suficiente, especialmente se há insuficiência renal associada, que dificulta sua chegada ao seu sítio de ação na alça de Henle. Segundo, sua absorção via oral pode ser prejudicada pelo edema orgânico, o que torna a via venosa preferível. Há evidências conflitantes de que o uso de furosemida contínuo ou dado em intervalos menores teria melhor efeito. De qualquer modo, deve-se ter em mente os paraefeitos do furosemida em altas doses: hipotensão, hipocalemia, hipomagnesemia, hiperuricemia, prejuízo de audição. Outra causa de resistência à furosemida é a hipertrofia de células tubulares distais que expressam o transportador Na-Cl. Nesse caso, pode-se usar a combinação com diuréticos tiazídicos, que agem nesse ponto do néfron. Deve-se lembrar de que os tiazídicos agindo no segmento diluidor do néfron podem limitar a excreção de água livre e causar hiponatremia. Outro fenômeno que limita a ação diurética é o hiperaldosteronismo secundário, que também favorece a hipocalemia. Nesse sentido, há razões para usar espironolactona, antagonista do receptor mineralocorticoide, em doses de até 100 mg/dia. Por fim, a reabsorção tubular proximal de sódio aumentada pode ser combatida usando-se acetazolamida, que diminui o hiperreninismo causado pelos diuréticos convencionais e potencializa o efeito dos diuréticos de alça. Seus principais paraefeitos são acidose metabólica e hipocalemia, e sua utilidade precisa ser mais bem determinada.

2.1.4. Hipervolemia refratária

Em alguns pacientes, com hipervolemia refratária e variados graus de insuficiência renal, a remoção extracorpórea de líquidos ou por diálise peritoneal podem ser métodos que reduzem a necessidade de internação e melhoram a qualidade de vida dos pacientes. Outros tratamentos fazem parte do armamentário cardiológico, como betabloqueadores, drogas inotrópicas, bloqueadores do sistema renina-angiotensina e novas drogas, como vasodilatadores modernos, inibidores da SGLT-2, inibidores da neprilisina.

2.2. Doença hepática

2.2.1. Introdução

A doença hepática é frequentemente causa de retenção de sódio, edema e ascite. Cerca de 80% dos casos de ascite são devidos à cirrose hepática, e dos pacientes com cirrose compensada 5 a 10% apresentam ascite. A ascite pode ser leve quando detectável só por ultrassom, moderada quando distende simetricamente o abdômen ou grande quando provoca marcada distensão abdominal. Pacientes cirróticos com ascite apresentam alta mortalidade.

2.2.2. Fisiopatologia

A ascite é causada por hipertensão portal e pela insuficiência hepática. O fígado cirrótico tem alterações estruturais que aumentam a pressão nos capilares sinusoidais e provocam aumento na síntese local de substâncias vasodilatadoras, como o óxido nítrico. Isso provoca redução da resistência arterial esplâncnica, que por sua vez leva a aumento do débito cardíaco e ativação do sistema nervoso simpático e do sistema renina-angiotensina-aldosterona, com retenção de água e sal pelo rim. Além disso, há aumento da liberação de hormônio antidiurético devido à percepção de hipovolemia. As consequências são hiponatremia e, num estágio adiantado, vasodilatação sistêmica, vasoconstrição renal e diminuição do fluxo sanguíneo renal, levando à insuficiência renal, a chamada síndrome hepatorrenal. Outros fatores que potencializam essas alterações são a hipoalbuminemia e a translocação bacteriana, que leva a um estado inflamatório.

2.2.3. Tratamento

O tratamento clássico da ascite não refratária é a restrição de sódio (80 a 120 mEq/dia) e o uso de diuréticos, incluindo espironolactona. Pacientes com ascite moderada se beneficiam da infusão de albumina, com menos complicações e maior sobrevida. Casos graves se beneficiam do transplante hepático.

Os pacientes com ascite refratária, não responsiva ao tratamento convencional, ou quando recorre precocemente, devem ser submetidos a paracentese, com reposição venosa de volume por meio da infusão de albumina. Uma alternativa é a colocação de *shunt* portossistêmico intra-hepático transjugular (TIPS), que descomprime a circulação portal, derivando a circulação para uma veia hepática.

Na prática, em 90% dos pacientes, não é possível atingir dose máxima de diuréticos, por encefalopatia hepática, insuficiência renal, hiponatremia, discalemias ou cãibras.

2.3. Síndrome nefrótica

2.3.1. Definição

A síndrome nefrótica (SN) é definida pela presença de proteinúria (> 3,5 g/dia em adultos ou > 1 g/m^2 em crianças), hipoalbuminemia (< 3,0 g/dL), edema e hiperlipidemia. O edema nefrótico é caracterizado por formação de cacifo em geral de +++ a ++++/4+, edema palpável, mole, frio, inelástico (não inflamatório), que inicialmente costuma ser localizado no compartimento intersticial dos membros inferiores.

2.3.2. Etiologia

Glomeruloesclerose segmentar e focal (GESF) é a principal causa primária de síndrome nefrótica seguida por glomerulopatia membranosa e glomerulopatia por lesões mínimas (LM). Considerando as causas secundárias de SN, são comuns doença renal do diabetes, nefrite lúpica, hepatite B e C, amiloidose e mieloma múltiplo.

2.3.3. Fisiopatologia do edema na síndrome nefrótica

Os dois principais mecanismos fisiopatológicos do edema na SN baseiam-se em duas hipóteses distintas: a) *underfill*; b) *overfill*.

a) *Underfill*. Mecanismo que sugere a presença de proteinúria maciça, resultando em hipoalbuminemia com consequente redução da pressão oncótica plasmática (POp) e a desbalanço nas forças de Starling. Desse desbalanço decorre o movimento de fluido do espaço intravascular para o intersticial, com redução do volume circulante efetivo arterial e consequentemente hipovolemia. Em resposta, ocorre ativação de marcadores neuro-humorais, como renina, angiotensina II, aldosterona, vasopressina, adrenalina e nervos simpáticos renais, promovendo retenção secundária de sódio e água, conforme mostra a Tabela 1.

b) *Overfill*. Mecanismo primário intrarrenal que sugere aumento da reabsorção de sódio e água como fator desencadeador da expansão volume circulante e hipervolemia. Potenciais mecanismos de retenção de sódio descritos no *overfill* são a ativação dos canais epiteliais de sódio (ENaC) por proteases, como a plasmina, aumentando o transporte tubular de sódio nos ductos coletores corticais, e a resistência ao peptídeo natriurético atrial (PNA) (Tabela 1). A resistência ao PNA é atribuída ao aumento da atividade da fosfodiesterase, que leva à degradação mais rápida do mensageiro secundário do PNA, o GMP cíclico (GMPc), assim bloqueando a responsividade do PNA em nível do receptor. A perda de plasmina urinária em parte estimula a fosfodiesterase, interligando os dois mecanismos.

128 Seção II – Distúrbios da regulação de sódio e água

Tabela 1 Mecanismos volêmicos e neuro-humorais que contribuem para a retenção de sódio e formação de edema na síndrome nefrótica

Mecanismo	Função e efeitos
Underfill	
Ativação do sistema RAA	Reabsorção ativa de Na+ no TCP por AT II; retenção de Na+ poraldosterona. Retenção de sódio e água
Liberação não osmótica de ADH	Retenção de água no DC; vasoconstrição
Liberação de noradrelina	Estimulação α- adrenérgica com reabsorção tubular de Na+; vasoconstrição
Ativação dos nervossimpáticos	Aumento da resistência das AA aferente e eferente; liberação de renina e AT II e aumento da reabsorção de Na+
Overfill	
Ativação dos ENaC pelas proteases furina e plasmina	Estímulo vigoroso à reabsorção de Na+ e água no TCD e no DC
Ativação da bomba Na+-K+-ATPase	Transporte ativo de Na+; facilitação da captação peritubular de Na+ transportado através da MBL da célula TCC
Ativação do NHE3	Mediador da reabsorção de Na+ no TCP
Bloqueio do PNA e urodilatina	Ativação da fosfodiesterase causando resistência à ação natriurética do PNA e da urodilatina

RAA: renina-angiotensina-aldosterona; Na+: sódio; TCP: túbulo contorcido proximal; AT II: angiotensina II; ADH: vasopressina; DC: ducto coletor; AA: arteríolas; MBL: membrana basolateral; TCD: túbulo contorcido distal; TCC: túbulo coletor cortical; NHE3: cotransportador de Na+-H+. Adaptado de Ellis D. Front Pediatr, 2016.[12]

É provável que pacientes nefróticos com hipervolemia apresentem *overfill*, e em uma menor proporção deles o mecanismo de *underfill* predomine. Na maior parte dos pacientes adultos, a volemia normal ou aumentada indica o *overfill* como mecanismo predominante. Também se especula que ambos possam ocorrer em diferentes fases da SN, em que o edema hipovolêmico possa se transformar em normovolêmico ou hipervolêmico com a evolução da doença glomerular.

2.3.4. Quadro clínico

O edema de origem nefrótica costuma ser detectado no adulto nos membros inferiores, após a retenção de vários litros de fluido, refletido no aumento do peso corporal, quando da consulta médica inicial. O paciente pode relatar urina com espuma acompanhando o quadro. Como o edema tem distribuição gravitacional, pode haver edema periorbitário pela manhã. Com a progressão da retenção líquida pode surgir anasarca (edema generalizado), em que o edema se manifesta em região periorbitária, escrotal ou vulvar e em serosas, com ascite e distensão abdominal, derrame pleural ocasionando restrição respiratória, e mais raramente derrame pericárdico. Mal-estar, fadiga fácil, palidez, cefaleia e irritabilidade podem acompanhar o quadro.

O espectro da proteinúria na SN depende da sua etiologia. Nas formas primárias, a albumina é a quase totalidade (denominada seletiva), e nas glomerulonefrites secundárias inclui albumina, globulinas e outras proteínas de baixo peso molecular (não seletiva), mas existe sobreposição, o que torna essa diferenciação irrelevante do ponto de vista clínico. Adicionalmente, a deposição renal de paraproteínas associadas às gamopatias pode gerar edema nefrótico, as quais são identificadas na eletroforese e imunofixação do sangue e da urina.

2.3.5. Tratamento do edema nefrótico

2.3.5.1. Manejo não farmacológico

Deve-se enfatizar como medida coadjuvante a restrição de sódio na dieta, em média de 2 g/dia (em crianças 35 mg/kg/dia). A restrição de líquidos nem sempre é recomendada, mas deve ser feita na presença de hiponatremia e hiposmolaridade sérica. Em casos em que é necessária uma diurese vigorosa para controle da restrição respiratória e da ascite em quadros de anasarca acompanhada de hipovolemia, a restrição hídrica pode agravar a hipovolemia e facilitar a instalação de insuficiência renal aguda. Nesse contexto, o controle de sinais vitais, a medida do peso corporal e da diurese de 24 horas auxiliam na estratégia do manejo volêmico, evitando-se queda adicional da volemia. O objetivo é um balanço negativo de sódio e balanço hídrico controlado. Devem ser também monitorizados a função renal, os eletrólitos séricos e a evolução da albumina sérica.

A elevação dos membros inferiores no repouso e o uso de meias compressivas durante a deambulação também são úteis. É importante evitar agentes nefrotóxicos, como anti-inflamatórios e contrastes iodados. O uso

130 Seção II – Distúrbios da regulação de sódio e água

de inibidores da enzima conversora da angiotensina (iECA) e dos inibidores do receptor da angiotensina II (ARA-2) deve ser criterioso, pois podem piorar a função renal, e não precisam ser usados nos pacientes já responsivos ao tratamento imunossupressor.

O suporte nutricional é outra medida importante. A meia-vida da albumina é 21 dias quando existe suporte calórico-proteico adequado. O fígado pode produzir 200 mg/kg/dia de albumina para repor o catabolismo e a perda urinária da albumina, e essa produção pode dobrar quando a pressão oncótica cai nos sinusoides hepáticos na SN, mas ainda assim pode ser insuficiente para repor a perda de albumina. A perda do apetite e o edema da mucosa intestinal agravam a condição nutricional. Dessa forma, o aporte calórico e proteico adequados são necessários para manter um bom estado nutricional.

2.3.5.2. Manejo farmacológico

Diuréticos

Quando existem evidências de *underfill*, o uso de diuréticos deve ser cuidadoso para não agravar a hemodinâmica renal e sistêmica, pelo risco de exacerbar a hipovolemia e induzir perda aguda de função renal. Já no *overflow* com hipervolemia, o uso vigoroso de diuréticos é crítico para o aumento da excreção de sódio e água e redução do volume intravascular. O uso mais agressivo de diuréticos irá depender do grau de edema e da resposta clínica individual do paciente. Como os diuréticos atuam em diferentes sítios no néfron, conforme ilustrado na Tabela 2, a sua associação pode contribuir para o aumento da natriurese e do volume urinário e assim maior eficácia do tratamento.

Tabela 2 Tipos de diuréticos e mecanismos de ação nos diferentes sítios do néfron

Classe	Mecanismo de ação	Droga	Duração da ação (horas)
Diuréticos de alça	Inibem o cotransporte de $Na^+/K^+/2Cl^-$ na alça ascendente de Henle	Furosemida Bumetanida Torsemida	6 4 4
Tiazídicos	Inibem o cotransporte de Na^+ na porção proximal do TCD	Hidroclorotiazida Clortalidona Clorotiazida	12 a 24 24 24

(continua)

7. Diagnóstico e tratamento da hipervolemia/estados edematosos   131

Tabela 2 Tipos de diuréticos e mecanismos de ação nos diferentes sítios do néfron (continuação)

Classe	Mecanismo de ação	Droga	Duração da ação (horas)
Thiazide-like	Inibem o cotransporte de Na+ na porção proximal do TCD e no TCP	Metolazona Indapamida	24 24
Bloqueadores do SRRA	Bloqueio do estímulo à reabsorção Na+ TCP (ATII) e TCD (aldosterona)	Espironolactona	24

TCD: túbulo contorcido distal; TCP: túbulo contorcido proximal; SRRA: sistema renina-angiotensina-aldosterona; ATII: angiotensina II.

O diurético de alça mais utilizado no tratamento do edema nefrótico é a furosemida. A sua biodisponibilidade oral é de 50 a 60% e pela sua curta duração de ação deve ser usada de 2 a 3 vezes ao dia (40 a 120 mg por dose). Se a resposta for insuficiente, deve-se aumentar a dose oral até alcançar a dose máxima (360 mg/dia). Se não houver resposta clínica adequada, está indicado iniciar furosemida endovenosa. A dose inicial de 1 mg/kg dividida em 2 a 3 vezes ao dia é preconizada, podendo ser aumentada até 0,5 a 1 mg/kg a cada 6, 8 ou 12 horas (80 a 320 mg/dia). Pode-se aplicar em bolus ou em infusão contínua, esta na dose até 500 mg/dia. Alguns estudos mostram vantagens da bumetanida sobre a furosemida, pela maior biodisponibilidade oral (85%) e relação de 1:1 na conversão da via intravenosa para a via oral.

A combinação de diuréticos com ação em diferentes sítios do néfron é uma estratégia útil para induzir aumento da natriurese e da diurese, principalmente quando ocorre resistência ao diurético de alça. Os diuréticos tiazídicos (ex., hidroclorotizida), ou *thiazide-like* (ex., metolazona ou indapamida) e/ou os bloqueadores do sistema renina-angiotensina-aldosterona (SRAA), como a aldosterona, promovem um bloqueio sequencial do néfron e induzem uma "sinergia" de diuréticos que pode efetivamente aumentar a excreção de sódio e a diurese, quando comparado ao uso isolado do diurético de alça. A associação de indapamida e furosemida, por exemplo, foi superior ao uso isolado de furosemida no aumento da excreção de sódio, do volume urinário e na redução do peso corporal em pacientes com SN severa e edema maciço, sem alterar a função renal ou induzir hipocalemia. Como rotina, recomenda-se monitorizar hipocalemia e alcalose metabólica quando do uso da associação de diuréticos.

2.3.6. Resistência aos diuréticos

Os mecanismos de resistência aos diuréticos são múltiplos. Deve-se afastar a má adesão às medicações e à restrição de sódio, inclusive dosando sódio urinário de 24 horas. O edema de alça intestinal com absorção errática no uso oral pode também ser um fator. O principal fator de resistência à ação do furosemide decorre do fato de que, sendo o furosemide > 90% ligado à albumina, a droga não é secretada em quantidade suficiente no lúmen do túbulo proximal devido à hipoalbuminemia do estado nefrótico. Assim, ocorrem em sequência maior volume de distribuição da droga livre no espaço extravascular, menor passagem pelo interstício e redução de sua secreção na alça ascendente de Henle, onde deveria bloquear o cotransportador Na-K--2Cl para impedir a reabsorção de sódio. Adicionalmente, uma proporção do diurético que entra na luz tubular está ligada à albumina e assim permanece inativo, como demonstrado em modelos experimentais com microperfusão *in vivo*; entretanto, não é claro se esse mecanismo é relevante em humanos.

Outros mecanismos de resistência aos diuréticos são: a) depleção do volume intravascular com hiperaldosteranismo secundário pela ativação do SRRA; b) redução da liberação de sódio ao néfron distal; c) indução de hipertrofia e hiperplasia das células do túbulo contorcido distal com aumento da expressão do cotransportador de sódio e cloro, que bloqueia o efeito natriurético do diurético de alça.

2.3.7. Albumina humana

Outra estratégia para tratamento do edema nefrótico é a associação da infusão de albumina humana, de forma combinada, precedendo a administração do diurético de alça ou mesmo isoladamente. Aumentando a liberação da droga no túbulo proximal que atinge a alça de Henle, ocorreria maior excreção de sódio, mesmo que transitória. O aumento transitório da pressão oncótica e da volemia melhoraria a hemodinâmica renal e a diurese. Entretanto, ainda é controverso se essa medida é eficaz, em que grau o é e se seria efetiva para todos os pacientes nefróticos graves. O mecanismo subjacente em curso – *underfill* ou *overfill* – pode em parte explicar a pouca ou nenhuma resposta à albumina, ou mesmo uma resposta mais efetiva.

A infusão de albumina em pacientes hipervolêmicos pode exacerbar a volemia, causando edema pulmonar e piora da hipertensão arterial. Nos nefróticos hipovolêmicos com hipoalbuminemia grave estão descritos benefícios com o seu uso, potencializando o efeito da furosemida com aumento da natriurese e do volume urinário, e redução significativa do peso corporal. O cálculo da excreção fracional de sódio e do índice de atividade da aldosterna ($K^+_u/Na^+_u + K^+_u$) e a medida do diâmetro da veia cava inferior podem auxiliar na identificação de contração ou expansão volêmica. Nos pacientes oligúricos e com perda aguda ou crônica de função renal, o uso de albumina deve ser criterioso, pelo risco de edema pulmonar agudo.

As indicações clássicas da administração de albumina na SN, dose e potenciais eventos adversos estão sumarizados na Tabela 3. Os custos associados ao uso de albumina humana também devem ser considerados, principalmente no nosso meio.

Tabela 3 Indicações do uso de albumina humana no tratamento do edema nefrótico

Indicações	Dose	Riscos
Ascite tensa Síndrome compartimental do abdômen Derrame pleural grave com restrição respiratória Oligúria com insuficiência renal aguda Edema cutâneo grave com ruptura da pele Edema periocular grave comprometendo a visão	Albumina humana 20% ou 25% (20 ou 25 g/100 mL) 0,5 g/kg EV em 1 hora, 2 a 3 vezes/dia	Expansão da volemia Edema pulmonar Risco de transmissão viral Alossensibilização de tecidos

Não é recomendado o uso sistemático de albumina humana no edema nefrótico grave, sua indicação deve ser individualizada. A definição correta de resistência aos diuréticos deve ser primeiramente feita, e, se presente, deve-se considerar, nos pacientes hipovolêmicos, com maior grau de hipoalbuminemia, o uso de albumina.

2.3.8. Novas terapias para o manejo do edema nefrótico

Novos alvos terapêuticos para aumento da excreção de sódio e água no manejo do edema nefrótico têm sido estudados:.

a) Inibidores dos canais epiteliais de sódio

O reconhecimento da ativação dos EnaCs sensíveis à amilorida pelas proteases furina e plasminana, induzindo reabsorção exagerada de sódio no ducto coletor cortical, aponta a utilidade da amilorida para, por inibir a uro-quinase ativadora do plasminogênio e a consequente abertura dos ENaCs, aumentar a excreção de sódio e induzir um balanço negativo do íon, assim removendo o edema em pacientes nefróticos. Deschênes e cols. e Svenning-sene e cols. têm investigado em trabalhos experimentais e clínicos o papel da amilorida no tratamento do edema nefrótico, mas poucos estudos clínicos foram conduzidos até o momento. O fato de pouco sódio chegar ao túbulo contorcido distal na SN compromete a eficácia da amilorida para aumentar a excreção de sódio, devendo ser então associada a um diurético de alça como a furosemida (ou a espironolactona) para aumentar o aporte de sódio ao néfron distal, que somado ao efeito da furosemida, induziria um balanço negativo quantitativamente maior de sódio. No estudo de Guigonis et al., a associação de amilorida com furosemida foi mais eficaz do que cada droga isoladamente para induzir natriurese, balanço negativo de sódio e perda de peso.

b) Aquaréticos

Os aquaréticos compõem uma nova classe de diuréticos que produz água livre de solutos (aquarese). Pacientes com SN apresentam aumento da concentração plasmática e urinária de vasopressina (ADH), e a presença de hiponatremia e urina concentrada sugerem excesso relativo de água.

O ADH aumenta o fluxo luminal e a voltagem transepitelial de sódio em modelos experimentais. As subunidades α, β e γ do ENaC são ativadas pelo hormônio arginina-vasopressina (DDAVP), agonista do receptor 2 da vasopressina (VR2), aumentando a reabsorção de sódio no ducto coletor cortical. Nesse contexto, a inibição da VR2 por tolvaptan produz aquare-se, contribuindo para a remoção do edema nefrótico. Relatos de casos e ensaios clínicos iniciais testando o uso de tolvaptan sustentam essa hipó-tese, demonstrando aumento da excreção fracional de sódio, do volume e da osmolaridade urinária, com correção da azotemia. O uso de tolvaptan ainda é inicial, e não se recomenda na presença de *underfill* acentuado, pois pode agravar a hipovolemia, induzindo desidratação, hipernatremia e mesmo choque hipovolêmico, principalmente em pacientes ambulatoriais. Nos pacientes com *overfill* e hipervolemia, o seu uso seria considerado seguro.

Igualmente, o uso de inibidores do AMPc, como a somatostatina (acetato de octreotida), pode reduzir a inserção das aquaporinas nos canais transepiteliais do ducto coletor, inibindo a antidiurese e promovendo balanço hídrico negativo.

c) Inibidores da ligação da furosemida à albumina

Os inibidores da ligação da furosemida à albumina devem ser substâncias com alta afinidade pela albumina e atingir concentrações elevadas na urina. Estudos experimentais iniciais com bucolome, ácido valproico e fenitoína demonstraram aumento da excreção e da liberação da fração não ligada da furosemida na alça ascendente de Henle pelo bloqueio de sua ligação à albumina. Normalizando o efeito natriurético da furosemida, essas drogas potencialmente contribuiriam para diminuir a resistência à ação da furosemida no edema nefrótico. Estudo em voluntários normais e em ratos nefróticos demonstrou que o bucolome, um anti-inflamatório não esteroidal, em altas doses, inibe a ligação da furosemida e aumenta o seu efeito natriurético. Esse efeito não foi demonstrado com o sulfisoxazole, que apesar de ter alta concentração na urina, mostrou baixa afinidade pela albumina. Estudos clínicos são necessários para determinar o efeito do bucolome em pacientes nefróticos.

d) Ultrafiltração isolada e hemofiltração

A ultrafiltração está indicada nos raros casos de edema nefrótico refratário às medidas citadas acima, em que o paciente permanece com disfunções graves pelo edema maciço, inclusive insuficiência renal aguda, e nos casos resistentes à terapia imunossupressora em que o edema nefrótico persiste. Relatos de caso ou pequenas séries de casos têm mostrado remoção efetiva de líquido com a ultrafiltração isolada, havendo boa tolerância hemodinâmica e melhora clínica progressiva. Após algumas sessões de ultrafiltração, muitos pacientes passam a ter resposta ao diurético endovenoso, sugerindo que a remoção de fluidos reduz a pressão intersticial intrarrenal com aumento do fluxo glomerular e tubular, e melhora a função renal. Adicionalmente, a mudança relativa na pressão oncótica plasmática comparada à intersticial resulta no aumento do reenchimento do volume plasmático, reduzindo o risco de hipotensão durante a ultrafiltração. A hemofiltração intermitente ou contínua poderia ser usada, com efeitos semelhantes aos da ultrafiltração sobre a remoção do edema, inclusive com maior tolerância hemodinâmica e maior taxa de reenchimento plasmático. A indicação de ultrafiltração isolada ou hemofiltração contínua deve ser individualizada, considerando o *status* cardiovascular do paciente e a gravidade do edema.

A Figura 1 resume as estratégias sequenciais para o manejo do edema nefrótico.

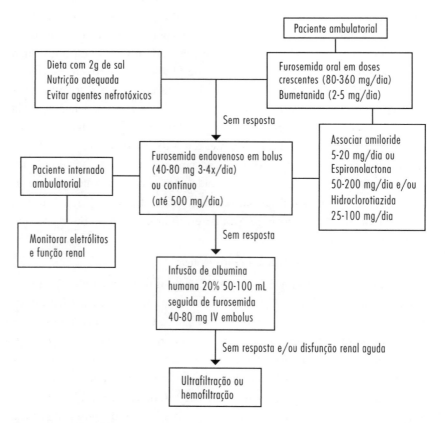

Figura 1 Fluxograma para o manejo clínico do edema nefrótico. Em caso de resposta clínica, retroceder para diurético oral em dose de manutenção que promova diurese adequada e manter uso crônico enquanto persistir o edema nefrótico. Adaptado de Floege J, Feehally, J. Comprehensive Clinical Nephrology.[15]

2.4. Síndrome nefrítica

2.4.1. Definição

A síndrome nefrítica pode ser definida por quadro clínico caracterizado por início súbito de edema, hematúria, macro ou microscópica e hipertensão, frequentemente acompanhados de oligúria, por perda transitória da função renal.

2.4.2. Etiologia

A glomerulonefrite pós-estreptocócica é a causa mais comum, mas outras doenças podem ser responsáveis por essa síndrome, como: endocardite bacteriana, lúpus eritematoso sistêmico, leptospirose, hepatites B e C, púrpura de Henoch-Schoenlein, crioglobulinemia, glomerulopatias primárias, entre outras.

2.4.3. Fisiopatologia

Pacientes com síndrome nefrítica, como ocorre nos portadores de glomerulonefrite pós-estreptocócica, apresentam expansão de volume e edema devido à retenção de sódio. Como consequência, desenvolvem elevação da pressão arterial devido primariamente à retenção de líquido. Por isso, são observados, nesses pacientes, supressão do sistema renina-angiotensina-aldosterona e aumento da liberação do peptídeo atrial natriurético. Hipertensão também é comum em pacientes com glomerulopatias associadas a doenças vasculares agudas, como nas vasculites imunomediadas, esclerodermia renal, ou associadas a drogas, por exemplo, uso de cocaína. Nesse contexto, a elevação da pressão arterial é consequência da isquemia renal determinada pela ativação do sistema renina-angiotensina mais do que hipertensão secundária à expansão de volume por diminuição da função renal. Esses diferentes mecanismos de hipertensão podem ter diferentes abordagens terapêuticas.

2.4.4. Tratamento

O tratamento inicial é com diuréticos potentes como a furosemida, especialmente se o paciente apresenta diminuição da filtração glomerular. O tratamento do edema e da hipervolemia é adequado também para diminuição da hipertensão arterial, secundária à expansão de volume.

Os inibidores da enzima conversora da angiotensina podem ser efetivos mesmo considerando que o sistema renina-angiotensina-aldosterona esteja inibido nesse tipo de hipertensão. Essa resposta pode refletir ativação do sistema renina-angiotensina-aldosterona tissular no rim, endotélio vascular e glândula adrenal.

2.5. Doença renal crônica (DRC)

2.5.1. Introdução

A hipervolemia é um dos mais importantes fatores prognósticos dos pacientes com doença renal crônica, especialmente aqueles com falência renal terminal. Está associada à hipertrofia de ventrículo esquerdo, doença arterial e arteriolar e também a edema periférico e orgânico, com suas consequentes lesões em órgãos-alvo, além de dificuldades de oxigenação, infecções, prolongamento de hospitalizações, morbidade e mortalidade.

A doença cardiovascular é a principal causa de morte em pacientes em diálise, e por sua vez está associada à hipertrofia ventricular e hipertensão. A causa mais comum de hipertensão nesses pacientes é a hipervolemia. Há uma direta associação entre volemia e mortalidade, e sabe-se que uma das maneiras mais eficientes de controlar a pressão arterial em pacientes renais crônicos avançados é reduzir a sobrecarga de líquidos.

2.5.2. Diagnóstico da hipervolemia

A maneira clássica de diagnosticar a hipervolemia em pacientes renais é a avaliação clínica, em busca do que se chama peso seco, ou seja, o peso no qual o paciente está num estado euvolêmico e de água corporal normal. Uma maneira de avaliar esse estado é por meio da pressão arterial, seja pré, pós ou transdiálise, ou ainda, com mais acurácia, pela monitorização ambulatorial da pressão arterial em 24 horas.

O exame clínico ainda é relevante: detecção de edema, ausculta pulmonar, exame do abdômen, ausculta cardíaca. O conjunto dessa avaliação clínica ainda hoje não foi suplantado por outros métodos mais objetivos para avaliação de peso seco, volemia e água corporal total.

Outro método, mais objetivo, para detectar hipervolemia é a medida do BNP (*brain natriuretic peptide*), peptídeo liberado pelo átrio a partir do seu pro-hormônio, o pro-BNP, em situações de hipervolemia em resposta à distensão atrial. A medida desses dois peptídeos parece se relacionar melhor com volemia e sobrevida em pacientes dialíticos do que a medida do ANP (*atrial natriuretic peptide*). Apesar de esses peptídeos atriais estarem elevados na insuficiência cardíaca, também se elevam pela insuficiência renal e pela hipertrofia ventricular esquerda, além de outras situações, o que os tornam pouco específicos.

a) Ultrassom e volemia

Considerando que a maior parte do volume intravascular está no sistema venoso, existe uma correlação entre diâmetro da veia cava inferior (VCI) e volemia. Desse modo, a avaliação ultrassonográfica da VCI passou a ser uma ferramenta diagnóstica importante. Deve-se lembrar que o diâmetro da VCI depende não só da volemia, mas também da respiração, da função do ventrículo direito e da pressão intra-abdominal. De qualquer modo, o índice de colapso da VCI ou o índice de distensão da VCI com a respiração podem ser calculados e se correlacionam com o *status* volêmico. O principal problema do método é a sua subjetividade (dependência do operador).

Outra técnica que pode ser usada para detectar água pulmonar extravascular é a ultrassonografia pulmonar. Ela detecta reverberações hiperecoicas acústicas originárias do edema septal e da pleura, chamadas de linhas B (ou cometas). Embora possa haver uma relação entre água pulmonar e mortalidade, esse método tem especificidade baixa, o que impõe a necessidade de mais estudos antes que se possa usá-lo indiscriminadamente.

O tempo de fluxo corrigido da artéria carótida, medido por Doppler, mostrou correlação com volume intravascular, o que estimulou seu uso em unidades intensivas e de emergência. Estudos em pacientes renais crônicos ainda são preliminares, um deles mostrando relação entre perda de volume e redução do tempo de fluxo corrigido.

b) Monitorização do volume sanguíneo transdialítico

Equipamentos de hemodiálise medem a variação do volume corporal durante o tratamento, o que se chama de monitorização do volume sanguíneo transdialítico. Essa técnica permite atingir o peso seco do paciente com menos hipotensão e intercorrências, de forma mais segura.

c) Bioimpedância (BIA)

Uma técnica crescentemente mais popular é a análise de bioimpedância elétrica (BIA), que mede a penetração de correntes elétricas de diferentes frequências através de espaços com diferentes resistências (intracelular *versus* extracelular). Vários estudos têm mostrado a capacidade da BIA em avaliar objetivamente o líquido corporal, sua distribuição, permitindo controlar a hipervolemia, reduzir hipertensão e também mortalidade, além de ser usada para avaliação nutricional. Há limitações ao método em algumas pessoas e seu uso tem sido sugerido em conjunto com a determinação de biomarcadores, como BNP.

2.6. Sobrecarga de líquidos no paciente crítico

2.6.1. Introdução

A administração venosa de líquidos é um dos fundamentos do tratamento de pacientes críticos. O tratamento clássico para reverter a perfusão tecidual inadequada é restaurar volemia pela administração rápida de líquidos isotônicos.

Pacientes sépticos devem receber precocemente líquidos com tonicidade adequada para manter volemia, especialmente em situações de choque. Entretanto, é comum que isso resulte em balanço hídrico muito positivo. Em um estudo, pacientes sépticos tiveram balanço hídrico positivo médio de 11 litros após quatro dias, com alguns pacientes acumulando mais do que 20 litros de água corporal total. São múltiplas as razões para esse ganho de líquidos: necessidade de ressuscitação volêmica, administração de produtos transfusionais (plasma, hemácias, plaquetas), e mais tardiamente a infusão mandatória para administração de medicamentos (antibióticos em especial), nutrição enteral e parenteral. Além disso, a eliminação desse volume hídrico pelo rim pode estar prejudicada por vários fatores, como a conservação renal de sódio em resposta a instabilidade hemodinâmica, perdas hídricas do espaço intravascular para o interstício, disfunção cardíaca ou hepática, perda de líquido para o terceiro espaço, bem como por insuficiência renal aguda ou crônica.

2.6.2. Balanço hídrico e desfechos negativos

Há comprovada associação entre balanço hídrico positivo e vários desfechos negativos, como: prolongamento do período de internação, mais necessidade de ventilação mecânica, piora de disfunções orgânicas e mortalidade. Estratégias liberais de administração de volume se associam a piores desfechos, enquanto pacientes com balanço hídrico negativo, seja por uso de diuréticos ou por terapia renal substitutiva, têm redução do tempo de internação e melhor sobrevida. Se por um lado a sobrecarga hídrica pode ser apenas um marcador de severidade da doença crítica, por outro, há muitas evidências de que o edema intersticial possa provocar disfunção orgânica, por alterações na oferta e difusão de oxigênio, prejuízos à perfusão e à drenagem venosa e linfática e outras alterações em nível celular. Dentre os prejuízos causados pela sobrecarga de líquidos estão: edema cerebral, edema pulmonar (com redução da complacência e prejuízo às trocas gasosas), edema miocárdico, congestão hepática, aumento da pressão venosa renal e edema intersticial renal (que reduzem a perfusão renal e aumentam a retenção de água e sal), edema intestinal (que causa má absorção, íleo e translocação) e edema tecidual em geral.

Além disso, a hipertensão intra-abdominal é também fator determinante de disfunções orgânicas e insuficiência renal. O estudo FACTT (*Fluid and catheter treatment trial*) comparou duas estratégias de administração de líquidos em pacientes com síndrome da angústia respiratória do adulto. O grupo mais conservador (balanço hídrico neutro em 7 dias) teve menos dias de ventilação mecânica, menor incidência de IRA e melhor sobrevida em relação à estratégia mais liberal (balanço hídrico positivo em 7 litros). Em conjunto com outros estudos, o balanço hídrico mais positivo parece ser determinante de pior prognóstico em pacientes com IRA. Esses argumentos determinaram a mudança das diretrizes para o tratamento de pacientes críticos, reconhecendo que a infusão continuada ou repetida de líquidos pode não ser benéfica. Além disso, a previsibilidade da avaliação clínica para a resposta hemodinâmica à hidratação parenteral é pobre, pois a responsividade a líquidos depende de vários fatores, como função miocárdica, resistência arterial, capacitância venosa, permeabilidade capilar, perfusão orgânica. A consequência da administração de bolus exploratórios de volume líquido é

Seção II – Distúrbios da regulação de sódio e água

o acúmulo hídrico. O líquido infundido permanece pouco tempo no espaço intravascular, especialmente em estados inflamatórios sistêmicos, onde há vazamento capilar para o interstício. A incapacidade renal de regular o manejo de água e sal completa o círculo que leva a hiper-hidratação e edema, caracterizando uma síndrome de excesso de sódio corporal e aumento de volume intersticial.

2.6.3. Fisiopatologia do edema do paciente crítico

Na patogênese dessa síndrome, existe o modelo clássico de Starling, com aumento das pressões hidrostáticas pós-capilares (venosa e linfática) por edema tecidual, especialmente em órgãos capsulados; e redução da pressão coloidosmótica no plasma capilar (hipoalbuminemia) levando a acúmulo de líquido intersticial. Mais recentemente, porém, ganhou importância a fisiopatologia do glicocálix, uma rede complexa de glicoproteínas e outras moléculas que se situa no endotélio e regula o fluxo transcapilar de líquidos e a permeabilidade vascular, além de estar envolvido em inflamação e hemostasia. O glicocálix liga proteínas que determinam um gradiente oncótico local impedindo o efluxo de líquidos pela fenda subendotelial. Em situações de inflamação sistêmica, sepse, grandes cirurgias, trauma e estados pós-isquêmicos existe uma ruptura do glicocálix, fazendo com que a pressão hidrostática aumentada prevaleça e ocorra vazamento para o interstício. A administração de coloides nessas situações não promove o enchimento vascular e tem pouco benefício na ressuscitação hemodinâmica, conforme os estudos clínicos têm mostrado. A velocidade de reenchimento vascular é lenta nesse contexto, razão pela qual esses pacientes toleram mal muitas vezes as taxas elevadas de ultrafiltração efetiva. A alteração do glicocálix também expõe moléculas de adesão do endotélio, o que potencia respostas inflamatórias, e pode estar relacionada a outros estados edematosos em geral, como na síndrome nefrótica. Interessante notar que o peptídeo natriurético atrial, liberado pelo átrio em situações de expansão volêmica, também provoca alterações no glicocálix. Além desses mecanismos fisiopatogênicos referidos, o edema em pacientes críticos pode estar relacionado a alterações na estrutura e função da matriz extracelular que acompanha a inflamação sistêmica, como também a ruptura da arquitetura linfática local. Todas essas alterações estruturais levam a acúmulo intersticial de líquido que não está diretamente relacionado à redução da pressão coloidosmótica.

Tais conceitos relacionados à hiper-hidratação e ao edema levaram a um modelo conceitual de ressuscitação hídrica com quatro fases. Na primeira, a fase de ressuscitação, o volume é administrado para combater a instabilidade aguda, e pode levar em consideração parâmetros clínicos e laboratoriais. Essa etapa rapidamente deve ser substituída por uma fase de otimização, com o uso racional de líquidos e a participação de vasopressores (já iniciados na primeira fase). Segue-se uma fase de estabilização, onde se deve evitar o balanço hídrico positivo adicional, e por fim uma fase de desescalonamento ou desressuscitação, onde o líquido acumulado deve ser removido.

2.6.4. Avaliação do estado hídrico do paciente crítico

Nas decisões sobre prescrição de líquidos, é fundamental valorizar a responsividade a volume, com objetivo de melhorar a perfusão sistêmica. Abaixo uma lista de parâmetros usados para fazer esse diagnóstico.

- Variação do débito cardíaco e variação da pressão de pulso: útil para pacientes que estão em ventilação mecânica;

- Ecocardiografia: pode medir o enchimento ventricular direito e avaliar diâmetro e o colapso da veia cava inferior;

- Elevação passiva das pernas: quando possível é um método simples para avaliar responsividade a volume;

- Resposta hemodinâmica a desafio hídrico: pressupõe infusão de líquido, e nem sempre uma resposta indica sua necessidade;

- Pressão venosa central e pressão da artéria pulmonar ou capilar pulmonar: valores baixos podem indicar necessidade de líquidos para aumentar pré-carga.

Além disso, outros parâmetros são úteis como parâmetros de hipervolemia ou sobrecarga hídrica:

- Exame clínico (principalmente edema periférico e pulmonar);

- Peso: lembrar que pacientes críticos perdem massa seca com o tempo;

- Balanço hídrico: pode auxiliar, mas sofre de imprecisão;

144 Seção II – Distúrbios da regulação de sódio e água

- Ultrassom pulmonar: é mais sensível para congestão do que a radiografia ou as alterações de oxigenação ou de ventilação;
- Ecocardiografia: mostra distensão da veia cava inferior;
- Pressão intra-abdominal: significativa quando aumentada.

O processo de desressuscitação deve ser monitorado, para evitar novas agressões devidas a hipoperfusão tecidual. Embora o uso de diuréticos de alça não esteja indicado para prevenir ou tratar a insuficiência renal aguda, está indicado para o manejo da hipervolemia. Um desafio de furosemida (1 mg/kg) está indicado para avaliar responsividade renal. Uma resposta igual ou superior a 200 mL em 2 horas tem boa sensibilidade e especificidade para diferenciar pacientes responsivos daqueles que necessitarão de terapia renal substitutiva. Pacientes que não respondem e que permanecem hiper-hidratados se beneficiam de métodos extracorpóreos, seja hemodiálise convencional ou estendida, ultrafiltração lenta contínua ou outros métodos contínuos de depuração extrarrenal. O uso de métodos contínuos em pacientes que necessitam de remoção de líquidos é mais efetivo, tem menos risco de instabilidade hemodinâmica, menor risco de isquemia renal e permite o reenchimento vascular lento com absorção do edema. Com isso, há indícios de que os balanços hídricos negativos suaves assim obtidos preservem melhor a função renal a longo prazo.

3. TRATAMENTO DO EDEMA E DA HIPERVOLEMIA

3.1. Diuréticos

Os diuréticos são drogas que aumentam a excreção urinária de sódio inibindo o transporte desse cátion ao longo do néfron. Em consequência a essa ação, os diuréticos aumentam também o volume urinário.

O transporte de sódio apresenta características específicas em cada porção do néfron, por isso o aumento da natriurese e do volume urinário difere de acordo com o inibidor utilizado, ou seja, com o diurético administrado. Os diuréticos podem ser classificados conforme o seu local de ação:

1. Diuréticos de ação proximal: manitol e acetazolamida.
2. Diuréticos de ação em alça: furosemida, bumetanida.
3. Diuréticos de ação no túbulo distal: hidroclorotiazida, clortalidona.

4. Diuréticos de ação no túbulo coletor. Esse grupo também é conhecido como diuréticos retentores de potássio: amilorida, trianterene, espironolactona.

3.1.1. Diuréticos de ação proximal

O manitol tem efeito diurético porque é filtrado pelo glomérulo e não reabsorvido pelo túbulo proximal, exercendo uma pressão osmótica na luz que dificulta a reabsorção de água e sódio. É principalmente usado para tratar o edema cerebral.

A acetazolamida é um inibidor da anidrase carbônica e por isso causa uma diminuição da reabsorção de sódio e de bicarbonato. É um diurético fraco porque diminui apenas uma parte do sódio reabsorvido no túbulo proximal. A acetazolamida pode ser usada para potenciar a ação de outros diuréticos em situações de edema refratário. Acidose metabólica pode ocorrer com o uso desse medicamento, por inibição da reabsorção de bicarbonato proximal.

3.1.2. Diuréticos de ação em alça

A furosemida e a bumetanida agem na porção espessa ascendente da alça de Henle, onde o sódio é reabsorvido, através de um cotransportador Na^+-K^+-$2Cl^-$. A furosemida e a bumetanida são diuréticos que necessitam do processo de secreção na *pars recta* para agir na luz tubular, não são filtradas pelo glomérulo porque se ligam à albumina plasmática. Uma vez secretadas, se ligam ao sítio do cloro no cotransportador Na^+-K^+-$2Cl^-$, diminuindo a reabsorção do sódio, do potássio e do cloro. Em consequência a essa ação, o gradiente elétrico luminal se reduz e por isso a reabsorção de todos os cátions pelo espaço intercelular também diminui.

A furosemida e a bumetanida são os diuréticos mais potentes que existem porque inibem a reabsorção de 20% da carga filtrada de sódio e não há possibilidade de compensação nos segmentos mais distais. Convém lembrar que a capacidade máxima de reabsorção de sódio pelos segmentos distais à porção espessa ascendente da alça de Henle não ultrapassa 8% da carga filtrada de sódio.

Além do efeito diurético, a furosemida e a bumetanida também causam vasodilatação renal.

A furosemida é usada habitualmente na dose de 20 a 80 mg/dia e a bumetanida na dose de 0,5 a 2 mg/dia. A duração do efeito de ambas as drogas é de 3 a 6 horas. Na insuficiência renal, a dose da furosemida pode chegar a 200 ou até 400 mg/dia. No edema agudo de pulmão e nas emergências hipertensivas, as doses endovenosas de 40 mg de furosemida são inicialmente empregadas. Nos pacientes que respondem mal às doses intermitentes da furosemida, pode-se tentar uma infusão contínua após a administração inicial de 20 a 40 mg em bolo. Além disso, a administração de albumina concomitante à administração da furosemida poderá ser benéfica nos pacientes portadores de hipoalbuminemia. Em pacientes críticos euvolêmicos e oligúricos, pode-se fazer o teste da furosemida, em que é dada dose EV de 1 mg/kg e se observa a diurese nas 2 horas subsequentes. A resposta de 200 mL ou mais de diurese se correlaciona com viabilidade tubular renal, com alta acurácia.

3.1.3. Diuréticos de ação no túbulo distal

Os tiazídicos agem no túbulo distal, onde o sódio é reabsorvido através de um cotransportador Na^+-Cl^-, ao qual eles se ligam. Esses diuréticos são de média potência porque inibem cerca de 5% da carga filtrada de sódio. Os tiazídicos também são secretados para a luz tubular pela *pars recta*. Em situações de redução importante da função renal, os tiazídicos são de uso limitado devido à limitação da *pars recta* em secretar os compostos orgânicos. Entretanto, os tiazídicos podem estar indicados em uso associado aos diuréticos de ação na alça de Henle. Como os tiazídicos agem no túbulo distal, o bloqueio de um segmento adiante à porção espessa ascendente da alça de Henle resulta num efeito natriurético mais potente.

A hidroclorotiazida e a clortalidona são os exemplos mais conhecidos desse grupo de medicamentos. São usados nas doses de 12,5 a 50 mg/dia e a duração de ação é de 6 a 12 horas para a hidroclorotiazida e de 24 a 72 horas para a clortalidona.

3.1.4. Diuréticos de ação no ducto coletor

O sódio é reabsorvido nas células principais do ducto coletor através de um canal (ENaC) que é especificamente bloqueado pela amilorida e pelo triantereno. A menor reabsorção de sódio diminui a eletronegatividade da luz tubular, o que interfere na secreção do potássio. Por essa razão, os diuréticos que agem no ducto coletor são também conhecidos como retentores de potássio. Esses diuréticos são considerados de potência fraca porque o ducto coletor é responsável pela reabsorção de apenas 1 a 3% da carga filtrada de sódio. Entretanto, a administração da amilorida ou do triantereno em conjunto com os diuréticos de ação na alça de Henle é de boa utilidade, porque essa associação aumenta a natriurese sem induzir hipocalemia.

A amilorida é usada na dose de 5 a 10 mg/dia, com duração de ação de 24 horas. O triantereno é usado na dose de 50 a 200 mg/dia e sua ação persiste por cerca de 9 horas.

A espironolactona é um antagonista do receptor citoplasmático da aldosterona e é o único diurético que não tem ação luminal. Em situações de hiperaldosteronismo, o bloqueio da ação da aldosterona se faz necessário para reduzir a reabsorção do sódio e a secreção do potássio. Como já foi referido acima, o ducto coletor é responsável pela reabsorção de 1 a 3% da carga filtrada de Na^+. Por isso, a espironolactona é considerada como um diurético de potência fraca.

A espironolactona é usada na dose de 25 a 200 mg/dia. Como o mecanismo de ação da espironolactona envolve bloqueio de receptor nuclear, o seu início de ação é demorado, cerca de 3 dias a 1 semana. Da mesma maneira, a sua perda de ação é igualmente lenta quando suspenso.

Os diuréticos de ação no ducto coletor não devem ser prescritos em pacientes com redução grave da filtração glomerular devido ao risco de hiperpotassemia.

Os diuréticos de ação no ducto coletor não devem ser prescritos em pacientes que estejam sendo tratados com anti-inflamatórios não hormonais. Essas drogas diminuem a secreção da renina e da aldosterona, aumentando o risco da ocorrência da hipercalemia. Pela mesma razão, os diuréticos de ação no ducto coletor não são recomendados em pacientes que estejam fazendo uso dos inibidores da enzima de conversão e dos antagonistas do receptor da angiotensina.

3.1.5. Mecanismo de escape dos diuréticos

A administração de uma droga que diminua a reabsorção de sódio em um segmento do néfron deflagra uma série de mecanismos que acabam compensando esse efeito. Assim, por exemplo, o uso da furosemida, que bloqueia a reabsorção do sódio na porção espessa ascendente da alça de Henle e a reabsorção da água no ducto coletor, induz uma perda aumentada de sódio e água. Essa perda hidreletrolítica causa a contração do volume extracelular, com redução da volemia arterial efetiva, diminuição do fluxo sanguíneo renal e da filtração glomerular. Em consequência, o sistema renina-angiotensina-aldosterona é ativado. Então, a angiotensina II e a aldosterona aumentam a reabsorção do sódio, sendo a ação da angiotensina II no túbulo proximal e da aldosterona no ducto coletor. Além disso, ocorre hipertrofia das células do túbulo distal, o que aumenta ali a reabsorção de sódio. Como resultado final, o efeito diurético fica limitado, mas se mantém a perda do volume extracelular.

O escape do diurético pode ser "quebrado" com o aumento da sua dose, ou com a associação de outros diuréticos que atuem em sítios diferentes. Por exemplo, a associação da furosemida com tiazídicos ou com diuréticos de ação no ducto coletor.

O mecanismo de escape explica por que os diuréticos de alça e os tiazídicos causam hiperuricemia, que é justificada então pelo aumento da reabsorção do ácido úrico no túbulo proximal.

O mecanismo do escape também explica por que a suspensão abrupta de um diurético é acompanhada de uma retenção maior de sódio e água. Como os segmentos do néfron em que o diurético age estão ativados pelo mecanismo do escape, o volume extracelular aumenta. A retenção de líquido pode ser mais acentuada por alguns dias nos pacientes edemaciados.

3.1.6. Hipocalemia induzida por diuréticos

O túbulo proximal reabsorve passivamente 67% do potássio filtrado. A porção espessa ascendente da alça de Henle reabsorve 20 a 25%, de tal forma que quase que todo o potássio filtrado é reabsorvido até o túbulo distal. O potássio que sai na urina resulta da secreção desse cátion pelo ducto coletor. A reabsorção do sódio por canais específicos presentes na face apical da célula torna o potencial da luz tubular negativo, o que favorece a secreção do potássio. Essa função é modulada pela ação da aldosterona.

Diversos fatores influenciam a secreção do potássio no ducto coletor: o maior aporte distal de Na^+, o maior fluxo na luz tubular e o aumento da eletronegatividade luminal. Como exemplo, pode-se citar o aumento da secreção de potássio devido ao maior aporte distal de bicarbonato na alcalose metabólica.

O uso de diuréticos que atuam em segmentos do néfron anteriores ao ducto coletor podem causar hipocalemia (K < 3,5 mEq/L). O manitol diminui a reabsorção do sódio, da água e do potássio no túbulo proximal. Por isso, o manitol aumenta o aporte distal de sódio e o fluxo de líquido ao ducto coletor, que por sua vez favorece a secreção do potássio por essas células.

A acetazolamida, inibidor da anidrase carbônica, diminui a reabsorção proximal de sódio, bicarbonato, água e potássio proporcionalmente no túbulo proximal. O aumento do aporte distal de sódio, água e bicarbonato pode aumentar a secreção distal de potássio. Entretanto, em vez de hipocalemia, a acetazolamida pode desencadear hipercalemia por causa da acidemia metabólica, geralmente desencadeada pela perda de bicarbonato.

A furosemida diminui a reabsorção de Na^+, Cl^- e K^+ na porção espessa ascendente da alça de Henle, ao se ligar a um dos sítios do cloro no cotransportador Na^+,K^+-2Cl^-. Dessa forma, a reabsorção de K^+ diminui nesse segmento do néfron. O aumento do aporte distal do sódio e da água acarreta uma maior secreção do potássio no ducto coletor. A contração do volume extracelular produzida por esse diurético aumenta a secreção da aldosterona, a qual aumenta a secreção distal do potássio. A diminuição da reabsorção de cloro na mácula densa aumenta a produção de renina, ativando ainda mais a produção de aldosterona. O aporte aumentado de sódio aumenta também a secreção de hidrogênio, podendo induzir à alcalose metabólica, que por sua vez aumenta mais a secreção distal do potássio. Além disso, a alcalose metabólica também influencia a redistribuição do K^+, transferindo-o do intracelular para o extracelular.

Os tiazídicos atuam sobre o cotransportador Na^+Cl^- no túbulo distal, aumentando o aporte de sódio ao ducto coletor, o que se traduz numa maior reabsorção do sódio e secreção do potássio.

Os tiazídicos e os diuréticos de alça (furosemida) são as drogas mais usadas no tratamento dos estados edematosos e da hipertensão arterial sistêmica. Devido à ação já explicada acima, o uso desses diuréticos constitui a principal causa de hipocalemia.

Embora menos potentes que os diuréticos de alça, os tiazídicos produzem hipocalemia mais intensa do que esses últimos. Os pacientes que são medicados com 50 mg de hidroclorotiazida por dia apresentam uma diminuição média do potássio sérico de 0,5 mEq/L, e, nos que recebem clortalidona (tiazídico de ação mais longa), a diminuição do potássio sérico é ainda mais intensa, da ordem de 0,8 a 0,9 mEq/L.

O uso crônico de furosemida e de tiazídicos pode causar hipomagnesemia, a qual por sua vez aumenta a perda urinária de potássio.

A hipocalemia induzida por diuréticos se manifesta, em geral, após 2 a 3 semanas do início do tratamento, mantendo-se estável devido à contração do volume extracelular e à maior reabsorção proximal. Entretanto, se a dose do diurético for aumentada ou outras causas de hipocalemia, como menor ingestão (jejum, anorexia, etc.), vômitos ou diarreia, se sobrepuserem, a hipocalemia se agravará.

As principais consequências da hipocalemia induzida por diuréticos são as arritmias cardíacas em pacientes que tomam digitálicos, podendo ser essa a causa da morte súbita.

Nos pacientes com cirrose hepática, a hipocalemia pode precipitar o coma hepático, principalmente por aumentar a produção de amônia.

A hipocalemia pode agravar a hipertensão arterial e aumentar a incidência de acidente vascular cerebral. Além disso, a depleção de potássio é causa de resistência à insulina e hipercolesterolemia.

Em relação ao rim, a hipopotassemia produz vasoconstrição renal, podendo ser um fator agravante para a insuficiência renal aguda isquêmica e nefrotóxica (gentamicina, anfotericina B e alguns antiretrovirais), além de produzir diabetes insipidus nefrogênico pela inibição da ação do hormônio antidiurético na célula do ducto coletor.

O tratamento e a profilaxia da hipocalemia induzida por diuréticos são:

1. Uso de baixas doses. Os tiazídicos nas doses de 12,5 a 25 mg/dia produzem controle semelhante da pressão arterial e menor perda de potássio do que doses maiores.
2. Ingestão moderada de cloreto de sódio (70 a 100 mEq/dia).
3. Suplementação diária com cloreto de potássio (40 a 60 mEq/dia).

Quando ocorrer arritmia severa em pacientes que não podem receber reposição por via oral, administrar potássio (150 a 200 mEq/dia) por via endovenosa, gota a gota em 24 horas, não ultrapassando a dose de 20 mEq/hora. Se possível, diluir a solução de KCl em solução fisiológica (NaCl 0,9%).

4. Reposição de magnésio se necessário.

5. Associação com diuréticos retentores de potássio, como a amilorida e a espironolactona.

6. Associação com inibidores da enzima de conversão (captopril ou enalapril) e com antagonistas do receptor de angiotensina II (losartan, valsartan).

3.1.7. Diuréticos e cálcio

Cerca de 65% do cálcio filtrado é reabsorvido no túbulo proximal, consequente à reabsorção do sódio e da água, 20% na porção espessa da alça de Henle e 5% no túbulo distal.

Os diuréticos de alça produzem aumento da excreção urinária de cálcio, que é compensada pelo mecanismo do escape de diuréticos, ou seja, pelo aumento da reabsorção proximal de cálcio. Portanto, no tratamento da hipercalcemia, a administração da furosemida é útil.

No túbulo distal, o cálcio é reabsorvido na membrana luminal por um canal específico. Na membrana basal, o cálcio passa para o espaço peritubular devido à ação da Ca^{++}-ATPase e pelo trabalho exercido por um trocador Na^+-Ca^{++}.

Os tiazídicos reduzem a concentração do sódio no intracelular porque inibem a sua entrada na célula. Em consequência, há um aumento na entrada do sódio pela membrana basal pela ação do trocador Na^+-Ca^{++}, que favorece a saída do cálcio da célula. Portanto, os tiazídicos são drogas que aumentam a reabsorção do cálcio no túbulo distal, sendo muito empregadas no tratamento da calculose de pacientes com hipercalciúria e na prevenção e no tratamento da osteoporose. Além disso, o mecanismo de escape observado com o uso do tiazídico aumenta a reabsorção proximal de cálcio potencializando o efeito retentor de cálcio.

3.1.8. Efeitos endócrinos

Os tiazídicos e os diuréticos de ação em alça de Henle produzem intolerância à glicose, hiperglicemia, mas raramente estados hiperosmolares. A hiperglicemia induzida por esses diuréticos está associada à hipocalemia, a qual diminui a secreção da insulina pelo pâncreas e a utilização muscular da glicose.

Os tiazídicos também podem aumentar o colesterol com aumento da fração LDL-colesterol e diminuição da fração HDL-colesterol. Esses efeitos metabólicos são reversíveis com a suspensão das drogas.

A espironolactona bloqueia os receptores citoplasmáticos de andrógenos, produzindo efeitos antiandrogênicos, como ginecomastia e diminuição da testosterona. Esse efeito é dose dependente com incidência de 50% quando as doses utilizadas estão entre 150 a 300 mg/dia. Mais recentemente, novos antagonistas específicos do receptor da aldosterona, como o eplerenona, estão sendo utilizados, sendo desprovidos desses efeitos indesejáveis.

3.2. Terapia renal substitutiva

3.2.1. Introdução

Em diversos contextos relacionados a hipervolemia, como insuficiência cardíaca, insuficiência renal aguda ou crônica, síndrome hepatorrenal ou síndrome nefrótica grave refratária, quando o tratamento clínico conservador é insuficiente para manter o balanço hídrico normal e o paciente se encontra em situação de risco, pode-se lançar mão de métodos substitutivos da função renal, com o objetivo de reestabelecer a volemia e o estado de hidratação normais.

3.2.2. Métodos de depuração

Esses métodos podem ser acompanhados de técnicas de depuração, quando há necessidade de remoção de solutos indesejáveis (na doença renal crônica terminal ou na injúria renal aguda severa, por exemplo), ou ainda podem objetivar a remoção isolada de líquidos (ultrafiltração isolada).

As terapias substitutivas podem ser intermitentes (como na hemodiálise crônica convencional) ou contínuas (como as usadas em pacientes críticos instáveis). Podem usar sistemas extracorpóreos ou a modalidade de diálise peritoneal, que tem baixa complexidade, permite estabilidade hemodinâmica e não necessita de anticoagulação nem de acesso vascular, mas, por outro lado, não possibilita um controle preciso da remoção de líquidos.

No paciente renal crônico, a hemodiálise convencional, três vezes por semana ou mais frequente, tem como meta manter o peso seco do paciente, evitando oscilações amplas da volemia. A remoção agressiva de líquidos pode causar hipotensão, má perfusão visceral com translocação intestinal e inflamação sistêmica e atordoamento miocárdico. Para evitar esses efeitos, recomenda-se que o ganho de volume (peso) interdialítico não exceda 5,7% do peso corporal, limite acima do qual demonstrou-se aumento de mortalidade. Vários estudos têm demonstrado que a hemodiafiltração crônica com altos volumes permite um melhor controle volêmico e teria melhores índices de sobrevida.

Em pacientes críticos, conforme discutido acima, a manutenção do balanço hídrico neutro é particularmente difícil, e frequentemente requer o uso de métodos contínuos que permitem remoção eficiente de líquidos mesmo em pacientes com hemodinâmica instável ou aqueles com risco de hipertensão intracraniana. São eles a hemodiálise venovenosa contínua, a hemodiafiltração venovenosa contínua e a ultrafiltração lenta contínua.

BIBLIOGRAFIA CONSULTADA

1. Adrogue HJ, Madias NE. Primary care: hypernatremia. The New England Journal of Medicine. 2000;342:1493-9.

2. Adrogue HJ, Madias NE. Primary care: hyponatremia. The New England Journal of Medicine. 2000;342:1581-9.

3. Berl T., Robertson GL. Pathophysiology of Water Metabolism. In: Brenner BM. The Kidney. 6. ed. Philadelphia: W.B. Saunders Company. 2000, Cap. 18, p. 866-924.

4. Brater DC. Drug therapy: Diuretic therapy. New England Journal of Medicine. 1998;339:387-95.

5. Cadnapaphornchai MA, Tkachenko O, Shchekochikhin D, Schrier RW. The nephrotic syndrome: pathogenesis and treatment of edema formation and secondary complications. Pediatr Nephrol. 2014;29(7): 1159-67.

6. Colbert GB, Szerlip HM. Euvolemia – a critical target in the management of acute kidney injury. Seminars in Dialysis. 2019;32:30-4.

7. Davenport A. Ultrafiltration in diuretic-resistant volume overload in nephrotic syndrome and patients with ascites due to chronic liver disease.Cardiology. 2001;96(3-4):190-5.

8. Deschênes G, Wittner M, Stefano A, Jounier S, Doucet A. Collecting duct is a site of sodium retention in PAN nephrosis: a rationale for amiloridetherapy. J Am Soc Nephrol. 2001;12(3):598-601.

9. Doucet A, Favre G, Deschênes G. Molecular mechanism of edema formation in nephrotic syndrome: therapeutic implications. Pediatr Nephrol. 2007;22(12):1983-90.

10. Duffy M, Jain S, Harrell N, Kothari N, Reddi AS. Albumin and furosemide combination for management of edema in nephrotic syndrome: a review of clinical studies. Cells. 2015;4(4):622-30.

11. Ekinci C, Karabork M, Siriopol D, Dincer N, Covic A, Kanbay M. Effects of volume overload and current techniques for the assessment of fluid status in patients with renal disease. Blood Purif. 2018;46:34-47.

12. Ellis D. Pathophysiology, evaluation, and management of edema in childhood nephrotic syndrome. Front Pediatr. 2016;3:1-11.

13. Epstein AA. Concerning the causation of edema in chronic parenchymatous nephritis; method for its alleviation. Am J Med. 1952;13(5):556-61.

14. Fiorentino M, Bolignano D, Tesar V, Pisano A, Van Biesen W, D'Arrigo G, Tripepi G, Gesualdo L; ERA-EDTA Immunonephrology Working Group. Renal biopsy in 2015 – from epidemiology to evidence-based indications. Am J Nephrol. 2016;43(1):1-19.

15. Floege J, Feehally, J. Introduction to glomerular disease: clinical presentations. In: Johnson RJ, Floege J, Feehally J, eds. Comprehensive Clinical Nephrology. 5. ed., Philadelphia: Elsiever. 2015; 195-208.

16. Ichikawa I, Rennke HG, Hoyer JR, Badr KF, Schor N, Troy JL, Lechene CP, Brenner BM. Role for intrarenal mechanisms in the impaired salt excretion of experimental nephrotic syndrome. J Clin Invest. 1983;71(1): 91-103.

17. Kapur G, Valentini RP, Imam AA, MattooTK.Treatment of severe edema in children with nephrotic syndrome with diuretics alone – a prospective study. Clin J Am Soc Nephrol. 2009;4(5):907-13.

18. Kumar S, Berl T. Sodium. The Lancet. 1998;352:220-8.

19. Magaldi AJ. New Insites into the paradoxical effect of thizides in diabetes insipidus therapy. Nephrol Dial Transplant. 2000;15:1903-5.

20. Masilamani S, Knepper MA, Burg MB. Urine concentration and dilution. In: Brenner BM. The Kidney. 6. ed. Philadelphia: W.B. Saunders Company, 2000, Cap. 15, p. 595-635.

21. Meltzer JI, Keim HJ, Laragh JH, Sealey JE, Jan KM, Chien S. Nephrotic syndrome: vasoconstriction and hypervolemic types indicated by renin-sodium profiling. Ann Intern Med. 1979;91(5):688-96.

22. Miller WL. Fluid volume overload and congestion in heart failure – time to reconsider pathophysiology and how volume is assessed. Circ Heart Fail 2016; 9:e002922.

23. Mullens W, Verbrugge FH, Nijst P, Tang WHW. Renal sodium avidity in heart failure: from pathophysiology to treatment strategies. European Heart Journal. 2017;38:1872-82.

24. O'Connor ME, Prowle JR. Fluid overload. Crit Care Clin. 2015;31:803-21.

25. Palmer BF. Potassium disturbances associated with diuretic use. In: Donald S., Giebisch G. Diuretics agents: clinical physiology and pharmacology. 1. ed. San Diego: Academic Press. 1997, Cap. VIB, p. 571-84.

26. Palmer LG, Schnermann J. Integrated control of Na transport along the nephron. Clin J Am Soc Nephrol. 2015;10:676-87.

27. Park ES, Huh YS, Kim GH. Is tolvaptan indicated for refractory oedema in nephrotic syndrome? Nephrology (Carlton). 2015;20(2):103-6.

28. Peterson C, Madsen B, Perlman A, Chan AY, Myers BD. Atrial natriuretic peptide and the renal response to hypervolemia in nephrotic humans. Kidney Int. 1988;34(6):825-31.

29. Polito MG, de Moura LA, Kirsztajn GM. An overview on frequency of renal biopsy diagnosis in Brazil: clinical and pathological patterns based on 9,617 native kidney biopsies. Nephrol Dial Transplant. 2010; 25(2):490-6.

30. Provenzano AM, Sparks MA. The renin-angiotensin-aldosterone system update: full-court press. Nephrol Dial Transplant. 2019; doi: 10.1093/ndt/gfz123. [Epub ahead of print.]

31. Redfield MM. Heart failure with preserved ejection fraction. N Engl J Med. 2016;375:1868-77.

32. Rodríguez-Iturbe B, Colic D, Parra G, Gutkowska J. Atrial natriuretic factor in the acute nephritic and nephrotic syndromes. Kidney Int. 1990; 38:512.

33. Rudler M, Mallet M, Sultanik P, Bouzbib C, Thabut D. Optimal management of ascites. Liver International. 2020;40(suppl.1):128-35.

34. Schnaper HW, Kopp JB. Nephrotic syndrome and the podocytophaties: minimal change disease, focal segmental glomerulosclerosis, and collapsing glomerulopathy. In: Coffman TM, Falk RJ, Molitoris BA, Neilson EG, Schrier

RW. Schrier's Disease of the Kidney. 9. ed. Philadelphia: Lippincott Williams & Wilkins. 2013, vol. II, p.1414-1521.

35. Seguro AC, Malnic G, Zatz R. Distúrbios do metabolismo de potássio. In: Zatz R. Fisiopatologia renal. 1. ed. São Paulo: Atheneu. 2000, Cap. 8, p.123-150.

36. Seguro AC, Zatz R. In: Zatz R. Distúrbios da tonicidade do meio interno: regulação do balanço de água. In: Zatz R. Fisiopatologia renal. 1. ed. São Paulo: Atheneu. 2000, Cap. 11, p. 189-208.

37. Seguro AC, Helou CMB, Zatz R. Mecanismo de ação de diuréticos. In: Zatz R. Fisiopatologia renal. 1. ed. São Paulo: Atheneu. 2000, Cap. 6, p. 97-108.

38. Siddall EC, Radhakrishnan J. The pathophysiology of edema formation in the nephrotic syndrome. Kidney Int. 2012;82(6):635-42.

39. Stoycheff N, Stevens LA, Schmid CH, Tighiouart H, Lewis J, Atkins RC, Levey AS. Nephrotic syndrome in diabetic kidney disease: an evaluation and update of the definition. Am J Kidney Dis. 2009;54(5):840-9.

40. Svenningsen P, Bistrup C, Friis UG, Bertog M, Haerteis S, Krueger B, et al. Plasmin in nephrotic urine activates the epithelial sodium channel. J Am Soc Nephrol. 2009;20(2):299-310.

41. Takamura N, Maruyama T, Chosa E, Kawai K, Tsutsumi Y, Uryu Y, et al. Bucolome, a potent binding inhibitor for furosemide, alters the pharmacokinetics and diuretic effect of furosemide: potential for use of bucolome to restore diuretic response in nephrotic syndrome. Drug Metab Dispos. 2005;33(4):596-602.

42. Tanaka M, Oida E, Nomura K, Nogaki F, Fukatsu A, Uemura K, et al. The Na$^+$-excreting efficacy of indapamide in combination with furosemide in massive edema. Clin Exp Nephrol. 2005;9(2):122-6.

43. Thind GS, Loehrke M, Wilt JL. Acute cardiorenal syndrome: mechanisms and clinical implications. Cleveland Clinic Journal of Medicine. 2018;85(3):231-9.

44. Veronese FJV, Thomé SS, Barros E. Fisiopalogia e tratamento do edema nefrótico. In: Veronese FJV, Manfro RC, Thomé FS, Barros E. Nefrologia na prática clínica. 1. ed. São Paulo: Livraria Balieiro, 2019.

45. Zolty E, Ibnou-Zekri N, Izui S, et al. Glomerulonephritis and sodium retention: enhancement of Na+/K+-ATPase activity in the collecting duct is shared by rats with puromycin induced nephrotic syndrome and mice with spontaneous lupus-like glomerulonephritis. Nephrol Dial Transplant. 1999;14:2192.

Capítulo 8

DIAGNÓSTICO E TRATAMENTO DA HIPONATREMIA

Marcelo Augusto Duarte Silveira
Anderson Ricardo Roman Gonçalves

1. INTRODUÇÃO

A hiponatremia é o DHE mais comum na prática clínica e é definida como sódio inferior a 135 mEq/L. Acomete até 30% dos pacientes hospitalares, podendo ser maior em alguns grupos de risco como idosos, no hipotireoidismo, em portadores de câncer ou indivíduos sob polifarmácia.[1,2] Está associado a aumento de mortalidade, distúrbio de marcha, risco de queda, osteopenia/osteoporose, distúrbios cognitivos, tempo de internação (incluindo tempo de internação em unidade de terapia intensiva-UTI), custos e readmissões.[3]

O distúrbio de sódio é uma desordem no balanço corporal de água. De alguma forma há um predomínio de água sobre os estoques intercambiáveis de sódio. Isso acontece por algum desequilíbrio na oferta (ou ingesta) ou na excreção (em geral renal) de água ou sódio. A integridade renal com perfeitas capacidades de diluição e concentração urinária é determinante nos valores séricos de sódio.[3] Além disso, o mecanismo da sede, com o equilíbrio na ingestão de água, também colabora na homeostase de sódio e água. O principal regular da excreção e do balanço corporal de água é a vasopressina ou hormônio antidiurético (ADH), produzido no hipotálamo (núcleos supraóptico e paraventricular) e armazenado na neuro-hipófise. Uma vez liberado na corrente sanguínea, atua nas células principais do túbulo coletor, incorporando canais de Aquaporina 2 -AQ2, tornando a célula permeável à água.[3,4] Os principais estímulos para a liberação do ADH são o aumento da tonicidade plasmática (principal) e a redução da volemia arterial efetiva.[3]

A concentração de sódio é determinante na tonicidade do meio extracelular, que é intercambiável clinicamente com a osmolalidade plasmática. Para essa, os valores normais situam-se entre 275-290 mOsm/kg H2O e pode ser calculada através da fórmula: pOsm = 2 x Na + Glicose/18 + Ureia/6. Outra maneira de obter a osmolalidade plasmática é através do osmômetro por ponto de fusão (ponto de congelamento), que inclui moléculas não calculadas (ex.: proteínas e triglicerídeos).[1,3]

2. PSEUDO-HIPONATREMIA

A concentração de sódio, presente na fase líquida do plasma, pode ser mascarada por substâncias de fase sólida que interferem no volume da amostra, traduzindo-se em hiponatremia na leitura, mas com concentração efetiva normal. Esse fenômeno é chamado de pseudo-hiponatremia, ou hiponatremia isotônica, e pode ocorrer em situações como hipertrigliceridemia e hipercolesterolemia (níveis muito elevados, > 900 mg/dL) ou hiperproteinemia (ex.: gamopatias com proteína total > 10 g/dL).

A presença de hiperglicemia não configura pseudo-hiponatremia, mas sim hiponatremia real, uma vez que a glicose aumenta a tonicidade plasmática e expande o espaço aquático extracelular e, assim, diminui a concentração de sódio. Em situação de hiperglicemia, pode-se corrigir a concentração plasmática de sódio a partir da seguinte fórmula:

Sódio corrigido = Sódio medido (mEq/L) + [(Glicose (mg/dL) − 100)/100] x 2,0

3. CLASSIFICAÇÃO

A hiponatremia pode ser classificada pelo nível de sódio (Tabela 1), pela tonicidade ou pela volemia (Tabela 2) e tempo de instalação.

Tabela 1 Classificação da hiponatremia quanto ao nível sérico de Sódio

Leve	entre 130-135 mEq/L
Moderada	entre 120-129 mEq/L
Severa	< 120 mEq/L

Tabela 2 Classificação volêmica da hiponatremia e etiologias mais frequentes

Hipovolêmica	Euvolêmica	Hipervolêmica
Diuréticos	SIAD	ICC
Nefropatias perdedoras de sal	Hipotireoidismo	Insuficiência hepática
Insuficiência adrenal	Polidipsia psicogênica	Síndrome nefrótica
Síndrome cerebral perdedora de sal	Potomania (p.ex., cerveja)	Doença renal crônica
Hiponatremia do maratonista	Drogas	Injúria renal aguda

Com relação ao tempo de instalação, pode ser aguda ($\leq$ 48 h) ou crônica (> 48 h). Esse período é altamente relevante clinicamente e com variações no tratamento. As hiponatremias agudas costumam ser mais sintomáticas devido ao curto intervalo de adaptação especialmente de células do sistema nervoso, com maior impacto em volume intracelular.[1,5] Já na hiponatremia crônica acredita-se que há maior adequação de solutos (osmóis) intracelulares, o que faz com que a correção da tonicidade no meio extracelular impacte de forma menos severa o volume celular. Quando o tempo de instalação é desconhecido, considera-se como crônica. Clinicamente algumas situações estão associadas à hiponatremia aguda, são elas: ressecção transuretral de próstata com irrigação com volumes elevados de solução hipotônica, crise de porfiria aguda, uso de Ecstasy (MDMA) e maratonistas que ingerem mais de 1,5 litro de água por hora.

A classificação mais utilizada na prática clínica é relacionada com a volemia. A hiponatremia hipovolêmica ocorre quando há perdas de água e de sódio, sendo maior deste, ou perdas similares com reposição pobre em sódio (Figura 1).

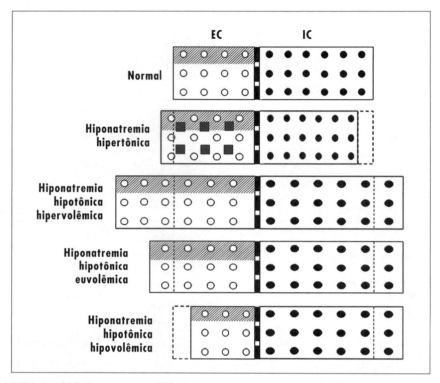

Figura 1 Representação dos fluidos e solutos nos compartimentos intra (IC) e extracelular (EC) na condição normal ou em condições de hiponatremia. Em hachurado, a representação do compartimento intravascular. Os círculos em branco representam os solutos EC e em preto, IC. Os quadrados são solutos adicionais (p.ex., glicose ou manitol). Baseado em Adrogué HJ, et al.[1]

A hiponatremia hipervolêmica ocorre essencialmente em cardiopatas, hepatopatas e alguns pacientes com síndrome nefrótica. Esses quadros têm em comum a secreção aumentada do ADH por estímulo barorreceptor. Na verdade, nesses casos ocorre redução do volume arterial circulante efetivo em detrimento de hipervolemia do sistema venoso; os barorreceptores de alta pressão localizados em aorta, átrio e carótida entendem que há hipovolemia e estimulam a secreção do ADH e retenção de água, complicando o quadro de hipervolemia já presente pela retenção de sódio por ação do sistema renina-angiotensina-aldosterona, e corroborando com a hiponatremia pela maior retenção de água.

A hiponatremia euvolêmica é principalmente crônica e pode estar relacionada a secreção aumentada do ADH (ex.: neoplasias), distúrbios do centro osmorregulador (ex.: trauma craniano; acidente vascular encefálico), aumento tubular (célula principal do túbulo coletor) da reabsorção de água independente do ADH (por mutação com ganho de função dos canais de água, as aquaporinas do tipo 2). Aqui cabe destaque para a Síndrome de Antidiurese Inapropriada, ou SIAD.[6]

3.1. *Clearance* de água

Como parte do diagnóstico, e antes de falar no quadro clínico, é importante conhecer o conceito de *clearance* de água livre (ClH2O). Se o organismo precisa de água, esse *clearance* deve ser negativo (aumento na reabsorção tubular de água) e se o organismo não necessita, este deve ser positivo (aumento da excreção de água).[3,7,8]

Nossa diurese depende do *clearance* osmolar e do clearance de água. O *clearance* osmolar, como o próprio nome diz, depende de osmóis que são fornecidos (ex.: ingestão proteica e catabolismo).[7,8]

Tabela 3 Fórmula do *clearance* de água livre

Volume urinário = Cl H2O + Cl Osm
Cl H2O = - Volume urinário + Cl Osm (-1)
Cl H2O = Volume Urinário + (uOsm x Volume urinário / pOsm)
ClH2O = Volume urinário x (1 − uOsm / pOsm)

uOsm: Osmolalidade urinária; pOsm: Osmolalidade plasmática.

4. SÍNDROME DA ANTIDIURESE INAPROPRIADA (SIAD)

A SIAD é a principal causa de hiponatremia crônica. A fisiopatologia envolve um ou todos os três mecanismos principais: distúrbio em eixo osmorregulador central, aumento da produção de ADH ou aumento da incorporação de AQ2 (ex.: mutação em receptor V2 com ganho de função do receptor ou medicações).[3,6]

A SIAD apresenta características essenciais e suplementares para o seu diagnóstico (Tabela 4).

162 Seção II – Distúrbios da regulação de sódio e água

Tabela 4 Características essenciais e suplementares da SIAD. Baseado em Esposito P, et al.[6]

Características essenciais da SIAD:
– Euvolemia clínica; – Osmolalidade plasmática baixa < 275 mOsm/kg – Sódio urinário > 40 mEq/L – Funções normais: tireoide e adrenal; – Ausência de estímulos para eliminação de ADH (ex.: diurético).
Características suplementares da SIAD:
– Ácido úrico < 4,0 mg/dL; – Ureia < 30 mg/dL; – Fração de excreção de sódio (FeNa) > 1%; – Osmolalidade urinária > 100 mOsm/kg; – Falha na correção da hiponatremia com SF 0,9%.

As características suplementares nem sempre estão presentes. A função renal deve estar normal ou, no máximo, levemente alterada para o diagnóstico.[3,6,8] A dosagem do ADH não é necessária para o diagnóstico. Trata-se de molécula pequena e de meia-vida de até 18 minutos, o que dificulta sua mensuração.[3,6,8]

Um diagnóstico diferencial importante é a Síndrome Cerebral Perdedora de Sal (SCPS). Trata-se de uma causa de hiponatremia que pode estar associada a alterações em sistema nervoso central (SNC) (ex.: traumatismo craniano, hemorragia subaracnoide ou neurocirurgias), mas clinicamente apresenta hipovolemia (níveis baixos de PVC, hipotensão postural) e respondem à infusão de SF 0,9%. Ao contrário da SCPS, a utilização de SF 0,9% na SIAD pode reduzir ainda mais os níveis de sódio devido ao fenômeno da dessalinização, em que utilizar soluções com osmolalidade inferior à osmolalidade urinária acaba por aumentar a reabsorção tubular de água.[9]

Tabela 5 Etiologias da SIAD

Causas de SIAD
Doenças malignas: carcinoma pulmonar de pequenas células e broncogênico, tumores de cabeça e pescoço, estômago, bexiga e rim.
Afecções pulmonares: insuficiência respiratória, DPOC, pneumonia, tuberculose, abscesso pulmonar, sarcoidose.
Doenças neurológicas: meningites, trauma cranioencefálico, acidente vascular isquêmico ou hemorrágico, hemorragia subaracnoide, hematoma intracraniano, trombose de seios cavernosos, encefalites, tumores, agenesia de corpo caloso.

(continua)

Tabela 5 Etiologias da SIAD (continuação)

Causas de SIAD
Drogas: AINE, amiodarona, antidrepressivos tricíclicos, carbamazepina, ciclofosfamida, clorpropamida, fenotiazinas, gabapentina, IECA/BRA, inibidores da MAO, inibidores seletivos da recaptação de serotonina, nicotina, opiáceos, oxcarbazepina, sildenafil, valproato de sódio, vincristina, 3,4-metilenedioxi-metanfetamina (MDMA, "ecstasy").
Outras: dor, hipoxemia, retenção de CO_2, náuseas, vômitos, psicose aguda, porfiria intermitente aguda, síndrome da imunodeficiência adquirida (SIDA), pós-cirurgia, *reset* do osmostato, idiopática.

AINE: anti-inflamatórios não esteroidais; IECA: inibidores da enzima de conversão da angiotensina; BRA: bloqueadores de receptor de angiotensina II.

5. HIPONATREMIA: QUADRO CLÍNICO

O nível plasmático do sódio, mas principalmente a velocidade de instalação da hiponatremia, determina a apresentação clínica. São especialmente sensíveis para manifestações clínicas mais severas os idosos, portadores de hipotireoidismo grave, mulheres de baixo peso, uso de tiazídicos (principalmente em associação com outras medicações como tricíclicos ou anticonvulsivantes).[1,7,9]

Na hiponatremia leve ou moderada (sódio plasmático entre 130-135 mEq/L e 120-129 mEq/L, respectivamente) são frequentes náuseas e mal-estar. A hiponatremia severa (valores abaixo de 120 mEq/L) cursa com sintomas mais severos, que podem ir de cefaleia, letargia, depressão do nível de consciência até convulsões e coma.[1,9]

O edema cerebral é o responsável pela maioria dos sintomas. As células do sistema nervoso central são especialmente sensíveis. A velocidade de instalação e a intensidade da hiponatremia vão provocar mais ou menos edema, com sintomas em paralelo. Em casos de hiponatremia severa (< 120 mEq/L) com evolução de menos de 48 horas (aguda), os mecanismos de compensação cerebral são superados e os sintomas neurológicos progridem de náuseas e vômitos a letargia, cefaleia, confusão e cãibras. Progredindo mais, haverá manifestações clínicas do edema cerebral como convulsões, sintomas de herniação cerebral e edema pulmonar neurogênico.[1,5]

São especialmente sensíveis para manifestações clínicas mais severas as mulheres de baixo peso, o uso de tiazídicos, MDMA (ecstasy), hiponatremia induzida por exercícios, infusão de líquidos hipotônicos no cenário de dor de pós-operatório tratada com opiáceos e polidipsia primária.

A maioria dos pacientes com hiponatremia crônica é assintomática ou oligossintomática. Mas mesmo quadros de hiponatremia leve estão associados com instabilidade de marcha, risco de queda, fraturas osteoporóticas, formação de cálculos urinários, sarcopenia, declínio cognitivo e mortalidade.[5]

6. ABORDAGEM DIAGNÓSTICA

Em geral utilizam-se os dados clínicos e laboratoriais (Figura 2). A determinação da osmolalidade plasmática é indicada e importante em casos de hiponatremia. Em nosso meio utiliza-se o aparelho osmômetro com metodologia de mensuração de ponto de fusão. Além disso, é preciso confirmar que a redução na concentração de sódio é real, afastando-se a pseudo-hiponatremia. A presença de substâncias que promovam hipertonicidade deve ser afastada, em especial hiperglicemia.

Uma vez confirmada a presença de hiponatremia hipotônica, a caracterização da volemia orienta entre os possíveis diagnósticos e pode orientar também a terapêutica. Na presença de hipovolemia, o sódio urinário pode apontar para causas renais ou não renais, um diagnóstico muitas vezes importante em doentes críticos (Figura 2).

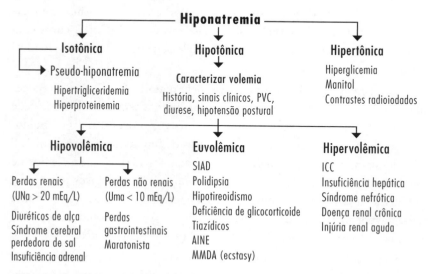

Figura 2 Fluxograma da abordagem diagnóstica da hiponatremia. Baseado em Gonçalves ARR, et al.[9]

UNa: concentração de sódio urinário; SIAD: síndrome da antidiurese inapropriada; AINE: anti-inflamatórios não esteroidais.

7. TRATAMENTO

A definição da etiologia, estado volêmico, tempo de instalação e sintomatologia determina as condutas. Os sintomas são considerados leves quando há apenas cefaleia e náuseas, e passam de moderado a severo na presença de turvação visual, vômitos incoercíveis, sonolência, torpor, coma, convulsões. O tratamento da hiponatremia crônica (geralmente assintomática) é diferente do tratamento da hiponatremia aguda (geralmente sintomática).[3,5,6,10]

Os objetivos do tratamento são a resolução das manifestações clínicas, a reversão da hipotonicidade dentro de margem de segurança para evitar complicações do tratamento e o tratamento da causa básica. É importante ter em mente que o tratamento sem limites é tão ou mais lesivo que a hiponatremia em si e que a revisão frequente do sódio sérico deve guiar a correção.

7.1. Abordagem na hiponatremia assintomática

Independentemente da duração, a hiponatremia assintomática deve ser tratada como hiponatremia crônica e não requer medidas clínicas intempestivas. Um limite de correção para o sódio deve ser estabelecido, pois mesmo indivíduos assintomáticos podem apresentar complicações da correção intempestiva da osmolaridade, um fenômeno conhecido como desmielinização osmótica (pontina ou extrapontina). A margem de segurança é corrigir a natremia em até 8 mEq/L em 24h e 16 mEq/L em 48h (Tabela 6). Em situações com risco adicional de desmielinização osmótica, como hiponatremia crônica com sódio < 110 mEq/L, alcoolismo, insuficiência hepática, transplante hepático, hipocalemia concomitante ou desnutrição, o teto da correção da natremia deve ser de 6 mEq/L.[11,12]

A restrição hídrica é a base do tratamento, em geral restringindo a administração de fluidos a menos de 1000 mL/dia ou de acordo com o volume urinário. É importante manter ingestão de solutos, pois são necessários para a capacidade renal de diluição e concentração urinária. No caso de euvolemia ou hipervolemia, diuréticos de alça são indicados. As opções terapêuticas para essa situação são detalhadas na Tabela 6.

Tabela 6 Arsenal terapêutico para hiponatremia crônica

Estratégia	Mecanismo de Ação Proposto	Comentários
Restrição hídrica	Baseado no volume urinário (promover balanço hídrico negativo)	Considerado 1ª linha de tratamento (Consensos americano e europeu de hiponatremia crônica)
Furosemida oral (20 a 40 mg/dia) associado ao Cloreto de Sódio 2g 3x dia.	Aumentar excreção de água livre e fornecer maior aporte de sódio	Pode ser limitado a longo prazo
Aumento de ingestão proteica (e/ou ureia oral (10 a 30g/dia) – Aumento de osmóis urinários por inibição do sódio glicose tipo 2 em túbulo proximal (inibidor de SGLT2)	Fornece osmóis urinários e ajuda a eliminar água livre pela urina	Limitado em idosos com baixa ingestão alimentar
Aquaréticos – vaptanos[3,10] – demeclociclina (derivado de tetraciclina)	Bloqueiam o Receptor V2 em membrana basolateral de célula principal em túbulo coletor	Custo elevado; indisponível no Brasil

O uso de ureia oral (10 a 30 g/dia) também é uma opção, porém por ter paladar desagradável dificulta o uso. Como opção manipulável em farmácias existe a Champagne de Bruxelas: Ureia 10 g + Sucarose 200 mg + Bicarbonato de Sódio 2 g + Ácido Cítrico 1,5 g; diluir em 50 a 100 mL de água e tomar 1 a 2 vezes ao dia 4.[3,10] Estudo clínico demonstrou que, no tratamento, não há diferença entre o uso de ureia oral e o uso de vaptanos a longo prazo para portadores de hiponatremia crônica.[13]

Estudo recente em 88 indivíduos demonstrou que o uso de um inibidor de SGLT2 (Empaglifozina) por 4 dias pode aumentar a osmolalidade urinária (pela glicosúria), desta forma podendo aumentar o *clearance* de água livre, contribuindo para o tratamento da hiponatremia. Nesse estudo apenas 14% de cada subgrupo de pacientes eram diabéticos. No grupo controle os pacientes usaram placebo e a restrição de água (até 1 L por dia). Ao final de 4 dias houve incremento de 10 mEq/L de sódio no grupo Empaglifozina contra 7 mEq/L no grupo Placebo (p = 0,04).[14]

7.2. Abordagem na hiponatremia sintomática (aguda ou crônica)

Apesar de ser necessário um aumento nos níveis de sódio, a correção excessiva pode levar à desmielinização osmótica (pontina ou extrapontina). Clinicamente a desmielinização osmótica pode provocar mutismo, tetraparesia, confusão mental, coma. O diagnóstico pode ser elucidado por ressonância magnética. Estão sob maior risco casos de hiponatremia crônica com sódio < 110 mEq/L, alcoolismo, insuficiência hepática, transplante hepático, hipocalemia concomitante ou desnutrição. Nesses casos o teto da correção da natremia deve ser de 6 mEq/L em 24 horas.[11]

Para pacientes com hiponatremia aguda e sintomas severos, o uso de NaCl 3% é indicado para melhora dos sintomas, monitorizando-se os níveis de sódio a cada 4 a 6 horas (Tabela 6).

Para produzir NaCl 3% pode ser utilizado na proporção: SF 0,9% 890 mL + NaCl 20% 110 mL ou SG 5% ou Água Destilada 850 mL + NaCl 20% 150 mL. Se não houver necessidade de bolus inicial, pode ser utilizado NaCl 3% em bomba de infusão contínua (BIC), utilizando-se a fórmula de Adrogué para respeitar a velocidade de elevação do sódio sérico.[1]

O aparecimento de diurese aquosa pode acelerar a correção do sódio sérico muito além do que previsto pela fórmula. Nesse caso, para limitar a velocidade de ascensão do sódio utiliza-se a infusão de glicose a 5% na mesma velocidade do débito urinário ou a aplicação de desmopressina 1-2 µg a intervalos de 6 a 8 horas.[12] Esta última medida deve ser utilizada com cautela, pois a meia-vida da droga é de algumas horas. Essas disposições são sempre adotadas quando há hipercorreção acima do limiar do período, por exemplo mais de 8 mEq/L em menos de 24 horas. Nesse caso, o sódio é dosado a cada 2 a 6 horas, para orientar a correção.

Caso apareçam manifestações clínicas de desmielinização, o sódio sérico deve ser rebaixado e iniciado corticosteroide.[12] O tratamento de reindução da hiponatremia inclui o uso de desmopressina 2 a 4 mcg EV ou SC cada 6 a 8 horas, e solução de glicose a 5% 6 mL/kg de peso ideal, em duas horas.[12,16]

7.3. Fórmula de Adrogué-Madias

Variação de Sódio em 1 L da solução = Sódio paciente − Sódio solução/Água corporal total + 1.

Água corporal total:

– Homens jovens = 0,6 x peso; homens idosos = 0,50 x peso.

– Mulheres jovens = 0,50 x peso; mulheres idosas = 0,45 x peso.

A Tabela 7 reúne as orientações para abordagem das hiponatremias sintomática e assintomática.

Tabela 7 Tratamento da hiponatremia de acordo com duração e sintomas

Apresentação	Aumento do [Na+]	Limite do ↑ [Na⁺]s	Como proceder
Aguda (< 48 h)			
Sintomas severos	Aumento rápido de 4 a 6 mEq/L, depois gradual elevação até normalização	Pode prosseguir até normalização (135 mEq/L)	NaCl 3%, 100 mL infundidos em 10 minutos. Pode ser repetido até 3 vezes. Se necessário, prosseguir com infusão contínua 1 mL/kg/h até normalização do $[Na^+]_s$
Sintomas leves a moderados	Gradual elevação até normalização	Pode prosseguir até normalização (135 mEq/L)	Restrição hídrica e tratamento da causa base. Se necessário, prosseguir com infusão de NaCl 3% contínua 1 mL/kg/h até normalização do $[Na^+]_s$
Crônica (> 48 h) ou desconhecido			
Sintomas severos, moderados ou leves	4 a 8 mEq/24 h – suficiente para regressão dos sintomas maiores	8 mEq/L em 24 h	Tratamento da causa, de acordo com a volemia. NaCl 3%, 100 mL infundidos em 10 minutos. Pode ser repetido até 3 vezes até melhora dos sintomas mais graves (coma, convulsão, risco de herniação), sem exceder o limite de aumento. Até estabilização, monitorar $[Na^+]_s$, cada 2 a 4 horas e débito urinário. Caso o limite seja ultrapassado, necessário reduzir $[Na^+]_s$ com solução de glicose a 5%, podendo ser adicionado desmopressina, 1-2 µg cada 6 a 8 h

Abaixo seguem observações importantes acerca do tratamento da hiponatremia (Tabela 8).

8. Diagnóstico e tratamento da hiponatremia

Tabela 8 Observações importantes no tratamento da hiponatremia

Observações importantes no tratamento da hiponatremia
– Pacientes com sódio pNa < 110 mEq/L estão sob maior risco de apresentar síndrome de desmielinização osmótica;
– Adultos de menor massa corporal (IMC < 18 kg/m²), os bolus de NaCl 3% devem ser limitados por risco maior de desmielinização;
– A retirada de medicações que implicam hiponatremia (ex.: tiazídico, carbamazepina, fluoxetina) é impreterível para o tratamento;
– Em pacientes com maior risco de hiponatremia (ex.: idosos, portadores de hipotireoidismo, portadores de neoplasias) deve-se evitar associação de medicações causadoras de hiponatremia (ex.: tiazídico junto com carbamazepina);
– Em situações de hipervolemia, pode-se indicar furosemida 20 mg EV para controle da volemia;
– Em situações onde a causa da hiponatremia foi resolvida de forma abrupta (> 8 mEq/L em 24 h ou > 16 mEq/L em 48 h) pode ser lançado mão do uso de desmopressina (DDAVP) 2 a 4 mcg EV ou SC cada 6 a 8, para evitar a hipercorreção do sódio plasmático;
– Algumas situações podem acelerar a correção da hiponatremia por induzir diurese aquosa: correção da hipovolemia, retirada de diurético tiazídico ou medicações que induzem SIAD, administração de corticoide ou hormônio tireoidiano, quando da sua deficiência;
– Se não houver necessidade de bolus inicial, pode ser utilizado NaCl 3% em bomba de infusão contínua (BIC), utilizando-se a fórmula de Adrogué-Madias[1] para respeitar a velocidade de elevação do sódio sérico;
– A reposição de potássio influencia a correção da hiponatremia. Por exemplo, um balanço positivo de 3 mEq/kg de potássio pode ser capaz de elevar o sódio sérico em até 6 mEq/L.

REFERÊNCIAS BIBLIOGRÁFICAS

1. Adrogué HJ, Madias NE. Hyponatremia. N Engl J Med. 2000;342:1581-89.

2. Fujisawa H, Sugimura Y, Takagi H, et al. Chronic Hyponatremia Causes Neurologic and Psychologic Impairments. J Am Soc Nephrol. 2016; 27:766-80.

3. Silveira MAD, Seguro AC, da Silva JB, et al. Chronic Hyponatremia Due to the Syndrome of Inappropriate Antidiuresis (SIAD) in an Adult Woman with Corpus Callosum Agenesis (CCA). Am J Case Rep. 2018 Nov 1219:1345-9.

4. Bichet DG. Central vasopressin: dendritic and axonal secretion and renal actions. ClinKidneyJ. 2014;7:242–7.

5. Seay NW, Lehrich RW, Greenberg A. Diagnosis and Management of Disorders of Body Tonicity-Hyponatremia and Hypernatremia: Core Curriculum 2020. American Journal of Kidney Diseases. W.B. Saunders; 2019.

6. Esposito P, Piotti G, Bianzina S, Malul Y, Dal Canton A. The syndrome of inappropriate antidiuresis: pathophysiology, clinical management and new therapeutic options. Nephron Clin Pract. 2011;119(1):c62-73.

7. Gonçalves JG, Gordan PA, et al. Condutividade urinária: um método simples para estimar a concentração iônica e a osmolalidade. J Bras Nefrol. V. XXVII; nº 4, Dez 2005.

8. Berl T. Impact of solute intake on urine flow and water excretion. J Am Soc Nephrol. 2008;19:1076-8.

9. Gonçalves ARR, Erbes F, Brikalski LMS. Distúrbios do Sódio. In: Filho MC, Westphal GA, editors. Manual Prático de Medicina Intensiva. 12. ed. São Paulo: Segmento Farma; 2016. p. 158-9.

10. Vandergheynst F, Gankam Kengne F, Decaux G. Vasopressin Antagonists. N Engl J Med. 2015 Sep 3;373(10):980-1.

11. Adrogué HJ, Madias NE. The challenge of hyponatremia. J Am Soc Nephrol. 2012;23:1140-8.

12. Sterns RH, Hix JK. Overcorrection of hyponatremia is a medical emergency., Kidney International. Nature Publishing Group. 2009;76:587-9.

13. Soupart A, Coffernils M, Couturier B, et al. Efficacy and tolerance of urea compared with vaptans for long-term treatment of patients with SIADH. CJASN. 2012 May 7(5):742-7.

14. Refardt J, Imber C, Sailer CO, et al. A randomized trial of empagliflozin to increase plasma sodium levels in patients with the syndrome of inappropriate antidiuresis. J Am Soc Nephrol. 2020 Feb 4. pii: ASN.2019090944.

15. Clayton JA, Le Jeune IR, Hall IP. Severe hyponatraemia in medical in-patients: aetiology, assessment and outcome. Q J Med 2006; 99:505–11.

16. Tandukar S, Rondon-Berrios H. Treatment of severe symptomatic hyponatremia. Physiol Rep. 2019;7(21).

Capítulo 9

DIAGNÓSTICO E TRATAMENTO DA HIPERNATREMIA

Miguel Luis Graciano
Mariana Fontes Turano

1. INTRODUÇÃO

Hiponatremia e hipernatremia são distúrbios da regulação da água da mesma forma que hipovolemia e edema são distúrbios da regulação do volume circulante. A base para se diagnosticar e tratar esses distúrbios está contida nessa única informação. De fato, a percepção de hipo ou hiperosmolalidade (hipo ou hipernatremia) leva a menor ou maior secreção de hormônio diurético, que acarreta, por sua vez, menor ou maior retenção de água pelos rins. Por outro lado, a menor ou maior percepção de volemia pelos sensores apropriados (arco aórtico, seios carotídeos etc.) determina menor ou maior retenção de sódio (volume), mediada por efetores como sistema renina-angiotensina, sistema nervoso simpático, peptídeo natriurético atrial etc.). Recomenda-se consultar um livro-texto para exposição mais detalhada do assunto.[1]

Conforme exposto, as hipernatremias são distúrbios de escassez de água, seja absoluto, seja relativo à quantidade de sódio presente no organismo. Assim, podem-se observar hipernatremia com depleção de sódio (contração de volume), estoque normal de sódio e excesso de sódio (hipervolemia). Se o eixo hipotálamo-hipófise-rim está intacto como, por exemplo, nas diarreias osmóticas, vai ocorrer secreção do hormônio antidiurético (HAD) e a produção de urina concentrada para fazer frente à perda desproporcionalmente maior de água nas fezes (a concentração de sódio nas fezes geralmente é menor do que no plasma). Se o problema for na integridade do eixo hipotálamo-hipofisário, a própria deficiência do HAD faz com que haja perda renal de água. No primeiro caso, a osmolalidade da urina é elevada e no segundo caso é baixa, devido à carência de HAD, ou seja, o hormônio está inapropriadamente suprimido diante da hiperosmolalidade do plasma.

Como informação adicional observa-se que, salvo doença renal, a excreção de sódio vai refletir a volemia, conforme mencionado anteriormente. Assim, no caso de hipernatremia por diarreia, a concentração de sódio na urina vai estar baixa (< 20 mEq/L)* refletindo a contração de volume. Curiosamente, o mesmo acontecerá no diabete insípido em que, embora não haja variação na quantidade de sódio corporal, a pequena contração de volume que ocorre nesse caso devido à perda de água, imperceptível clinicamente, também determinará menor concentração de sódio na urina.

Algumas informações adicionais são importantes para entender e diagnosticar corretamente esse grupo de doenças. Um ponto crucial no entendimento das hipernatremias é que embora os pacientes possam perder grandes volumes diários de água, eles não irão apresentar hipernatremia se TANTO a percepção da sede QUANTO o acesso à água estiverem presentes. O caso paradigmático é o do diabete insípido. Se o mesmo ocorre, por exemplo, por ablação cirúrgica da hipófise, o paciente estará lúcido e consciente depois da cirurgia e com a percepção da sede intacta. Assim, a carência de hormônio antidiurético leva a poliúria aquosa e há aumento inicial da osmolalidade que imediatamente ativa o mecanismo da sede. O paciente bebe água, esta é absorvida no trato gastrointestinal e normaliza a osmolalidade. Na contabilidade final, ele corrige a poliúria com a polidipsia. De forma diferente, se o diabete insípido ocorre após trauma craniano e o paciente está inconsciente, ele não tem percepção de sede e, se não tratado, pode desenvolver hipernatremias graves pela perda de água. Dessa forma, como a pessoa lúcida e consciente pode beber grandes volumes de água num dia, somente os que estão inconscientes ou acamados e sem possibilidade de obter água costumam desenvolver hipernatremia. Assim, pacientes incons-

---

* A fração de excreção de sódio (FeNa < 1%), no entanto, é um índice melhor de hipovolemia nesses casos do que a simples concentração de sódio, pois a retenção de água pela atividade intacta e estimulada da liberação de HAD pode concentrar a urina e elevar a concentração urinária de sódio (retenção renal tanto de sódio quanto água).

cientes em unidades de terapia intensiva ou emergência, bebês em berçários e idosos acamados são particularmente propensos a desenvolver hipernatremia, independentemente da causa.

Um outro ponto muito importante e pertinente para o entendimento das hipernatremias por excesso de sódio é que nestas pode existir verdadeiramente adição de soluto em vez de perda de água. Exemplos são: envenenamento com sal de cozinha por via oral, particularmente em crianças novas, seja por acidente ou abuso; tentativa de abortamento por injeção de cloreto de sódio intraútero; quase afogamento em água do mar; injeção de grandes volumes de sódio, como bicarbonato de sódio em ressuscitação cardiovascular (em desuso).

Uma situação ainda mais complexa é a da hipernatremia frequentemente observada em terapia intensiva. Nesses casos se observam pacientes com hipernatremia E edema, portanto têm excesso de sódio e carência absoluta ou relativa de água gerados por disfunções paralelas tanto da regulação de sódio quanto da água e por causas multifatoriais. Esses pacientes têm comumente perda de água livre por diarreias osmóticas decorrente de dietas enterais hiperosmolares, além de perda renal de água por grande geração de ureia no contexto de oferta de nitrogênio e alto catabolismo com inflamação e uso de corticoide. Esses enfermos ainda costumam receber grandes volumes de solução salina em excesso à capacidade de concentração da urina determinada pelo uso de diuréticos de alça. Nesse caso, a urina diluída gerada é incapaz de fazer frente à maior concentração de sódio ofertada. Resumidamente, esses são pacientes com hipernatremia que também têm edema sem uma relação única, direta e causal entre os dois fenômenos.

2. CLASSIFICAÇÃO DAS HIPERNATREMIAS

As hipernatremias são classificadas quanto à quantidade de sódio corporal total como aumentado (hipervolêmicas), diminuído (hipovolêmicas) e normal (euvolêmicas). No primeiro grupo estão os envenenamentos, acidentes e iatrogenias. Por maior precisão, como o conteúdo de sódio reflete o volume do líquido extracelular (LEC) como um todo e não apenas do volume intravascular, propôs-se os novos termos volumidade e volúmico para descrever esses distúrbios do metabolismo do sódio. As causas de hipernatremia hipervolêmicas (ou hipervolúmicas) estão descritas na Tabela 1. Normalmente, esse grupo apresenta FeNa elevada, pois a resposta normal do rim é excretar o excesso de sódio. Curiosamente, se a intoxicação for rápida, pacientes desse grupo podem até desenvolver síndrome desmielinizante osmótica, semelhante ao que ocorre na correção rápida de hiponatremia.[2] Em relação ao hiperaldosteronismo, não é a reabsorção de sódio que aumenta a concentração deste diretamente no líquido extracelular (LEC), mas sim um reajuste do *set-point* do hipotálamo (ver na discussão de diabete insípido adípsico).

Tabela 1 Classificação das hipernatremias hipervolêmicas / hipervolúmicas

Hipernatremias hipervolúmicas (excesso de sódio)	Mecanismo
Envenenamento de crianças com sódio por via oral	Adição de sal
Acidental	
Criminoso	
NaCl intraútero como abortivo	
Quase afogamento em água do mar	
Infusão i.v. de bicarbonato de sódio 8,4%	
Irrigação de cisto hidático com salina hipertônica	
Salina hipertônica i.v. em trauma cranioencefálico	
Ingestão de excesso de sal via eméticos ou colutórios	
Hiperaldosteronismo	*Reset* de osmostato
Iatrogênicas com desbalanço osmótico	
Diabetes descompensado	diurese osmótica hipotônica por glicosúria + reposição isotônica de NaCl
Recuperação de IRA	diurese osmótica hipotônica por ureia + reposição isotônica de NaCl
Drenagem gástrica	drenagem de fluido hipotônico + reposição de fluido isotônico
Paciente crítico com edema	bloqueio da concentração urinária por furosemida + NaCl isotônico para tratamento do choque*

i.v.: intravenoso.

---

*   Frequentemente associado com perda de água por diarreia osmótica pelo efeito da dieta enteral e por perda renal de água por diurese osmótica devido à grande geração de ureia.

No caso das hipernatremias hipervolêmicas por iatrogenias geralmente ocorre uma combinação de perda de líquido hipotônico associada à infusão de soro isotônico, mas hipertônico relativamente ao fluido perdido. Deve ser lembrado que quase todos os líquidos corporais são hipotônicos, o único órgão capaz de gerar fluido hipertônico é o rim normal. Assim, a perda de qualquer líquido sem reposição nenhuma é capaz de causar hipernatremia por si só. Nos exemplos dados na Tabela 1, a infusão concomitante de líquido isotônico, mas hipertônico relativamente ao fluido perdido contribui para a hipernatremia. Deve ser lembrado, no entanto, que soluções isotônicas são o padrão ouro no tratamento correto da cetoacidose diabética e não devem ser evitadas nesse caso.[3] Se o paciente desenvolver hipernatremia, deve ser tratado conforme exposto adiante. Deve ser lembrado ainda que nos pacientes com perda de volume, mesmo de líquidos hipotônicos, como desenvolvem liberação não osmótica de HAD, induzida pela hipovolemia, se receberem infusão de fluido hipotônico, podem também desenvolver hiponatremia.

Dentre as hipernatremias com diminuição do sódio corporal total ou contração do volume do líquido extracelular (hipovolúmicas) podem ser citadas as diarreias e perdas gastrintestinais, incluindo vômito e fístulas, perdas renais via diurese osmótica ou perdas pelo suor ou evaporação através da pele. Conforme mencionado anteriormente, os líquidos biológicos são, à exceção da urina normal, na sua maioria, hipotônicos. As diarreias secretoras, tais como a da cólera ou de VIPomas, são exceções pois geralmente produzem perda isotônica de líquidos e não costumam ser associadas à hipernatremia. As perdas renais de água são induzidas por diurese osmótica, normalmente causadas por glicosúria no diabete descompensado (cetoacidose ou coma hiperosmolar não cetótico), uso de manitol i.v. para tratar edema cerebral e pela ureia sendo excretada pela urina na resolução da IRA. Nos dois primeiros casos pode ocorrer tanto hipo como hipernatremia, dependendo do somatório de movimento de água de dentro para fora das células pela hipertonicidade promovida pela glicose ou manitol e a perda de água via diurese osmótica. Entretanto, no caso da ureia, que é um osmol ineficaz pois difunde-se igualmente para dentro das células, ela só pode causar hipernatremia, não hiponatremia. Inclusive por esse fato, a ureia é um tratamento mais previsível e recomendável do SIHAD do que o manitol. A Tabela 2 dispõe as principais causas de hipernatremia por contração de volume do LEC. Conforme afirmado anteriormente, o paciente com mecanismo de sede intacto, lúcido e capaz de conseguir água geralmente não desenvolve hipernatremia. Finalmente, deve-se observar que no caso das hipernatremias hipovolúmicas ocorre retenção renal de sódio aferida pela FeNa reduzida, cujo *cut off* pode ser menor do que na IRA com FeNa < 0,1%.[4]

Em relação à hipernatremia euvolúmica ou euvolêmica, o paradigma é o diabete insípido, seja central ou nefrogênico. Nesse caso, não há a percepção de excesso de sódio, tais como aumento do peso ou edema, nem de carência de sódio ou depleção de volume, tais como hipotensão postural, aumento da frequência cardíaca ou mucosas secas. Na verdade, nesses casos há perda pura de água, sem repercussão clínica, mas que realmente causa discreta hipovolemia. Essa leve hipovolemia pode ser detectada por variações hormonais como diminuição de BNP e aumento de renina e que se traduz com excreção de sódio e FeNa reduzidas. Um caso extraordinário de hipernatremia euvolêmica pode acontecer na gravidez. Trata-se do diabete insípido gestacional que ocorre devido à presença de vasopressinases circulantes de origem placentária que degradam o HAD dando origem à patologia. A Tabela 3 dispõe as principais causas de hipernatremia com euvolemia.

Tabela 2 Classificação das hipernatremias hipovolêmicas (hipovolúmicas)

Hipernatremias hipovolúmicas (carência de sódio)
Perdas Gastrintestinais
Vômitos
Diarreias infecciosas (exceto cólera)
Diarreias osmóticas (lactulona, sorbitol, manitol)
Fístulas
Perdas renais
Recuperação de IRA (ureia)
Diabete melito descompensado (glicose)
Uso de manitol i.v. (neurocirurgia)
Perdas pela pele

IRA: injúria renal aguda; i.v.: intravenoso.

De forma breve, as principais causas de diabete insípido central (DIC) são: idiopática, tumores e doenças infiltrativas como histiocitose X, neurocirurgia e trauma. Outras causas incluem neurodisplasias, encefalopatia anóxica (incluindo morte encefálica) e doenças genéticas. Como curiosidade pode-se citar uma doença genética autossômica dominante, o diabete insípido central familiar ou neuro-hipofisal com mutação no gene do próprio HAD[5] e observa-se que dentre as formas idiopáticas estão incluídas doenças autoimunes como vasculites ANCA positivas e doenças relacionadas à IgG4.[6,7] A abordagem desses tópicos específicos foge ao objetivo deste manual e pode ser encontrada em livros-textos apropriados. Vale a pena mencionar duas causas particulares de hipernatremia euvolêmica, as lesões hipotalâmicas que comprometem a percepção da sede e o diabete insípido adípsico (ou síndrome de hipernatremia e hipodipsia) que é uma combinação de má percepção da sede associada a diabete insípido central. No primeiro caso, mesmo sem perda continuada de água, o paciente pode desenvolver hipernatremia por percepção inadequada da sede ou hipodipsia. O mesmo ocorre em lesões estruturais, tanto congênitas como adquiridas, do hipotálamo.[8] Já no diabete insípido adípsico tanto a percepção de sede quanto a secreção de HAD estão afetados. Várias lesões do encéfalo causam essa enfermidade que clinicamente se manifesta como hipernatremia crônica de moderada a grave e, geralmente, assintomática. Inicialmente se considerava uma doença de reajuste do *set-point* do osmostato, ou seja, do nível de natremia a partir do qual o paciente sente sede. Imaginava-se que esse *set-point* estaria aumentado nessa doença porque a administração de água era capaz de reduzir a secreção de HAD. Depois verificou-se que se tratava da inibição da liberação de HAD induzida pelo aumento discreto de volemia obtido com a oferta de água, antes que essa oferta pudesse alterar a osmolalidade do plasma. Tratava-se de um caso de liberação nãoosmótica de HAD, portanto. Essa curiosidade fisiológica é importante porque o único caso conhecido de reajuste do *set-point* do osmostato ocorre no hiperaldosteronismo. No hiperaldosteronismo, ao contrário do que se pode inicialmente suspeitar, a hipernatremia não acontece por causa da maior reabsorção de sódio. A reabsorção de sódio num primeiro momento tende a elevar a osmolalidade, acarretando ativação de HAD e absorção de água com normonatremia, a consequência é hipervolemia. A presença de hipervolemia causa aumento da pressão arterial que, pelo mecanismo de natriurese pressórica, leva à normalização da excreção de sódio e balanço de sódio. Mais uma vez demonstra-se que excesso de sódio se traduz em alteração de volume e não de concentração de sódio. Caprichosamente, essa discreta expansão crônica de volume parece reajustar o *set-point* do hipotálamo para valores de hipernatremia discretos e menores do que 150 mEq/L.[9]

Em relação ao DIN as principais causas conhecidas distribuem-se em três grupos: metabólicas ou uso de drogas, doenças renais com comprometimento medular e as causas genéticas diretas. As principais causas no adulto são o uso crônico de lítio e as hipercalcemias, estas geralmente ligadas ao mieloma, mas lembrando que lítio também causa hiperparatireoidismo. A hipocalemia quando grave também é causa de DIN. Outras drogas, dentre elas anfoterina B, foscarnet e didanosídeo podem também ser causa de DIN. Algumas doenças renais com comprometimento medular podem afetar a capacidade de concentração medular e causar DIN, dentre elas: anemia falciforme e traço falcêmico, amiloidose, Sjögren, doença renal policística autossômica dominante, doenças medulares císticas, nefronoftíase, síndrome de Bartter e nefrocalcinose familiar hipercalciúrica e hipomagnesêmica. Dentre as formas genéticas, como causa direta, são conhecidas várias mutações tanto para o receptor V2 da vasopressina quanto da aquaporina 2.[10,11] Novamente, a abordagem desses tópicos específicos foge ao objetivo deste manual e pode ser encontrada em livros-textos apropriados.

Tabela 3 Classificação das hipernatremias euvolêmicas (euvolúmicas)

Diabete insípido central
Diabete insípido nefrogênico
Diabete insípido gestacional
Diabete insípido adípsico (síndrome hipernatremia hipodipsia)
Lesão hipotalâmica com percepção anômala da sede (hipodipsia)

3. DIAGNÓSTICO DAS HIPERNATREMIAS

Como em qualquer capítulo da medicina, mesmo quando uma patologia pode ser muito dependente de exames laboratoriais, a história clínica e o exame físico são cruciais para orientar o diagnóstico, também esse é o caso das hipernatremias/poliúrias. Por exemplo, história de vômitos, diarreia, trabalho prolongado em ambiente com calor excessivo, associados à impossibilidade de perceber sede ou obter água respondem pela maioria dos casos de hipernatremia. Por outro lado, um paciente aparentemente hígido com sódio sérico acima de 150 mEq/L aponta para possível lesão cerebral com alteração da percepção de sede. No exame físico, a detecção de euvolemia ou hipovolemia ajuda no diagnóstico. Finalmente, paciente em CTI, inflamado, usando corticosteroides e com dieta enteral, recebendo ressuscitação por fluido e furosemida aponta para a etiologia mista desse grupo particular de pacientes. De forma análoga, no diagnóstico das poliúrias sem hipernatremia, história familiar de poliúria ou poliúria na infância indicam defeito congênito como causa de DIN, diabete melito conhecido ou de aparecimento recente apontam para glicosúria osmótica, com ou sem uso inibidor do cotransporte sódio-glicose. Neurocirurgia recente lembra o uso de manitol e diurese osmótica. Uso crônico de lítio, doenças que cursam com hipercalcemia, particularmente mieloma, indicam possível DIN de origem metabólica.

Conforme comentado anteriormente, as hipernatremias podem ser entendidas como patologias do metabolismo da água. Dessa forma, a expressão funcional desses distúrbios a ser analisada no exame da urina é a osmolalidade urinária e não a excreção renal de sódio.[12] Assim, se algum paciente tem perda extrarrenal de água e tem o eixo hipotálamo-rim intacto, ele vai aumentar adequadamente a secreção de HAD em resposta à hipernatremia e concentrar a urina corretamente para a situação clínica em questão de desidratação. Geralmente isso vai corresponder a uma osmolalidade urinária acima de 600 mOsm/kg. Se a osmolalidade urinária é menor do que a do plasma (< 300 mOsm/kg), em vigência de hipernatremia, então o paciente tem diabete insípido. A diferença entre central e nefrogênico é feita observando se a osmolalidade urinária aumenta após uma dose de vasopressina (normalmente na forma de ddAVP). Se a osmolalidade estiver entre 300 e 600 mOsm o diagnóstico diferencial se faz entre diabete insípido e diurese osmótica. A observação da carga osmótica eliminada em 24 horas é crucial para esse diagnóstico. Sabendo que uma dieta ocidental típica contém de 600 a 900 mOsm por dia, uma excreção diária acima desse valor aponta para o diagnóstico de diurese osmótica. Evidentemente, no caso de diurese osmótica com hipernatremia, o hipotálamo está intacto e a secreção de HAD é máxima. Oferta exógena de vasopressina nesse caso não altera mais a osmolalidade urinária.

Um ponto importante a ser ressaltado é que está-se tratando aqui de diagnóstico de hipernatremia, várias das condições que causam hipernatremia, por exemplo, diabete insípido, se apresentam como poliúria, sem causar aumento da concentração de sódio no plasma. Dentro desse diagnóstico diferencial mais geral deve ser incluída a polidipsia psicogênica em que a pessoa afetada tem compulsão por beber água e, secundariamente, tem poliúria. Neste caso o HAD é adequadamente suprimido e a osmolalidade urinária é baixa, geralmente < 150 mOsm/kg. Evidentemente nesses casos não há hipernatremia. Uma forma semiótica mais abrangente de diagnosticar esse grupo de doenças é dado pelo teste de restrição de água no paciente poliúrico. A Tabela 4 resume o diagnóstico geral das poliúrias e a Tabela 5 mostra como deve ser feito o teste de restrição de água. Ainda deve ser lembrado que no paciente com diabete insípido inconsciente ou na morte encefálica com preparação do doador falecido para transplante que, sem a percepção da sede, esses indivíduos podem perder grandes volumes de água e apresentar hipernatremia além de choque hipovolêmico. Evidentemente o mesmo não acontece no paciente consciente que ao sentir sede corrige a poliúria com polidipsia agora secundária.

Tabela 4 Diagnóstico diferencial das poliúrias

Poliúria com sódio sérico normal	Poliúria com hipernatremia
Confirmar poliúria – diurese > 3.000 mL/dia	Confirmar poliúria – diurese > 3.000 mL/dia
UOsm > 600 mOsm/kg – Diurese osmótica, DI ou polidipsia	Uosm > 600 mOsm/kg – diurese osmótica
Uosm entre 300 – 600 mOsm/kg – Diurese osmótica, DI ou polidipsia	Uosm entre 300 – 600 mOsm/kg – Diurese osmótica ou DI
checar excreção osmolar (Osm urina X diurese)	checar excreção osmolar (Osm urina X diurese)
Se > 1.000 mOsm/dia – diurese osmótica	Se > 1.000 mOsm/dia – diurese osmótica
Se < 900 mOsm/dia – DI ou polidipsia	Se < 900 mOsm/dia – DI
Uosm < 300 mOsm/kg – diabete insípido ou polidipsia psicogênica	Uosm < 300 mOsm/kg – diabete insípido
Fazer teste de restrição de água	Testar direto resposta ao ddAVP

Uosm: osmolalidade urinária; DI: diabetes insípido; ddAVP: desmopressina.

9. Diagnóstico e tratamento da hipernatremia 181

Tabela 5 Teste de restrição de água

Evento / resposta osmolar	Diagnóstico
Jejum absoluto desde meia noite	
Se Uosm > 700 mOsm/kg	polidipsia psicogênica
Se Uosm < 700 mOsm/kg	diabete insípido; testar resposta ao ddAVP
DdAVP 10 mg intranasal ou 2 a 4 mg SC ou IV	
Uosm estável e < 300 mOsm/kg	DI nefrogênico completo
Uosm ↑ até 45% e < 300 mOsm/kg	DI nefrogênico parcial
Uosm ↑mais de 100%	DI central completo
Uosm ↑15-50 % e > 300 mOsm/kg	DI central parcial

Uosm: osmolalidade urinária; ddAVP: desmopressina; DI: diabete insípido.

Para o teste de restrição de água, pesar o paciente e medir osmolalidade urinária e o sódio sérico ao início do teste e a cada hora. Parar a restrição de água se algum dos seguintes eventos ocorrer: perda ponderal ≥ 3% do basal, hipotensão ortostática, osmolalidade urinária em platô com 3 medidas iguais ou sódio sérico > 145 mEq/L. Se sódio sérico < 145 mEq/L ou osmolalidade urinária < 300 mOsm/kg ao final do teste, infundir NaCl a 3% 0,1 mL/kg/min por 1a 2 horas até alcançar esses valores. Essa ação se justifica para atingir o estímulo máximo para liberação de HAD pois a interpretação do teste é confeccionada para esse estímulo máximo. Conforme mencionado, não fazer restrição de água para os pacientes com hipernatremia. Estes não podem ter polidipsia psicogênica e se estiver excluída diurese osmótica eles já têm o diagnóstico de diabete insípido bastando, portanto, testar a resposta ao ddAVP para diferenciar as formas central ou nefrogênica.

Alternativamente, em vez do teste de resposta à desmopressina (ddAVP) pode-se empregar a medida da copeptina no diagnóstico diferencial dos tipos de diabete insípido. Copeptina é uma glicoproteína C-terminal do pro-hormônio da vasopressina e é um marcador da secreção de HAD que pode ser usado no diagnóstico das poliúrias. Se a copeptina basal for > 21 pg/mmol o valor é diagnóstico para diabete insípido nefrogênico (DIN), refletindo a integridade do eixo-hipotálamo hipofisário. Se o paciente não tiver DIN, após um teste de restrição de água, o nível sérico de copeptina < 5,0 pmol/L é diagnóstico de diabete insípido central, refletindo ausência de secreção de HAD após estímulo máximo. Se após a restrição de água/ infusão salina hipertônica a dosagem de copeptina ≥ 5,0 pmol/L então o paciente tem polidpsia primária.[13]

Propositalmente, vai-se discutir as poliúrias contendo sódio como agente osmótico separadamente como um caso particular. Poliúria por excesso de sódio acontece basicamente como resposta apropriada dos sistemas de controle de volume a infusões excessivas de NaCl ou após desobstrução de vias urinárias (nesse caso a ureia acumulada também pode contribuir para a poliúria). É incorreto chamar esses casos de "perda renal" de sal pois a perda de sal nesses casos é fisiológica e adequada à hipervolemia presente e esses pacientes são normotensos ou até hipertensos. Eventualmente alguns pacientes apresentam também diabete insípido nefrogênico após obstrução urinária, mas o diagnóstico não difere do exposto acima. Um quadro completamente diverso ocorre na verdadeira perda renal de sal, em que o defeito primário do rim leva à perda de volume do líquido extracelular, eventualmente hipotensão arterial e até choque hipovolêmico, nos casos mais graves. Não se costuma observar poliúria nesses casos por dois motivos, ativação do reflexo túbulo-glomerular* e diminuição da filtração glomerular que limitam a excreção de sódio nesses casos e protegem o organismo da morte por hipovolemia aguda. São exemplos dessas doenças a síndrome de Bartter, hipoaldosteronismo e doença renal crônica.

4. BALANÇO DE TONICIDADE

Edelman descreveu um modelo ainda nos anos 1950 no qual a água corporal total se transfere livremente entre os compartimentos intra e extracelulares. Como o sódio é preferencialmente extracelular e o potássio intracelular, os dois elementos influenciam na concentração um do outro por serem

---

*   O reflexo túbulo-glomerular responde à passagem de uma maior concentração de NaCl pela mácula densa com vasoconstricção da arteríola aferente, o mediador é ATP/adenosina intersticial.

as principais forças osmóticas que transferem água entre os dois compartimentos. Assim, ao se administrar potássio a um indivíduo, este elemento vai para dentro das células, aumenta a osmolalidade intracelular que acaba "puxando" água para o intracelular e aumentando indiretamente a concentração de sódio no extracelular. Esse modelo ficou conhecido na fórmula:

$$[Na]\text{sérico} = \frac{\text{(conteúdo corporal de Na+K)}}{\text{(Água corporal total)}}$$

A importância clínica dessa observação fisiológica já comprovada experimental e clinicamente[14] é que o resultado de infusões ou perda corporais de líquidos na concentração plasmática de sódio vai depender do que se convencionou chamar de balanço de tonicidade. O balanço de tonicidade leva em conta unicamente a composição das soluções em termos de seu conteúdo de sódio e potássio (tonicidade) e não do seu conteúdo osmolar. Por exemplo, ao se fornecer soro glicosado a 5% que é isosmolar ao plasma se diminui a concentração de sódio. Isso ocorre porque a glicose "entra" dentro das células onde é metabolizada, mas diminui a concentração de sódio porque aumenta a água corporal total igualmente distribuída entre o intra e o extracelular. Assim, uma solução isosmótica pode causar diminuição da concentração de sódio. Aliás, esse é o motivo pelo qual o soro glicosado pode e deve ser utilizado para tratar hipernatremia (ver em tratamento). De forma semelhante a ureia causa aumento de osmolalidade sem causar movimento compartimental de água. Por isso, ureia aumentada não causa hiponatremia como o manitol ou a glicose (no diabético) pois estes podem "puxar" água do intracelular através de seu efeito de tonicidade, mas a ureia não, pois se distribui igualmente nos dois compartimentos. Isso também explica por que a ureia em grande quantidade na urina, o exemplo é o paciente de CTI inflamado e em nutrição enteral, pode eliminar urina com osmolalidade igual ou até maior do que o plasma e ainda assim ficar hipernatrêmico. A explicação, do ponto de vista do balanço de tonicidade, é que se a urina tiver menor conteúdo eletrolítico (Na + K) que o plasma, o fluido eliminado é hipotônico em relação ao plasma e a resultante será hipernatremia. É o que ocorre quando se usa furosemida, um agente que produz urina diluída.* Uma explicação mais mecanicista ou fisiológica é que a ureia dentro da luz tubular funciona como agente osmolar, puxando água para o interior do túbulo, pois há segmentos no néfron impermeáveis à ureia. Uma abordagem matemática mais complexa empregando esses conceitos na abordagem das disnatremias já foi descrita, porém, embora o conceito qualitativo seja bem aceito, a formulação quantitativa não está difundida na prática médica.[15] De qualquer forma, conforme salientou-se anteriormente, a noção de que os líquidos corporais são, em geral, hipotônicos em relação ao plasma, já é suficiente para entender que a perda destes fluidos pode gerar hipernatremia, seja associada ou não à infusão de soluções relativamente mais hipertônicas.

Uma consequência importante, do ponto de vista clínico, desse fenômeno é o conceito de *clearance* eletrolítico de água livre (C_eH_2O). *Clearance* é uma construção teórica que mede o volume de sangue limpo de uma determinada substância numa unidade de tempo (geralmente minuto, mas pode ser dia ou hora). O mais conhecido é o *clearance* de creatinina porque é aproximadamente a filtração glomerular, mas pode ser aferido para qualquer substância. Assim pode se medir o *clearance* de fósforo, de potássio, de ureia como também o *clearance* osmolal. A sua interpretação fisiológica é que representa o volume de urina necessário para eliminar a osmolalidade filtrada na mesma concentração que o plasma. Assim, se a urina tiver exatamente a mesma osmolalidade do plasma (aproximadamente 300 mOsm/kg), o volume de urina total será idêntico ao *clearance* osmolal. Se a urina está diluída, o volume excedente de água pura é chamado de *clearance* de água livre, que então será positivo. Se a urina estiver diluída, faltará água pura e poderá se dizer então que o *clearance* de água livre é negativo.

Em termos matemáticos:

$$CH_2O = V_{urina} - C_{osm} \text{ (volume de urina – \textit{clearance} osmolal)}$$

---

* A furosemida produz urina diluída porque inibe a concentração de urina ao impedir a geração da hipertonicidade medular, os seguimentos distais do néfron continuam a produzir diluição da urina, pois continuam removendo sódio do túbulo e sendo impermeáveis à água; quando o fluido tubular chega na medula, não há hipertonicidade suficiente para promover reabsorção de água, mesmo na presença de HAD.

Como *clearance* de uma substância qualquer pode ser medido pela fórmula UV/P (U = concentração urinária, V = volume de urina e P = concentração plasmática da substância em questão), então:

$$CH_2O = V_{urina} - (V_{urina} \times U_{osm})/P_{osm}$$

Colocando V_{urina} em evidência:

$$CH_2O = V_{urina} (1 - U_{osm}/P_{osm})$$

Assim, fica claro que se $U_{osm} > P_{osm}$ então o paciente está concentrando a urina e o termo entre parênteses ficará negativo ($U_{osm}/P_{osm} > 1$) e o *clearance* de água livre será negativo. De forma contrária se Uosm<Posm então o paciente está diluindo a urina e o termo entre parênteses ficará positivo. Ou seja, o *clearance* de água livre é positivo.

Devido às considerações sobre balanço de tonicidade feitas acima, uma urina rica em ureia, mas pobre em sódio e potássio, embora possa ser até hiperosmolal, representará perda real de água livre. Baseado nesse conceito, foi desenvolvida a noção *clearance* eletrolítico de água livre ou CH_2O_e. Na verdade, é uma transposição simples dos conceitos e equações acima, só trocando o termo osmolalidade por soma da concentração de Na + K. Portanto,

$$CH_2O_e = V_{urina} - C_e,$$ onde C_e é *clearance* eletrolítico e CH_2O_e é o *clearance* eletrolítico de água livre. Consequentemente,

$$CH_2O_e = V_{urina} \times \left[1 - \frac{(UNa+UK)}{PNa}\right]$$

Exclui-se a concentração de potássio plasmático da fórmula por simplificação, pela sua quantidade ser muito menor do que a do sódio plasmático. A dedução detalhada dessas fórmulas pode ser encontrada em Graciano ML.[1]

5. HIPERNATREMIAS POR TRANSLOCAÇÃO DE ÁGUA

Uma causa extraordinária de hipernatremia é a por translocação de água para o interior das células, que é fugaz e pode ocorrer devido à migração de água para o interior das células após eletroconvulsoterapia ou exercício extremo. Tem duração de cerca de 15 minutos, com aumento da natremia até 15 mEq/L e é imputada ao efeito osmótico de fragmentos de macromoléculas oriundos do episódio.[16]

6. TRATAMENTO

Para abordar o tratamento da hipernatremia deve-se considerar alguns pontos importantes. O primeiro é que não existe nenhuma orientação baseada em nível de evidência forte e substanciada por estudo clínico controlado. O segundo ponto é que todas as fórmulas empregadas para orientar o tratamento têm imprecisões às vezes grosseiras devido a uma série de considerações teóricas que não entram na composição das fórmulas. A terceira consideração, mais alentadora e baseada nas outras duas, é que existe uma tendência a não se usar excessivamente fórmulas para tratar esses distúrbios e sim doses fixas de água para peso corporal, sendo que a água deve, a princípio, ser administrada como soro glicosado a 5%. Adicionalmente, deve-se considerar se a hipernatremia é aguda ou crônica e se há ou não perda continuada de água. Além disso, o tratamento das hipernatremias hipertônicas demanda o uso concomitante de diuréticos ou, eventualmente, diálise, esta principalmente nos casos mais agudos. O tratamento concomitante de hipovolemia também deve ser abordado. Finalmente, o tratamento do diabete insípido contém especificidades que serão brevemente abordadas. Esses pontos chave da condução das hipernatremias estão descritos na Tabela 6. Discutir-se-á cada um destes pontos a seguir. Recomendações quanto ao cálculo de reposição de água e outras particularidades estão resumidas nas Tabelas 7 e 8.

Tabela 6 Considerações gerais no tratamento das hipernatremias

1. Não existe recomendação com nível de evidência robusto
2. Fórmulas para cálculo de reposição de água são falhas em prever sódio final
3. Fórmulas podem ajudar a calcular déficit de água
4. Tendência de calcular reposição baseada no peso
5. A solução de reposição de eleição é soro glicosado a 5%
6. Considerar se a hipernatremia é aguda ou crônica

(continua)

Tabela 6 Considerações gerais no tratamento das hipernatremias *(continuação)*

7. Considerar perda continuada de água
8. Considerar tratamento de hipovolemia concomitante
9. Na hipernatremia hipervolêmica incluir remoção de sódio
10. Particularidades no tratamento do diabete insípido
11. Reposição com potássio

6.1. Nível de evidência e fórmulas

A maioria dos casos de hipernatremia decorrem da perda de água e, portanto, são tratadas com reposição desta. Conforme mencionado, não existem grandes estudos validando reposição de água nas hipernatremias e sabe-se que as fórmulas são erráticas para prever sódio pós reposição. Isso se deve a uma série de fatores não considerados nas fórmulas, tais como: não inclusão de perdas de água continuadas, aceleração de perda de água durante tratamento, desconsideração de sódio ligado a macromoléculas e não diretamente intercambiável e alterações na osmolalidade intracelular.[17] No entanto, as fórmulas podem ser úteis para estimar o déficit de água, em que:

$$\text{Déficit de água} = \text{ACT} \times \left(\frac{\text{Na sérico}}{140} - 1 \right)$$

onde ACT = água corporal total na apresentação.

Assim, considerando que a ACT é 60% do peso no sexo masculino e 50% no sexo feminino, considerando um paciente masculino com 70 kg e com Na+ sérico = 173 mEq/L, o déficit de água será de:

Déficit de água = 0,6 x 70 x [(173/140) − 1] = 42 x (1,24 − 1) = 42 x 0,24 = 5,2 litros.

A velocidade de correção vai depender da velocidade de instalação da hipernatremia, se aguda ou crônica. De antemão, ressalta-se que a reposição na hiponatremia aguda deve ser plena e rápida, nas primeiras 24 horas e, provavelmente, tão rápido quanto o possível.

6.2. Tendência de calcular reposição baseada no peso

Como não existe nível de evidência para reposição de água nas hipernatremias, adota-se aqui o recomendado por expert no UpToDate.[18] De uma forma geral, estima-se que cada 3 mL/kg de água fornecida vá diminuir a concentração de sódio em 1 mEq/L. Assim, num paciente de 70 kg, 210 mL de água diminuem a concentração de sódio em 1 mEq/L e 2.100 mL diminuirão a [Na] em 10 mEq/L, com variações se a hipernatremia for aguda ou crônica.

6.3. A solução de reposição de eleição é soro glicosado a 5%

As evidências que existem no tratamento das hipernatremias são com o uso de soro glicosado a 5% (SG5%), sendo o diabete melito descompensado um caso à parte. No entanto, no paciente relativamente estável, sem diarreia, íleo ou outra condição abdominal, pode ser tentada a administração de água pura ("livre") VO ou via sonda nasoenteral. Deve-se enfatizar, porém, que o soro glicosado é a escolha correta porque confere 100% do volume ofertado como água livre. Às vezes, observa-se um mito e até mesmo preconceito contra a administração de soro glicosado em pacientes críticos, e isso não deve deter o tratamento. Soro glicosado NÃO é contraindicado para paciente hipotenso. Se o paciente com hipernatremia estiver hipotenso ele necessita de SF e/ou amina vasoativa para tratar a hipotensão e SG para tratar a hipernatremia. O uso de NaCl a 0,45%, embora seja esteticamente atraente, não permite tratar individualmente os dois problemas que podem ser de magnitude diversa e demandar velocidade diversa de infusão (ver abaixo em tratamento de hipovolemia concomitante). Além disso, se o paciente tiver edema de partes moles ou pulmonar, o SG5% é a escolha melhor de tratamento, pois vai causar menos edema que o NaCl a 0,45% porque o volume fornecido se distribui 2/3 para o intracelular e 1/3 para o extracelular. Já no caso do NaCl a 0,45% pode-se considerá-lo como uma combinação de duas metades, 1 L de NaCl a 0,45% é uma mistura de 500 mL de água livre e 500 mL de SF0,9%, a metade de água livre se distribui no LIC e no LEC na proporção mencionada de 2/3 e 1/3 e é aproveitada para tratar a hipernatremia. Enquanto isso, o meio litro extra de SF não trata a hipernatremia e fica integralmente no LEC, piorando o edema, inclusive o edema pulmonar. Enfatizando, soro glicosado não piora hipotensão e, principalmente, não é contraindicado em hipotensão. Simplesmente não é tratamento para hipotensão ou hipovolemia, mas é o tratamento de escolha para hipernatremia.

6.4. Hipernatremia crônica

As hipernatremias crônicas são a imensa maioria dos casos e são aquelas com mais de 48 h de instalação. Se não se souber o momento da instalação, deve-se considerá-la como crônica. O risco de correção muito rápida da concentração de sódio num cérebro adaptado é o de edema cerebral induzido ao contrapor um LEC tratado hipotônico relativamente ao interior hipertônico dos neurônios. O edema cerebral pode ocorrer e levar à herniação de úncus e morte, mas tal situação é mais descrita em pediatria, particularmente no tratamento da cetoacidose diabética (ver abaixo em hipernatremia aguda). Em adultos, pela evidência que se tem, pode-se dizer que não há vantagem numa normalização mais agressiva da concentração de sódio.[19] Então o recomendado é de 1,35 mL/kg/h (100 mL/h num paciente de 70 kg) de soro glicosado a 5% i.v. Não há dados disponíveis sobre eficácia de água por via oral ou sonda nasoenteral, nem sobre sua biodisponibilidade, particularmente em pacientes com diarreia. No entanto, pode ser tentado em situações excepcionais. O limite de correção diária é de 10 mEq/L, lembrando que pacientes com perda continuada de água terão correção mais lenta que o esperado. Nada substitui a medida repetida da natremia para ajustar a terapêutica, principalmente recomenda-se não confiar em fórmulas para previsão de valor após tratamento de concentração de sódio.

6.5. Hipernatremia aguda

Nesses casos, recomenda-se reposição de soro glicosado IV à razão de 3-6 mL/kg/h, para efeitos práticos e facilidade de memorização, sugere-se 5 mL/kg/h. Os alvos são diminuir o sódio sérico de 1 a 2 mL por hora e trazê-lo para a normalidade dentro de 24 horas (< 145 mEq/L). Numa pessoa normal, não diabética, existe risco de induzir hiperglicemia com essa taxa de reposição de SG5%, portanto, recomenda-se após algumas horas diminuir a concentração de glicose para 2,5% ou reduzir a velocidade de infusão. Isso é ainda mais recomendado no diabete. Uma alternativa, particularmente nos diabéticos com cetoacidose ou coma hiperosmolar, é o uso de NaCl a 0,45%. Deve-se lembrar, entretanto, que 1 litro de NaCl a 0,45% fornece apenas 500 mL de água livre, portanto se o déficit de água é de 4 litros, seria necessário infundir 8 litros de NaCl a 0,45%. Em outras palavras, a dose de NaCl a 0,45% deve ser o dobro da dose de SG5%, o que normalmente não é um problema porque esses pacientes geralmente são contraídos de volume. Conforme mencionado anteriormente, crianças que recuperam rapidamente a concentração de sódio no tratamento da hipernatremia estão sob risco de edema cerebral. Deve-se considerar, no entanto, que esses diabéticos podem fazer hipernatremia muito rapidamente no curso do tratamento de sua disglicemia, seja pela internalização de água secundária à entrada de glicose nas células, com resultante diminuição da osmolalidade extracelular, seja pela diurese osmótica prévia ou concomitante. Isso é tão relevante que, no caso dos adultos, a subida rápida da concentração de sódio pode causar desmielinização osmótica, à maneira do que ocorre na correção rápida da hiponatremia no SIHAD.[21]

6.6. Considerar perda continuada de água

Dentro do ambiente hospitalar as formas de perda continuada de água são a diarreia e a diurese osmótica. A primeira é difícil de precisar e a melhor forma de repor a água extra perdida é por meio da titulação da dose de SG5% de acordo com a resposta da natremia. A perda renal de água pode ser calculada pela fórmula de *clearance* eletrolítico de água livre mencionada acima. Por exemplo, seja um paciente com diurese de 100 mL/h, sódio plasmático de 170 mEq/L e soma das concentrações de Na e K na urina de 85 mEq/L, de acordo com o apresentado:

$$CH_2O_e = V_{urina} \times \left[1 - \frac{(UNa+UK)}{PNa} \right]$$

$$CH_2O_e = 100 \times [1 - 85/170] = 100 \times [1 - 0,5] = 100 \times 0,5 = 50$$

Então esse paciente perde, por hora, mais 50 mL/h (a diurese medida foi horária) de água extra que devem ser adicionados à reposição previamente estimada.

6.7. Considerar tratamento de hipovolemia concomitante

Frequentemente, nos casos de hipernatremia por perda de líquido hipotônico, a perda de sódio ou volume pode ser suficiente para causar contração de volume. Nesse caso o paciente precisa receber SG5% (água) para tratar a hipernatremia e soro fisiológico a 0,9% (SF) para tratar a hipovolemia. Uma forma simplista de lidar com o problema é empregar NaCl 0,45% e tratar os dois problemas ao mesmo tempo. A prática dos autores é tratar os dois problemas separadamente, até porque eles são de magnitudes diferentes e exigem velocidades diferentes de tratamento. Assim, prefere-se usar uma infusão de soro fisiológico em acesso venoso e uma infusão de SG5% em outro acesso (ou em Y). Dessa forma, pode-se tratar os dois distúrbios de acordo com cada necessidade particular. Um exemplo, doador falecido em morte encefálica com diabete insípido central urinando 15 litros ao dia e rapidamente evoluindo para hipernatremia com choque hipovolêmico. A prioridade é o tratamento do choque que pode requerer infusão muito rápida de volume grande de soro fisiológico. Este pode receber, por exemplo, 1 L de SF "aberto" correndo rápido em veia central. O tratamento da hipernatremia pode ser feito logo a seguir, em separado, seguindo as orientações acima. Nesse exemplo citado, adicionalmente deve-se administrar vasopressina, devido à origem do problema. Nunca é demais lembrar que não se pode administrar água destilada pura na veia pois causa hemólise.

6.8. Na hipernatremia hipervolêmica incluir remoção de sódio

Casos agudos de hipernatremia por envenenamento ou quase afogamento são gravíssimos e com mortalidade muito elevada, além do que a reposição rápida de grandes volumes de água demanda remoção de sódio para se evitar a hipervolemia. Devido à gravidade e mortalidade da doença, rápidas infusões de soro glicosado podem e devem ser feitas, como exemplo extremo, já foi descrito infusão de 6 litros de água em 30 minutos num paciente em coma e com convulsões.[21] Se o paciente tiver insuficiência renal aguda com oligúria a diálise pode abaixar o sódio rapidamente sem o risco da hipervolemia.

Nos casos mais corriqueiros e muito mais comuns de hipernatremia com hipervolemia por combinação multifatorial no paciente em terapia intensiva, conforme descrito acima, o alvo do tratamento é tanto fornecer água livre como remover volume por meio do uso de diuréticos. Pode parecer contraditório à luz do exposto anteriormente, em que foi citada que a infusão de grandes volumes de solução associada ao uso de furosemida é uma das causas de hipernatremia. No entanto, no caso do tratamento, a solução a ser infundida é de soro glicosado com zero de conteúdo eletrolítico e, além disso, a dose de furosemida deve ser ajustada para acomodar a infusão de SG e ainda promover remoção de volume. Esse tratamento pode ser quantificado. Seja um exemplo de hipernatremia crônica em unidade coronária, para quem se planeja usar 2.100 mL de SG5% para corrigir a natremia em 10 mEq/L em 24 horas, conforme já exposto no tópico "Tendência de calcular reposição baseada no peso". Deve-se calcular as perdas continuadas desse paciente em 50 mL/h conforme o exemplo dado no tópico "Considerar perda continuada de água". Dessa forma, a perda seria de 50 mL/h x 24 h = 1.200 mL. O volume a ser infundido de SG5% será de 2.100 + 1.200 = 3.300. Diga-se que o paciente ainda receberá 1.700 mL de outras infusões, tais como diluição de antibióticos e outros medicamentos, então o somatório final é de 3.300 + 1.700 = 5.000 mL de fluido a ser removido. A forma adequada de se alcançar tanto a correção da hipernatremia quanto conseguir balanço negativo é ajustar a dose de furosemida para obter o volume urinário necessário para tanto. No exemplo citado, deseja-se obter um débito urinário de 5.000 mL/24 h ~ 200 mL/h para balanço hídrico = zero. Para se obter um balanço negativo de 1 litro o cálculo será 6.000/24 = 250 mL/h. Evidentemente, a diálise é uma alternativa em casos onde há disfunção renal, sendo que nos casos de hipernatremia crônica existe o risco de redução súbita da concentração de sódio. Recomenda-se, onde for disponível, o uso de hemodiafiltração com soluções de reposição com concentração de sódio customizada para o caso em particular. Onde não existe essa disponibilidade podem ser feitas as recomendações gerais para equipamento usual de hemodiálise a seguir.

Se não houver urgência dialítica, reduzir primeiramente a concentração de sódio para o valor mais baixo possível através da administração de água (por via IV é mais previsível a resposta). Por exemplo, reduzir a natremia em 24 a 48 horas antes de iniciar a diálise. Usar a concentração de sódio mais alta possível que o equipamento de diálise permitir. Um hemodialisador bastante empregado no Brasil permite variar o sódio até 150 mEq/L (o mínimo é de 125 para hiponatremia). Usar fluxos de sangue e de banho de diálise reduzidos e iniciar o tratamento com sessões curtas de diálise. Números razoáveis são fluxo de sangue de 100 mL/h, de banho de diálise de 300 mL/h e sessão inicial de 2 horas ou até menos. Embora, teoricamente, seja possível administrar NaCl hipertônico IV durante a diálise para se evitar a diminuição muito rápida da concentração de sódio e o consequente edema cerebral, a quantidade de NaCl que deveria ser administrada é muito grande devido à ampla remoção de Na por difusão. Assim, não se recomenda essa prática e qualquer terapia semelhante a ela deve ser considerada experimental. No entanto, se com todos os cuidados o paciente apresentar rápida deterioração neurológica acompanhada de grande decremento da concentração de sódio comprovada laboratorialmente, é adequado o uso de NaCl a 3% de forma semelhante ao empregado na hiponatremia. Evidentemente, nessa situação, o alvo seria a elevação da concentração de sódio para um valor mais seguro, mas ainda dentro da faixa de hipernatremia. Aconselha-se, se isso ocorrer, interromper a diálise e reiniciá-la somente após a melhora do paciente. O uso de manitol também deve ser considerado de caráter experimental nesses casos.

6.9. Particularidades no tratamento do diabete insípido

Finalmente é necessário descrever o emprego da vasopressina no DIC e DIG e das formas alternativas de se tratar o DIN. Para o tratamento do DIC, particularmente na forma completa, o tratamento atual consiste no uso da forma estável, a desmopressina ou ddAVP. As doses usualmente empregadas vão de 10 µg a 20 µg de uma a duas vezes ao dia, sendo que cada dose ou borrifada contém 10 µg. As apresentações disponíveis são: acetato de desmopressina, para uso oral, comprimidos de 0,1 mg (100 mg) e 0,2 mg (200 mg), uso nasal, solução ou spray nasal com 0,1 mg/mL de DDAVP sendo que cada dose libera 10 mg de desmopressina ou DDAVP Injetável disponível em cartucho contendo 10 ampolas com 1 mL de solução estéril de acetato de desmopressina 4 mg/mL. A equivalência é de cada 10 mg intranasal corresponde a 400 mg VO e menos de 1 mg i.v. O objetivo primordial do tratamento é diminuir a nictúria e o desconforto que ela traz para o sono. A poliúria diurna demanda menor agressividade no tratamento até para se evitar risco de hiponatremia induzida por este. Outros tratamentos são considerados adjuvantes, tais como dieta pobre em sódio e proteína (risco de desnutrição), uso de hidroclorotiazida, clorpropamida, carbamazepina ou AINES. No caso do DIC parcial ou na impossibilidade de usar vasopressina podem ser usadas as seguintes alternativas: clorpropamida (125 a 250 mg 1 a 2 vezes/dia) e carbamazepina (100 a 300 mg 2 vezes/dia) e hidroclorotiazida (25 mg 1 a 2 vezes/dia). Além disso, a indometacina, um inibidor da síntese de prostaglandinas pode ser eficaz, pois as postranglandinas antagonizam o efeito tubular do HAD. No DIG as vasopressinases presentes não metabolizam a desmopressina que pode, então, ser usada da mesma forma que no DIC. Com a disponibilidade do ddAVP é questionável a necessidade dessas abordagens alternativas. Essas recomendações de tratamento de DIC são para população adulta. O tratamento de crianças e, principalmente, de lactentes, é complexo, envolve uma série de riscos e deve ser feito pelo pediatra com experiência na área.

Particularmente em relação ao DI em doadores potenciais de órgãos as diretrizes da Secretaria Estadual de Saúde do Estado do Rio de Janeiro preconizam, para os pacientes com instabilidade hemodinâmica, o uso da vasopressina (Encrise) inicialmente na dose de 1U em bolus e em seguida à razão de 0,5 a 2,4 U/h. A formulação comercial mencionada tem apresentação em ampolas com 1 mL de solução injetável contendo 20 U/mL e a solução para infusão pode ser preparada diluindo uma ampola em 99 mL de soro fisiológico a 0,9%. Alternativamente, no doador falecido com estabilidade hemodinâmica é sugerido o uso do análogo estável do HAD, desmopressina (ddAVP), na dose de 1 borrifada intranasal de 8/8 horas. As doses, nos dois casos devem ser tituladas. Evidentemente, se houver o choque o paciente deve ser ressuscitado com soro fisiológico IV, particularmente nos casos acompanhados de PVC baixa (< 8 mmHg).

Já no caso do DIN as drogas empregadas são a hidroclorotiazida e os anti-inflamatórios não hormonais do tipo da indometacina. Particularmente nos casos de DIN secundários ao lítio, o uso de amilorida é eficaz uma vez que o lítio ganha acesso à célula renal através do canal epitelial de sódio (ENaC), bloqueável pela amilorida. Vale ressaltar que o lítio é um metal alcalino como o sódio, que pertence ao mesmo grupo químico da tabela periódica dos elementos químicos, daí o ser transportado pelo mesmo canal.

Finalmente, alguns pacientes com formas adquiridas podem ter resistência parcial ao hormônio antidiurético e ter alguma resposta ao ddAVP. Tratamentos mais direcionados para as formas genéticas de DIN que visam conseguir um "by-pass" do receptor V2 sejam por ativar diretamente AMPc ou GMPc ou ainda que aumentam a expressão de receptores na superfície celular ainda são experimentais. Dentre estes últimos cite-se o uso do sildenafil, por ser uma droga de uso comum e pela particularidade de ter sido proposto experimentalmente por cientistas brasileiros.[22] Para uma doença carente de possibilidades de tratamento, pode ser uma alternativa. A metformina e a sinvastina seriam outras possibilidades. Evidentemente, conforme exposto acima, qualquer dieta restrita em partículas osmoticamente ativas (pobres em sódio, potássio e nitrogênio) diminui a capacidade do rim de excretar água e pode ser usada em qualquer forma de diabete insípido. Repetindo o afirmado para o DIC, essas recomendações de tratamento de DIN são para população adulta. O tratamento de crianças e, principalmente, de lactentes é complexo, envolve uma série de riscos e deve ser feito pelo pediatra com experiência na área.

6.10. Reposição com potássio

Conforme mencionado anteriormente ao tratar da equação de Edelman e balanço de tonicidade, para efeito da concentração de sódio no plasma, tanto a adição de sódio quanto a de potássio fazem aumentar a concentração de sódio no plasma. Numa solução contendo 40 mEq/L de potássio, apenas ¾ dela é água livre. Isso deve ser levado em conta na hora do tratamento. Uma alternativa a ficar refazendo cálculos de diluição é usar uma veia para administração de potássio e outra com SG5% e tratar os distúrbios separadamente, até porque as velocidades de infusão podem variar.

Tabela 7 Recomendações específicas no tratamento das hipernatremias

Reposição de água (SG5%) baseada no peso	3 mL/kg de água diminuem a [Na] em 1 mEq/L
Hipernatremia aguda	SG5% ou SG2,5% a 5 mL/kg/h
Hipernatremia crônica	1,35 mL/kg/h (100 mL/h num paciente de 70 kg)

SG5%: soro glicosado a 5%; [Na]: concentração de sódio.

Tabela 8 Recomendações adicionais no tratamento das hipernatremias

Cálculo de déficit total de água	Déficit de água = ACT x $\left(\dfrac{Na\ sérico}{140} - 1 \right)$
Cálculo de perda continuada de água (pela urina)	Dado pelo cálculo do *clearance* de água livre $CH2Oe = V_{urina} \times \left[1 - \dfrac{(UNa+UK)}{PNa} \right]$
Tratamento de hipovolemia concomitante	SF a 0,9% em "paralelo" em volume igual à dose recomendada para o tratamento de hipovolemia isolada
Na hipernatremia hipervolêmica incluir remoção de sódio	Furosemida em bomba de infusão para atingir diurese > necessidade de correção (reposição) + perdas continuadas + volume a ser infundido

ACT: água corporal total na apresentação do caso; CH2Oe: *clearance* eletrolítico de água livre; V_{urina}: volume de urina; UNa: concentração de sódio na urina; UK: concentração de potássio na urina; PNa: concentração de sódio no plasma e SF: soro fisiológico.

REFERÊNCIAS BIBLIOGRÁFICAS

1. Graciano ML. Distúrbio da água. In: Tratado de Nefrologia. Moura LRR, Ribeiro Alves MA, Santos DR, Pecoits Filho R. Rio de Janeiro: Atheneu; 2018. p. 395-418.

2. Dobato JL, Barriga FJ, Pareja JA, Vela L. Extrapontine myelinolyses caused by iatrogenic hypernatremia following rupture of a hydatid cyst of the liver with an amnesic syndrome as sequela. Rev Neurol. 2000;31:1033.

3. Kitabchi AE, Umpierrez GE, Miles JM, Fisher JN. Hyperglycemic crises in adult patients with diabetes. Diabetes Care. 2009;32:1335.

4. Kapur G, Valentini RP, Imam AA, Mattoo TK. Treatment of severe edema in children with nephrotic syndrome with diuretics alone – a prospective study. Clin J Am Soc Nephrol. 2009;4:907.

5. Christensen JH, Rittig S. Familial neurohypophyseal diabetes insipidus – an update. Semin Nephrol. 2006;26:209.

6. Kapoor E, Cartin-Ceba R, Specks U, et al. Pituitary dysfunction in granulomatosis with polyangiitis: the Mayo Clinic experience. J Clin Endocrinol Metab. 2014;99:3988.

7. Shikuma J, Kan K, Ito R, et al. Critical review of IgG4-related hypophysitis. Pituitary. 2017;20:282.

8. Hammond DN, Moll GW, Robertson GL, Chelmicka-Schorr E. Hypodipsic hypernatremia with normal osmoregulation of vasopressin. N Engl J Med. 1986;315:433.

9. Gregoire JR. Adjustment of the osmostat in primary aldosteronism. Mayo Clin Proc. 1994;69:1108.

10. Fujiwara TM, Bichet DG. Molecular biology of hereditary diabetes insipidus. J Am Soc Nephrol. 2005;16:2836.

11. Loonen AJ, Knoers NV, van Os CH, Deen PM. Aquaporin 2 mutations in nephrogenic diabetes insipidus. Semin Nephrol. 2008;28:252.

12. Almeida VA, Graciano ML. Interpretação do exame de urina de 24h nos DHEAB. In: Gomes CP, Andrade LC, Graciano ML, Rocha PN. Distúrbios do equilíbrio hidroeletrolítico e ácido-base – diagnóstico e tratamento. 1ª ed. São Paulo: Manole; 2020. p. 23.

13. Fenske W, Refardt J, Chifu I, et al. A Copeptin-Based Approach in the Diagnosis of Diabetes Insipidus. N Engl J Med. 2018;379:428.

14. Edelman IS, Leibman J, O'Meara MP, Birkenfeld LW. Interrelations between serum sodium concentration, serum osmolarity and total exchangeable sodium, total exchangeable potassium and total body water. J Clin Invest. 1958;37:1236.

15. Nguyen MK, Kurtz I. Correction of hypervolaemic hypernatraemia by inducing negative Na+ and K+ balance in excess of negative water balance: a new quantitative approach. Nephrol Dial Transplant. 2008;23:2223-7.

16. Welt LG, Orloff J, Kydd DM, Oltman JE. An example of cellular hyperosmolarity. J Clin Invest. 1950;29:935.

17. Sterns RH. Formulas for fixing serum sodium: curb your enthusiasm. Clin Kidney J. 2016;9:527.

18. Sterns RH, Hoorn EJ. Treatment of hypernatremia in adults. Disponível em: www.uptodate.com. Acesso em 30 mar 2020.

19. Chauhan K, Pattharanitima P, Patel N, et al. Rate of Correction of Hypernatremia and Health Outcomes in Critically Ill Patients. Clin J Am Soc Nephrol. 2019;14:656.

20. Rodríguez-Velver KV, Soto-Garcia AJ, Zapata-Rivera MA, et al. Osmotic demyelination syndrome as the initial manifestation of a hyperosmolar hyperglycemic state. Case Rep Neurol Med. 2014;2014:652523.

21. Carlberg DJ, Borek HA, Syverud SA, Holstege CP. Survival of acute hypernatremia due to massive soy sauce ingestion. J Emerg Med. 2013;45:228.

22. Sanches TR, Volpini RA, Massola Shimizu MH, Bragança AC, Oshiro-Monreal F, Seguro AC. Sildenafil reduces polyuria in rats with lithium-induced NDI. Am J Physiol Renal Physiol. 2012;302:F216–F225.

Seção III

DISTÚRBIOS DA REGULAÇÃO DE POTÁSSIO E MAGNÉSIO

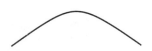

Capítulo 10

DIAGNÓSTICO E TRATAMENTO DA HIPOPOTASSEMIA

Milton Soares Campos Neto

1. INTRODUÇÃO

Homeostase do potássio

O átomo Potássio (K^+) é o cátion mais abundante do corpo humano. A maior parte (3.000 a 4.000 mEq, cerca de 98%) é mantida "aprisionada", em alta concentração e com gasto de energia (ATP), no espaço intracelular ($\pm$ 150 mEq/L), enquanto cerca de 2% restante (60 a 70 mEq) se concentra no espaço extracelular ($\pm$ 4 mEq/L). Essa diferença permite uma função celular normal e um considerável gradiente, necessário para excitação neuronal e contração muscular.[1] Vários mecanismos foram desenvolvidos pelos seres vivos para manter essa diferença, inclusive de tamponamento para manutenção do gradiente entre a absorção intestinal e a excreção renal, sendo que desvios não muito intensos dessas faixas são incompatíveis com a vida.

Homeostase renal do potássio

O K^+ é livremente filtrado pelo glomérulo e praticamente todo K^+ dessa filtração é reabsorvido pelo túbulo proximal e pela alça de Henle, independente da ingesta de K^+. A excreção urinária de K^+ representa 95% da retirada de K^+ ingerido, sendo 5% restantes pelo intestino grosso, que pode ser maior em pacientes com Insuficiência Renal Crônica (IRC). A excreção tubular de K^+ varia de acordo com a ingesta, que por sua vez causa um maior ou menor estímulo na liberação de aldosterona pela glândula suprarrenal. A maior ingesta de K^+ aumenta a liberação de aldosterona, gerando um aumento da excreção de K⁺ para a porção luminal do túbulo distal e túbulo coletor. Portanto, a excreção ou a preservação de K⁺ é uma função tubular do néfron distal.[2]

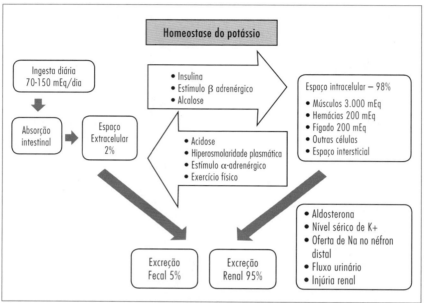

Figura 1 Homeostase do potássio.

2. GENERALIDADES SOBRE HIPOCALEMIA

Praticamente não existem alimentos sem K⁺, portanto, com exceção de dietas parenterais e incomuns (alcoolismo, dietas muito restritivas, síndromes de má absorção intestinal), a ingesta de K⁺ (1 a 1,5 mEq/kg/dia) na nossa alimentação diária é bastante adequada.[3] A hipocalemia está geralmente relacionada com:

- Transferência do K⁺ para o espaço intracelular (RARO)
- Perda excessiva de K⁺ à (QUASE SEMPRE)
    - Gástrica
    - Intestinal
    - Renal

HIPOCALEMIA É GERALMENTE PERDA DE K⁺!

Como a manutenção do gradiente de K^+ entre o intra e o extracelular é essencial para a vida, a hipocalemia pode ser ameaçadora não só pela intensidade, mas também pela velocidade de instalação e persistência do distúrbio. A definição de hipocalemia é quando a concentração de K^+ é < 3,5 mEq/L e de hipocalemia severa é quando os níveis de K^+ são < 2,5 mEq/L.

Esse distúrbio eletrolítico é um dos mais comuns da prática clínica, geralmente leve e assintomático, provavelmente adquirido durante a internação hospitalar devido a drogas prescritas, podendo gerar nefrotoxicidade tubular e caliurese excessiva,[4] ou devido a infecção.

Os pacientes que devem ter seus níveis séricos de K^+ monitorados devido maior risco de hipocalemia são: portadores de doença, acompanhados de febre ou desnutrição, desordens de alimentação ou absorção intestinal, alcoolismo, infecção por HIV, uso de diuréticos tiazídicos e de alça, cardiopatas e coronariopatas (hipocalemia mais perigosa).[5]

3. SINAIS E SINTOMAS DE HIPOCALEMIA

Geralmente a hipocalemia é sintomática somente com o nível de K^+ < 3,0 mEq/L. Como são sintomas inespecíficos, é difícil pensar nesse distúrbio como causa de sinais e sintomas. Estes, por sua vez, estão relacionados com a crescente resistência de repolarização (hiperpolarização) de membranas celulares excitáveis, devido à redução da concentração de K^+ no espaço extracelular. Portanto, o conjunto de achados está geralmente ligado a alterações de função neuromuscular.[6] São possíveis sintomas de hipocalemia (Tabela 1):

Tabela 1 Sinais e sintomas de hipocalemia

RENAIS
• Distúrbios acidobásicos: acidose ou alcalose metabólica • Poliúria e hipostenúria
NEUROMUSCULAR
• Fraqueza • Cãibras • Paresia • Paralisia ascendente em hipocalemias severas < 2,0 mEq/L • Rabdomiólise em hipocalemias severas < 2,5 mEq/L

(continua)

Tabela 1 Sinais e sintomas de hipocalemia *(continuação)*

GASTROINTESTINAL
• Constipação ou paralisia intestinal
RESPIRATÓRIO
• Falência respiratória
CARDIOVASCULAR (Figura 2)
• ECG: onda U, achatamento de onda T, alargamento S-T • Taquiarritmia, fibrilação ventricular (principalmente em cardiopatas ou coronariopatas) • Falência cardíaca
HORMONAL
• Resistência a insulina

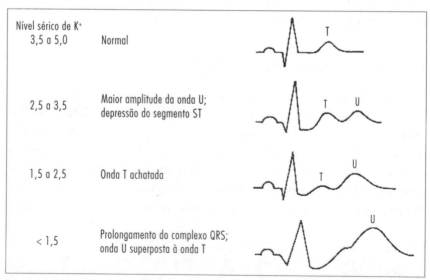

Figura 2 Alterações eletrocardiográficas da hipocalemia.

4. ABORDAGEM TERAPÊUTICA DA HIPOCALEMIA

O tratamento da hipocalemia tem 4 alvos:
- Avaliação do risco da hipocalemia
- Reposição do estoque de K+
- Redução da perda de K+

- Determinação das possíveis causas e suas correções

A intensidade da abordagem deve ter dois princípios fundamentais para sua correção:

- O risco da hipocalemia

  O maior risco de morbimortalidade ocorre em hipocalemias severas nos pacientes portadores de doenças cardíacas e coronarianas, hipocalemia de instalação rápida ou já com sintomas graves (ECG e sintomas neuromusculares). Nessas situações, o uso de reposição endovenosa é aconselhável.

- O risco da correção da hipocalemia

  A correção rápida da hipocalemia pode induzir a hipercalemia iatrogênica, nas seguintes situações:

  ○ Hipocalemia devido à transferência de K^+ para o espaço intracelular.

  ○ Pacientes com menor capacidade de tamponamento de K^+: desnutridos, idosas, hiperglicemia, amputados ou com déficit motor severo.

Tabela 2 Princípios da terapia de correção da hipocalemia

PESAR RISCO/BENEFÍCIO PARA TERAPIA CORRETIVA ENDOVENOSA
Repercussão clínica e taxa de correção: evitar mudanças bruscas ou hipercalemia aguda Risco de morte da hipocalemia: hipocalemia sintomática e/ou $K^+ < 2,5$ mEq/L Avaliação da função renal: maior risco de hipercalemia de rebote quando há déficit de função renal
DETERMINAR URGÊNCIA E ROTA (VO/EV)
Preferência para VO EV: situação de urgência-emergência → arritmia cardíaca, insuficiência respiratória
EVITAR RISCO DE TRANSFERÊNCIA DE K+ PARA DENTRO DAS CÉLULAS
Retardar o uso de glicose, insulina, bicarbonato de sódio
SITUAÇÕES ESPECIAIS
Com acidose: tratar primeiro a hipocalemia Na cetoacidose diabética: repor K se < 4,5 mEq/L Se hipovolemia com alcalose metabólica: evitar expansão vigorosa da volemia Terapias associadas: bloqueadores do sistema renina-angiotensina, diuréticos poupadores de K+ Paralisia hipocalêmica periódica Hiponatremia crônica Hipomagnesemia

O nível sérico de K⁺ representa apenas 2% do conteúdo total de K⁺ corporal, portanto, quando ocorre a hipocalemia, o déficit corporal de K⁺ é bem maior do que é mensurado. Em média a redução de 0,3 mEq/L corresponde a um déficit corporal total de cerca de 100 mEq de K⁺.[6] *Vide* Tabela 3:

Tabela 3 Déficit de potássio corporal total

[K] sérico (mEq/L)	↓K (mEq/70kg)
3,5	125-250
3,0	150-400
2,5	300-600
2,0	500-750

- Correção da hipocalemia severa

  Cateterização de acesso venoso central e monitorização cardíaca durante a infusão são medidas essenciais nessa situação, já que altas doses em alta concentração de K⁺ serão utilizadas.

  A solução NÃO deve ultrapassar a concentração de K⁺ > 20 mEq/100 ml, e a infusão NÃO deve ser maior que 40 mEq/hora.

- Terapia emergencial (rara)
  - Hipocalemia severa no pré-op imediato de cirurgia de emergência
  - IAM com ectopia ventricular
    - 5 a 10 mEq de KCl 10% EV em 15 a 20 minutos
    - Repetir até K > 3, 0 mEq/L
  - Paralisia muscular, arritmias ventriculares ameaçadoras de vida:
    - 40 a 100 mEq/hora
    - Monitorização cardíaca contínua

De maneira geral, a correção da hipocalemia é feita via oral, durante as refeições, com generosa oferta de líquidos. Devem ser sempre lembrados, com ênfase, a investigação e o diagnóstico, bem como a abordagem do fator causal. *Vide* Tabela 4:[7]

Tabela 4 Tratamento de hipocalemia

HIPOCALEMIA	TRATAMENTO	COMENTÁRIOS
LEVE (3.0–3.4 mEq/L)	Suplemento de K+ (72 mEq/dia) ou infusão EV 25 mL (75 mEq/dia)	Usualmente assintomático
		Monitorize K+ diariamente e ajuste dose de acordo
		Considere uso de K+ EV em caso de intolerância da dose oral
MODERADA (2.5–2.9 mEq/L)	Suplemento de K+ (96 mEq/dia) ou infusão EV 25 mL (100 mEq/dia)	Assintomático ou sintomas leves
		Monitorize K+ diariamente e ajuste dose de acordo
		Considere uso de K+ EV em caso de intolerância da dose oral
SEVERA (< 2.5 mEq/L ou sintomático)	Reposição EV 40 mEq de KCl em 1 L de SF 0,9%, podendo, em casos de congestão ou risco de sobrecarga de fluidos, soluções com concentração de K 20 mEq/100 mL em acesso venoso central	Taxa de infusão *standard*: 10 mEq/hora
		Taxa de infusão máxima: 40 mEq/hora
		Se houver hipomagnesemia: infundir em 20 minutos 4 mL MgSO4 50% diluído em 10 mL SF 0,9%, seguido da infusão de 40 mEq de KCl e reposição de Mg

A suplementação oral de K+ geralmente é feita com KCl. Uma colher de chá = 50 – 65 mEq de K+. Outras preparações de K+:

- Bicarbonato de K: em caso de acidose metabólica associada
- Citrato de K: em caso de acidose tubular renal
- Fosfato de K: em caso de cetoacidose diabética

5. CAUSAS DE HIPOCALEMIA

Comumente, a hipocalemia é resultado da perda anormal e excessiva de K+ via renal ou gastrointestinal.

A pseudo-hipocalemia, ou hipocalemia espúria, pode ter como causa um intenso crescimento de células metabolicamente ativas, tais como a leucemia mieloide aguda, com a contagem de leucócitos > 50.000.

Uma causa que não pode ser esquecida é a hipocalemia por drogas.[6] *Vide* Tabela 5:

Tabela 5 Causas de hipocalemia por drogas

HIPOCALEMIA INDUZIDA POR MEDICAÇÃO		
TRANSFERÊNCIA PARA O INTRACELULAR	PERDA RENAL	PERDA INTESTINAL
Agonistas β-adrenérgicos: Epinefrina Descongestionantes nasais	Diuréticos: Acetazolamida Tiazídicos De alça Ácido etacrínico	Fenolftaleína
Broncodilatadores		Poliestireno de sódio
Agentes tocolíticos		
Teofilina	Mineralocorticoides: Fludrocortisona	
Cafeína		
Intoxicações: Verapamil Cloroquina	Mineralocorticoide-like: Alcaçuz Semente de algodão	
Dose excessiva de insulina	Alta dose de corticoide	
	Alta dose de antibióticos: Penicilina e derivados	
	Depleção de Mg	
	Aminoglicosídeos	
	Clisplatina	
	Foscarnet	
	Anfotericina B	

Outras causas de hipocalemia:[1, 6, 7, 8, 9]

Transferência de K⁺ para o intracelular

- Alcalose (trivial)
- Insulina
- Estímulo adrenérgico β2
- Anabolismo (p.ex., tto. de anemia perniciosa)
- Paralisia hipocalêmica periódica
- Drogas (*vide* Tabela 5)

Perda renal de K⁺ por excesso de ação mineralocorticoide (real ou aparente)

- Hiperaldosteronismo 1°
- Hiperplasia adrenal congênita
- Síndrome corticotropina ectópica
- Síndrome de Cushing
- Aldosteronismo corticoide induzido
- Tumor secretor de renina
- Hipertensão renovascular
- Hipertensão acelerada maligna
- Vasculite
- Síndrome de Liddle
- Deficiência de 11β-hidroxiesteroide desidrogenase
- Drogas (*vide* Tabela 5)

Perda renal de K⁺ por excesso de oferta de Na⁺ ou íons não absorvíveis no néfron distal

- Aumento de ânions não absorvíveis: perda gástrica, bicarbonatúria, cetoacidose, alta ingesta de bases, inanição, desnutrição proteica
- Deficiência de magnésio
- Síndrome de Bartter
- Síndrome de Gitelman
- Drogas (*vide* Tabela 5), principalmente diuréticos
- Acidose metabólica crônica
- Hipertensão intrarrenal por edema intersticial

Perda extrarrenal de K⁺

- Diarreia aguda ou crônica
- Síndrome de Zollinger-Ellison
- *By-pass* jejunoileal
- Fístula entérica
- Ingestão de argila
- Adenoma viloso do cólon
- Grande queimado
- Drogas (*vide* Tabela 5)

6. ABORDAGEM DIAGNÓSTICA DA HIPOCALEMIA

É comum que a causa da hipocalemia seja clinicamente diagnosticável. Entretanto, quando a causa de hipocalemia é devido à transferência de K⁺ para o intracelular ou por perda renal, nem sempre é óbvio. Na avaliação clínico-laboratorial, é fundamental estabelecer o *status* volêmico do paciente, visto que uma das principais causas é o aumento da atividade mineralocorticoide, que geralmente gera hipervolemia como fator associado à hipocalemia por perda renal de K⁺. Além disso, é decisivo como o rim lida com esse distúrbio. Guarde esta frase:

COM RELAÇÃO A DISTÚRBIOS HIDROELETROLÍTICOS / ACIDOBÁSICOS, O RIM É PARTE DA SOLUÇÃO OU É PARTE DO PROBLEMA.

Portanto, a presença maior ou menor de K^+ urinário ajuda muito no diagnóstico da causa da hipocalemia. De uma maneira geral, quando a hipocalemia é de causa renal, a perda de K^+ urinário está acima do esperado, ou seja, o rim NÃO está conservando K^+ para compensar o distúrbio. Quando o K^+ urinário (KU) está reduzido, a possível causa da hipocalemia será perda extrarrenal ou transferência de K^+ para o espaço intracelular. Deve-se utilizar a relação entre potássio e creatinina urinária (KU/CrU) para essa avaliação, pois a creatinina é pouco manipulada pelos túbulos após a filtração glomerular.[9]

KU (mEq/L) / CrU (mg/dL) < 1,5 → redução da excreção urinária de K

KU (mEq/L) / CrU (mg/dL) > 1,5 → aumento da excreção urinária de K

A KU/CrU baixa em pacientes com hipocalemia fala a favor de perda de K^+ extrarrenal ou transferência de K^+ para o espaço intracelular. A KU/CrU aumentada em pacientes com hipocalemia fala a favor de perda de K^+ renal.

A avaliação do Na^+ urinário (NaU) também é uma ferramenta útil para diagnóstico. A excreção de NaU pode estar reduzida ou aumentada, mas a sua concentração pode ser enganosa devido a uma perda urinária excessiva ou reduzida de água concomitante ao distúrbio. A comparação da concentração de NaU com a creatinina urinária (CrU), que é uma substância que sofre menos manejo pelos túbulos, ajuda a visualizar melhor como a função tubular se comporta. A fórmula a ser utilizada é a fração de excreção de Na (FeNa).

Valor de referência da FeNa: 0,4 – 0,6% (sem uso de diuréticos e sem IRA ou IRC)

Observe as seguintes combinações de pacientes portadores de hipocalemia com FeNa e alterações do volume extracelular (VEC)/pressão arterial (PA):

Tabela 6 Alterações VEC/PA

FeNa	VEC / PA	OBSERVAÇÕES
↑	↔ ou ↓	Excessiva oferta de Na no túbulo distal; aumento da atividade do sistema renina-angiotensina-aldosterona.
↑	↔ ou ↑	Estado de ↑ renina; natriurese de pressão; edema intersticial renal.
↓	↔ ou ↓	Perda de fluidos e eletrólitos extrarrenal.
↓	↔ ou ↑	Excesso de mineralocorticoide, real ou aparente.

Avaliação clínico-laboratorial:

Anamnese

- Uso de medicações nefrotóxicas, diuréticos e derivados de penicilina
  - Medicações nefrotóxicas podem causar lesão tubular proximal, diminuindo a reabsorção tubular proximal de K+
- Presença de poliúria e hipostenúria persistente
  - Podem indicar pistas para lesão de alça de Henle e aumento da oferta tubular distal de Na e água, aumentando a excreção de K+ urinário
- Presença de proteinúria
  - Sinal suspeito de hiperaldosteronismo
- Presença de hipertensão arterial e edema
  - Possível sinal de atividade mineralocorticoide exarcebada
- Presença de hipotensão ou sinais de hipovolemia
  - Pode significar perda excessiva de Na, gerando uma ativação do sistema renina-angiotensina-aldosterona, com aumento da excreção de K+ no túbulo coletor
- Dietas restritivas de K+ ou excessivas de álcalis ou ânions, dietas espúrias
- História de náuseas, perdas gástricas e diarreia
- Paralisia periódica, podendo ter também história familiar
- Ingesta aumentada de alcaçuz

Exame físico

- Avaliação do *status* volêmico
  - ◦ Presença de sinais de hiper ou hipovolemia
- Sinais de hiperaldosterônimo
  - ◦ Edema, ginecomastia em homens, hipertensão arterial de difícil controle

Exames laboratoriais

– Sangue

- Ureia e creatinina
- Íons: Na, K, Cl, Mg, Ca, P
  - ◦ Úteis para diagnosticar possível causa renal ou defeito tubular
- Ácido úrico, glicose, gasometria venosa
- Hormônios: ACTH, cortisol, renina, aldosterona

– Urina

- Rotina
- Creatinina, ureia
- Íons: Na, K, Cl, Mg
  - ◦ Úteis para diagnosticar possível causa renal ou defeito tubular

Com relação à avaliação laboratorial, alguns comentários:

- A dosagem urinária de K^+ isolada pode ser enganosa, principalmente em pacientes com defeito do funcionamento tubular. Para afastar, use a relação K^+/ creatinina urinárias (*vide* Tabela 3).

- A presença de ácido úrico no limite superior da normalidade ou elevado pode estar relacionada ao aumento da atividade do sistema renina-angiotensina, já que a Angiotensina II aumenta a reabsorção tubular proximal de ácido úrico.

- A fração de excreção de ureia reduzida (< 35%) é útil nos diagnósticos de hipovolemia, principalmente em situações com balanço negativo de Na por perda urinária excessiva (tubulopatias, hipoaldosteronismo, diuréticos, etc.).

- Tanto a acidose quanto a alcalose metabólicas podem cursar com hipocalemia.

- A presença de hipomagnesemia é causa de hipocalemia ou falência terapêutica da correção. A dosagem de Mg urinário é fundamental para diagnóstico diferencial de tubulopatias, tais como síndrome de Bartter ou Gilteman.

- A redução da fração de excreção de Na, principalmente na presença de sinais de expansão da volemia, é uma forte pista para o diagnóstico de atividade mineralocorticoide excessiva.

- O aumento da fração de excreção de Na, principalmente na presença de sinais de redução da volemia, pode indicar uma hipocalemia por excesso de oferta de Na do néfron distal.

- A elevada fração de excreção de Na, principalmente na presença de sinais de expansão da volemia, é uma forte pista para o diagnóstico de hipertensão do parênquima renal por edema intersticial, em pacientes com grande acúmulo de volume, gerando uma redução da eficácia de absorção do túbulo proximal, com perda de fluido urinário rico em K^+.

- A fração de excreção de fósforo elevada na presença de nível sérico reduzido de P pode indicar um defeito do túbulo proximal.

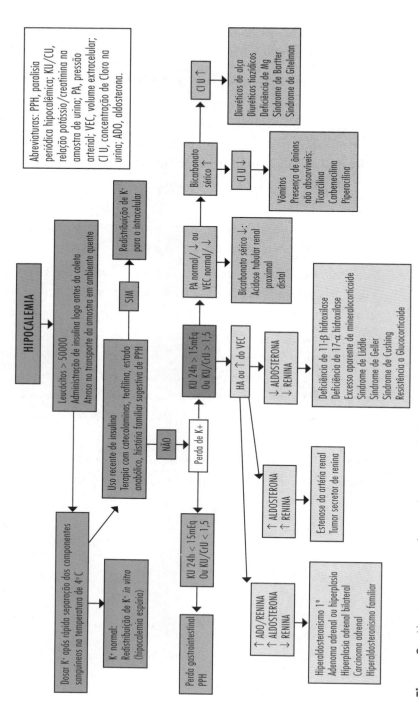

Figura 3 Algoritmo para avaliação diagnóstica de hipocalemia.

7. SITUAÇÕES ESPECIAIS

- A alcalose metabólica promove a transferência de K^+ para o intracelular, na troca com H^+ do intra para o extracelular. Esse efeito é trivial. Mas, no túbulo coletor medular, a alcalose metabólica gera uma maior reabsorção de H^+, por meio da maior ativação da $H^+/K^+ATPase$, aumentando a excreção urinária da K^+.[9]

- A paralisia periódica hipocalêmica é uma doença genética autossômica dominante, mais frequente em homens, podendo ser induzida por descanso após atividade física, refeições ricas em carboidratos, exposição ao frio ou após administração de glicose ou insulina. Está ligada a mutações nos canais de cálcio ou de sódio voltagem-dependente, presente nas células musculares.[10]

- Nos casos de acidose tubular renal (ATR), a tipo 1 ocorre por defeitos na secreção de H^+ no túbulo distal, aumentando a secreção de H^+ no túbulo proximal, o que acarreta na maior entrega de Na^+ no túbulo coletor, bem como a maior atividade compensatória da H^+/K^+-ATPase, gerando caliurese excessiva.[1]

- A depleção de Mg^+ gera uma redução do conteúdo de K^+ intracelular por inibir a atividade da bomba de Na^+/K^+-ATPase, gerando uma excreção aumentada de K^+ urinário, pois o déficit de Mg deixa de inibir a atividade do canal medular externo de K (ROMK).[1]

- As síndromes de Gitelman e de Bartter são tubulopatias de causa genética recessiva e cursam com alcalose metabólica, acompanhadas de excreção urinária elevada de K^+ e Na^+, portanto, sem hipervolemia ou hipertensão arterial.[11]

- O defeito genético da S. Gitelman se localiza no cotransportador de Na-Cl no túbulo contorcido distal, gerando redução da absorção tubular distal de Na e Mg, com perda consequente de K^+ e hipocalemia.[11]

- Na S. Bartter, o defeito genético pode se localizar em diferentes proteínas e transportadores, localizados na porção espessa ascendente, gerando uma redução da absorção tubular de Na, Ca (Mg em menor escala, dependendo do subtipo). A hipocalemia sobrevém devido à perda excessiva de K^+ pela oferta aumentada de Na^+ e pela alcalose metabólica.[11]

- A síndrome de Liddle também é uma tubulopatia genética, autossômica dominante, tendo como alteração um ganho de função do canal epitelial de Na[+], localizado no néfron distal. Tem como características a presença de hipervolemia, hipertensão arterial e alcalose metabólica, características semelhantes à excessiva ação de mineralocorticoide. Entretanto, os níveis séricos de renina e aldosterona estão suprimidos.[11]

Tabela 7 Situações especiais (síndromes de Liddle, Bartter e Gitelman)

SÍNDROME	INÍCIO	TIPO	K[+]	PA	ALDOSTERONA	OUTROS
Liddle	Criança	Autossômica dominante	↓	↑	Suprimida	↓ NaU
Bartter	Criança (90% neonatal)	Autossômica recessiva	↓	Normal ou ↓	Elevada	↑CaU (possivelmente c/ nefrocalcinose)
Gitelman	Adultos	Autossômica dominante	↓	Normal ou ↓	Elevada	↓ CaU, hipomagnesemia

REFERÊNCIAS BIBLIOGRÁFICAS

1. Palmer BF, Clegg DJ. Physiology and pathophysiology of potassium homeostasis: core curriculum. Am J Kidney Dis. 2019;74(5):682-95.

2. Hoenig MP, Zeidel ML. Homeostasis, the milieu intérieur, and the wisdom of the nephron. Clin J Am Soc Nephrol. 2014;9:1272-81.

3. Hamm LL, Hering-Smith KS, Nakhoul NL. Acid-base and potassium homeostasis. Seminars in Nephrology. 2013 May;33(3):257-64.

4. Crop MJ, Hoorn EJ, Lindemans J, Zietse R. Hypokalaemia and subsequente hyperkalaemia in hospitalized patients. Nephrol Dial Transplant. 2007;22: 3471-7.

5. Paice BJ, et al. Record linkage study of hypokalaemia in hospitalized patients. Postgrad Med J. 1986;62:187-91.

6. Gennari JF. Hypokalemia. The New England Journal of Medicine. 1998;339(7): 451-8.

7. Kardalas E, et al. Hypokalemia: a clinical update. Endocrine Connections. 2018;7:135-46.

8. Weiner DI, Wingo CS. Hypokalemia - consequences, auses, and correction. Journal of the American Society of Nephrology.

9. Unwin RJ, Luft FC, Shirley DG. Pathophysiology and management of hypokalemia: a clinical perspective. Nat Rev Nephrol. 2011;7:75-84.

10. Lin S-H, Halperin ML. Hypokalemia: A practical approach to diagnosis and its genetic basis. Current Medicinal Chemistry. 2007;14:1551-65.

11. Mumford E, Unwin RJ, Walsh SB. Liquorice, Liddle, Bartter or Gitelman - how to differentiate? Nephrol Dial Transplant. 2019;34:38-9.

Capítulo 11

DIAGNÓSTICO E TRATAMENTO DA HIPERPOTASSEMIA

Paulo Novis Rocha
Alexandre Vitor Vieira de Sá

A hiperpotassemia é definida por K⁺ sérico maior do que 5,0 mEq/L. O potássio corporal total é, em média, de 3.000 a 4.000 mEq, sendo a distribuição acentuadamente assimétrica em decorrência do transporte ativo da bomba Na⁺/K⁺ ATPase (ver capítulo 10, item 1):[1-3]

- 98% no líquido intracelular (LIC)
- 2% no líquido extracelular (LEC)

A Figura 1 apresenta o balanço interno e externo de K⁺, destacando a principal via de eliminação corporal.

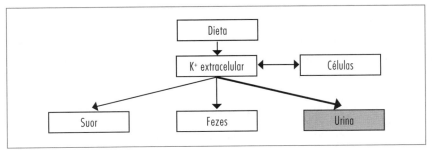

Figura 1 Balanço externo e interno de K⁺.[1]

Em condições normais, o responsável por manter o balanço externo de K⁺ são os rins, pois a eliminação pelo suor e pelas fezes é pouco significante (ver capítulo 10, item 1).[1]

1. MECANISMOS DE HIPERCALEMIA

1.1. Diminuição da excreção urinária[1-5]

- Doença renal crônica (DRC): a hipercalemia costuma ocorrer apenas nos estágios mais tardios de DRC (estágios 4 e 5) devido ao aumento da fração de filtração de K^+ dos néfrons remanescentes.
- Lesão renal aguda (LRA): principalmente quando ocorre oligúria, pois há menor filtração glomerular e, devido à lesão das células tubulares, menor secreção tubular do íon.
- Hipoaldosteronismo ou resistência à ação da aldosterona: a aldosterona age na célula tubular estimulando a bomba Na^+/K^+ ATPase e aumentando a quantidade de canais epiteliais de sódio (ENaC). A deficiência desse hormônio mineralocorticoide resulta em menor excreção urinária de K^+ e, consequentemente, hipercalemia.
- Ureterojejunostomia: o epitélio do jejuno reabsorve o K^+ contido na urina.

1.2. Desvio do K^+ do LIC para o LEC[1-5]

- Acidose metabólica: o tamponamento celular da acidose a partir da entrada de H^+ no LIC leva a saída do K^+ para manter a eletroneutralidade.
- Deficiência de insulina: a insulina é um estimulante da bomba Na^+/K^+ ATPase, por isso sua deficiência dificulta a entrada de K^+ no LIC.
- Hiperosmolaridade: o K^+ é arrastado junto com água do LIC para o LEC, como na hiperglicemia ou uso de contraste iodado, manitol e imunoglobulina.
- Bloqueio dos receptores beta-2-adrenérgicos: as catecolaminas estimulam a bomba Na^+/K^+ ATPase por meio desses receptores. Portanto, o uso de betabloqueadores não seletivos pode contribuir para o aumento do nível sérico de K^+.
- Destruição celular maciça: ocorre hipercalemia súbita por liberação de uma alta carga de K^+ que estava no LIC. Exemplos: rabdomiólise, síndrome de lise tumoral, hemólise maciça, hipotermia grave e grande queimado.

- Outras causas: transfusão de concentrado de hemácias, disfunção genética de canais iônicos das células musculares (paralisia periódica hipercalêmica), intoxicação por digital e succinilcolina.

2. ETIOLOGIA

Na Tabela 1 estão listadas as principais causas de hipercalemia estratificadas pelo seu mecanismo.

Tabela 1 Causas de hipercalemia[1,4-6]

MECANISMO	ETIOLOGIA DA HIPERCALEMIA
↓ da excreção urinária	• DRC • LRA • Insuficiência adrenal primária • Nefropatia diabética • Síndrome de Gordon • Hipoaldosteronismo congênito • Pseudo-hipoaldosteronismo tipo 1 • Ureterojejunostomia • ATR tipo IV • IECA, BRA II, alisquireno, AINEs, inibidor de calcineurina, diuréticos poupadores de K+, heparina, cetoconazol e betabloqueadores
Desvio do LIC para o LEC	• Acidose metabólica • Cetoacidose diabética e estado hiperosmolar hiperglicêmico • Contraste iodado, imunoglobulina e manitol • Paralisia periódica hipercalêmica • Hemólise maciça, rabdomiólise, síndrome de lise tumoral, queimaduras graves e hipotermia • Transfusão de concentrado de hemácias • Intoxicação digitálica • Digitálicos, betabloqueadores e succinilcolina

DRC: doença renal crônica; LRA: lesão renal aguda; ATR: acidose tubular renal; IECA: inibidores da enzima conversora de angiotensina; BRA: bloqueadores do receptor de angiotensina; AINEs: anti-inflamatórios não esteroides; LIC: líquido intracelular; LEC: líquido extracelular.

2.1. Pseudo-hipercalemia

O resultado laboratorial é de um K^+ elevado, mas o nível sérico de K^+ do paciente é normal. A Figura 2 traz as principais situações em que se deve pensar em pseudo-hipercalemia.

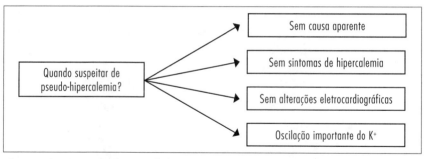

Figura 2   Suspeita de pseudo-hipercalemia.[4,5]

Causas:
- Hemólise traumática durante a punção sanguínea
    - Garroteamente prolongado, com abertura e fechamento repetido das mãos
    - Sucção excessiva na seringa
- Armazenamento inadequado da amostra de sangue
- Trombocitose (> 1.000.000/mm^3) ou leucocitose (> 50.000 cél/mm^3)
- Coleta de sangue em veia com infusão de KCl ou em acesso venoso central utilizado para a reposição de KCl.

Condutas na suspeita de pseudo-hipercalemia:

1. Recoletar a amostra e processar imediatamente.

2. Evitar hemólise traumática (garroteamento, movimento de fechar e abrir as mãos e sucção excessiva na seringa).

3. Quando há trombocitose, a amostra deve ser coletada em tubo de ensaio contendo heparina para evitar a formação de coágulos e, consequentemente, a saída de K$^+$ das plaquetas. No caso da leucocitose, a amostra também deve ser colhida em tubo com heparina.

3.   INVESTIGAÇÃO DIAGNÓSTICA

Quase sempre é possível encontrar a(s) causa(s) de hipercalemia a partir da história clínica, exame físico e exames complementares básicos (ureia, creatinina, hemograma, gasometria arterial ou venosa, glicemia e sumário de urina).

Na hipercalemia sem causa aparente, uma vez afastada pseudo-hipercalemia, a possibilidade de hipoaldosteronismo deve ser pesquisada por meio da dosagem de aldosterona sérica.[1,6] Outra possibilidade é a resistência à ação da aldosterona de causa genética (pseudo-hipoaldosteronismo tipo 1).[5] A Figura 3 apresenta o passo a passo da investigação de um paciente com hipercalemia.

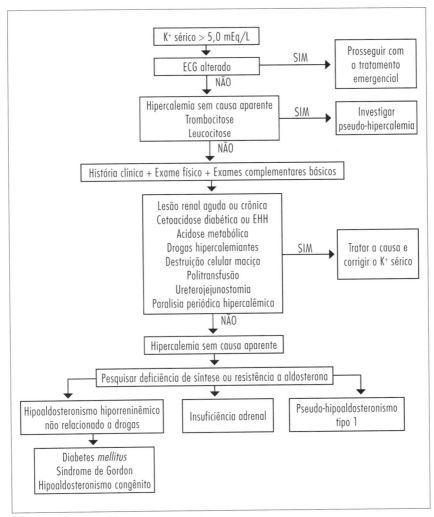

Figura 3 Diagnóstico de hipercalemia.

ECG: eletrocardiograma; EHH: estado hiperosmolar hiperglicêmico.

4. TRATAMENTO DA HIPERCALEMIA

O primeiro passo é definir a gravidade da hipercalemia. Na hipercalemia grave, o objetivo é evitar uma parada cardíaca.[4]

Grave:

- K > 6,5 mEq/L e/ou alterações eletrocardiográficas

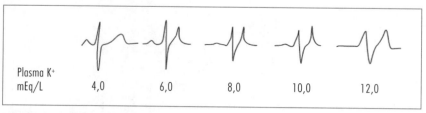

Figura 4 Alterações eletrocardiográficas da hipercalemia.[1]

4.1. Manejo emergencial

4.1.1. Estabilização do cardiomiócito – caso haja alterações no ECG

> Gluconato de cálcio a 10%: 10 mL por via intravenosa em 2 a 3 minutos.[4,7]

- Repetir após 30 minutos se persistir alteração no ECG

Obs.: o cloreto de cálcio pode ser usado como alternativa, porém é preterido devido ao maior efeito irritante local quando ocorre extravasamento da substância no subcutâneo.

4.1.2. Desvio de K⁺ do LEC para o LIC

As medidas terapêuticas que desviam o K⁺ do LEC para o LIC reduzem o nível sérico de K⁺ rapidamente, porém possuem efeito transitório. São utilizadas na hipercalemia emergencial, enquanto as medidas de remoção corporal do íon comecem a fazer efeito.

> Solução polarizante: 10 a 20 UI de insulina regular e 25 a 50 g de glicose por via intravenosa em bomba de infusão contínua infundida em < 60 minutos.[4,7]

11. Diagnóstico e tratamento da hiperpotassemia   225

- Reduz o K⁺ sérico em 0,5 a 1,5 mEq/L.
- Se glicemia > 250 mg/dL, reduzir a quantidade de glicose a ser administrada.
- Se glicemia > 400 mg/dL, fazer a insulina regular isoladamente.
- Monitorar glicemia capilar devido ao risco de hipoglicemia.
- Repetir a cada 4 a 6 horas caso as medidas de remoção corporal de K⁺ ainda não tenham sido instituídas (p.ex.: início de diálise).

Beta adrenérgicos: fenoterol 10 mg em 4 mL de NaCl 0,9% para nebulização em 10 minutos.[4,7]

- Reduz o K⁺ sérico em 0,5 a 1,5 mEq/L.
- Evitar em pacientes portadores de cardiopatia devido ao risco de angina e arritmias.
- Poderá ser repetida a cada 2 a 4 horas.

Obs.: caso a via inalatória esteja indisponível, pode-se usar a terbutalina por via subcutânea na dose de 7 mcg/kg.[4]

Bicarbonato de sódio: NaHCO3 8,4% 150 mL em 850 mL de soro glicosado a 5% ou água destilada.[4,7]

- Indicado na hipercalemia grave associada a acidose metabólica.
- A velocidade de infusão da solução é variável, pois depende da gravidade da acidose metabólica e da tolerância do paciente à infusão de volume.

Obs.: na parada cardiorrespiratória por suspeita de hipercalemia, o bicarbonato deve ser infundido na concentração original (8,4%) para evitar perda de tempo no preparo da solução.

4.1.3. Remoção corporal de K⁺

- Urinária: diuréticos de alça e/ou soro fisiológico.
- Trato gastrointestinal: resinas de troca.
- Diálise.

Soro fisiológico 0,9%.

- Deve ser utilizada em pacientes hipercalêmicos hipovolêmicos, pois além de corrigir a hipovolemia, aumenta a caliurese devido ao maior aporte de sódio ao túbulo coletor, permitindo sua reabsorção em troca de excreção de K^+.
- Nos pacientes hipercalêmicos euvolêmicos, o soro fisiológico deve ser administrado junto com a furosemida visando manter a euvolemia.
- Nos pacientes hipercalêmicos hipervolêmicos deve-se evitar o soro fisiológico e usar apenas furosemida (ver abaixo).
- O volume e a velocidade de infusão do soro irão depender das necessidades de cada paciente (ver capítulos 6 e 7).

Diurético de alça: furosemida 20 a 200 mg por via parenteral.[4,7]

- As doses mais elevadas devem ser reservadas para situações de maior resistência ao diurético, por exemplo, DRC, insuficiência cardíaca congestiva (ICC) e estados hipoalbuminêmicos.
- A dose hipocalemiante é a que provoca aumento súbito da diurese em até 3 horas.
- Deve ser evitado em pacientes hipovolêmicos pelo risco de agravar a hipovolemia.
- Nos pacientes euvolêmicos, concomitante à administração de furosemida, deve ser realizada expansão volêmica com soro fisiológico para evitar hipovolemia. Naqueles hipervolêmicos, a furosemida é utilizada isoladamente.
- Não tem eficácia em pacientes anúricos.

Obs.: os diuréticos tiazídicos devem ser reservados para tratamento ambulatorial de hipercalemia, pois seu início de ação é lento e não provoca redução rápida da calemia.[7,8]

Resina de troca: poliestirenossulfonato de cálcio 30 g diluído em 100 mL de manitol a 20% por via oral/enteral.[4,7]

- Para sua eficácia é necessário que provoque aumento do número de dejeções.

11. Diagnóstico e tratamento da hiperpotassemia

- Contraindicado em pacientes com função intestinal anormal devido ao risco de necrose de cólon.
- Devido ao modesto efeito hipocalemiante, gosto ruim e indução de diarreia, deve ser reservada para os casos em que haja dificuldade na excreção urinária e suspensa assim que o K^+ estiver < 6,0 mEq/L.

Obs.: no Brasil, a única resina de troca disponível é o poliestirenossulfonato de cálcio, que troca o K^+ por Ca^{2+}. Nos EUA, a resina utilizada troca o K^+ por Na^+.

Novas resinas de troca: patiromer e zircônio.[4-7]

- Essas novas resinas de troca estão sendo estudadas para o manejo ambulatorial da hipercalemia. Contudo, nos ensaios clínicos, foi notada rápida redução do K+ sérico, o que sugere que estas drogas também são eficazes em situações emergenciais.
- Por enquanto, não disponível para uso comercial no Brasil.

Terapia de suporte renal: hemodiálise ou diálise peritoneal.[4,7]

- Indicada para pacientes com doença renal crônica avançada ou lesão renal aguda grave, em que as medidas clínicas para controle do K^+ tenham falhado.
- Hemodiálise remove mais rapidamente o K^+ do que a diálise peritoneal, e a maioria dos serviços hospitalares estão mais familiarizados com esse método.
- O banho de diálise não deve conter K^+ ou deve conter a menor quantidade possível (nos casos de bolsas prontas) para que a remoção seja mais rápida.

Importante

Se for um método de diálise contínuo, o K^+ deve ser monitorado para evitar hipocalemia iatrogênica.

Não dosar o K^+ imediatamente após hemodiálise, pois pode ocorrer uma falsa interpretação de controle da calemia. Algumas horas após hemodiálise, o K^+ sai do LIC para o LEC devido ao gradiente provocado pela diálise (efeito rebote), sendo ainda mais pronunciado se o paciente tiver feito uso de solução polarizante e/ou beta-agonista para controle da hipercalemia.

4.2. Manejo da hipercalemia ambulatorial

1. Dieta pobre em potássio[7,8]
- Considerar avaliação com nutricionista.

2. Suspender ou reduzir dose das medicações hipercalemiantes[7,8]
- IECA, BRA II, Antagonistas da aldosterona, AINEs, fitoterápicos, dentre outras.

3. Diurético tiazídico 12,5 a 100 mg/dia[7,8]
- Redução lenta e gradual da calemia.
- Evitar doses maiores do que 25 mg em pacientes com função renal normal.

4. Furosemida 20 a 200 mg[4,7,8]
- Muito útil quando se deseja controle da volemia concomitante ao controle do K^+ (exemplo: pacientes com DRC ou ICC).

5. Novas resinas de troca (patiromer e zircônio)[9-13]
Patiromer: 4,2 a 12,6g duas vezes ao dia.
Zircônio: 10g 3x/dia por 48 horas e posteriormente 5 a 15g/dia.
- A primeira troca K^+ por Ca^{2+} e a segunda troca por Na^+.
- Efeitos colaterais mais comuns são hipomagnesemia, constipação e edema, sendo o último exclusivo do zircônio.
- Uso comercial ainda não disponível no Brasil.
- Já está documentado que essas drogas permitem o uso continuado de inibidores do sistema renina-angiotensina-aldosterona em pacientes com ICC, DRC e hipertensão arterial sistêmica resistente que outrora teriam de suspender esses inibidores devido à

hipercalemia.[10-14] Contudo, se essa conduta resulta em redução de desfechos cardiovasculares ainda é desconhecido.[15]

6. Fludrocortisona 0,1 a 1,0 mg/dia[6]
- Indicada na hipercalemia secundária a hipoaldosteronismo hiporreninêmico.
- Efeitos adversos: hipertensão arterial e edema.

4.3. Manejo da hipercalemia no portador de DRC estágio 5D[7,16]

- Checar dieta, aderência às sessões de hemodiálise e qualidade do acesso vascular.
- Aumentar a frequência da hemodiálise caso seja um paciente assíduo e com bom acesso vascular. Evitar períodos interdialíticos longos (> 48 horas).

Importante: aumentar a frequência da hemodiálise é mais eficaz do que aumentar a duração da sessão, modificar o filtro dialisador para outro com maior superfície de troca ou aumentar os fluxos de sangue e de banho de diálise, pois a remoção de K^+ vai ficando lenta à medida que o gradiente do íon se reduz no período intradialítico.

Tabela 2 Arsenal terapêutico na hipercalemia[4,7-9]

MEDIDA	MECANISMO	INÍCIO DE AÇÃO	DURAÇÃO DE AÇÃO	PRESCRIÇÃO
Estabilização do cardiomiócito				
Gluconato de cálcio	Estabilização da membrana miocárdica	1-3 min	0,5-1 hora	Gluconato de cálcio 10% 10 mL IV
Medidas para o desvio do K^+ para o LIC				
Bicarbonato de sódio	Desvio para o LIC	15-30 min	1-2 horas	Bicarbonato de sódio 8,4% 50 mL IV
Insulina regular	Desvio para o LIC	15-30 min	4-6 horas	Insulina R 10 UI IV + Glicose 50% 50 mL
β2-agonista	Desvio para o LIC	15-30 min	2-4 horas	Fenoterol 10 mg via NBZ

(continua)

230 Seção III – Distúrbios da regulação de potássio e magnésio

Tabela 2 Arsenal terapêutico na hipercalemia[4,7-9] *(continuação)*

MEDIDA	MECANISMO	INÍCIO DE AÇÃO	DURAÇÃO DE AÇÃO	PRESCRIÇÃO
Medidas para remoção de K+ do organismo				
Furosemida	Remoção por via renal	0,5-2 horas	4-6 horas	Furosemida 20 a 200 mg/dose
Hidroclorotiazida	Remoção por via renal	2 horas	6-12 horas	Hidroclorotiazida 25 a 100 mg/dia VO
Sorcal	Remoção por via intestinal	1-2 horas	4-6 horas	Sorcal 15 a 30 g/dose VO
Patiromer *	Remoção por via intestinal	7 horas	24-48 horas	Patiromer 8,4 g a 25,2 g/dia VO
Zircônio*	Remoção por via intestinal	1 hora	#	Zircônio 5 a 15 g/dia VO
Diálise	Remoção via extracorpórea	Imediato	Duração da diálise	A critério do Nefrologista

* Não disponível no Brasil. # Não informado.

IV: intravenoso; LIC: líquido intracelular; R: regular; UI: unidades internacionais; NBZ: nebulização; VO: via oral.

REFERÊNCIAS BIBLIOGRÁFICAS

1. Rose BD, Post TW. Clinical physiology of acid-base and electrolyte disorders. 5th ed. New York: McGraw-Hill; 2001.

2. Zatz R, Seguro AC, Malnic G. Bases fisiológicas da nefrologia. São Paulo: Atheneu; 2011.

3. Gumz ML, Rabinowitz L, Wingo CS. An integrated view of potassium homeostasis. N Engl J Med. 2015 Jul;373(1):60-72.

4. Rocha PN. Hipercalemia. J Bras Nefrol. 2009;31(1):10-7.

5. Mount DB. Causes and evaluation of hyperkalemia in adults [internet]. Waltham: UpToDate; 2019 [acesso em 30 nov 2019]. Disponível em: https://www.uptodate.com/contents/causes-and-evaluation-of-hyperkalemia-in-adults.

6. Young WF. Etiology, diagnosis, and treatment of hypoaldosteronism (type 4 RTA [internet]. Waltham: UpToDate; 2019 [acesso em 2 dez 2019]. Disponível em: https://www.uptodate.com/contents/etiology-diagnosis-and-treatment-of-hypoaldosteronism-type-4-rta.

7. Mount DB. Treatment and prevention of hyperkalemia in adults. Waltham: UpToDate; 2019 [acesso em 30 nov 2019]. Disponível em: https://www.uptodate.com/contents/treatment-and-prevention-of-hyperkalemia-in-adults.

8. Palmer BF. Managing hyperkalemia caused by inhibitors of the renin-angiotensin-aldosterone system. N Engl J Med. 2004 Aug 5;351(6):585-92.

9. Ellison DH, Terker AS, Gamba G. Potassium and its discontents: new insight, new treatments. J Am Soc Nephrol. 2016 Apr;27(4):981-9.

10. Weir MR, Bakris GL, Bushinsky DA, Mayo MR, Garza D, Stasiv Y, et al. Patiromer in patients with kidney disease and hyperkalemia receiving RAAS inhibitors. N Engl J Med. 2015 Jan;372(3):211.

11. Ingelfinger JR. A new era for the treatment of hyperkalemia? N Engl J Med. 2015 Jan;372(3):275-7.

12. Kosiborod M, Peacock FW, Packham DK. Sodium zirconium cyclosilicate for urgent therapy of severe hyperkalemia. N Engl J Med. 2015 Apr;372(16):1577-8.

13. Dixon BS. Zirconium cyclosilicate for treatment of hyperkalemia. JAMA. 2014 Dec;312(21):2217-8.

14. Agarwal R, Rossignol P, Romero Alain, et al. Patiromer versus placebo to enable spironolactone use in patients with resistant hypertension and chronic kidney disease (AMBER): a phase 2, randomised, double-blind, placebo-controlled trial. Lancet. 2019 Oct 26;394(10208):1540-50.

15. Lopes MB, Rocha PN, Pecoits-Filho R. Updates on medical management of hyperkalemia. Curr Opin Nephrol Hypertens. 2019 Sep;28(5):417-23.

16. Daugirdas JT, Blake PG, Ing TS. Handbook of dialysis. ISBN978-85-277-3035-8.

Capítulo 12

HIPOMAGNESEMIA

Lúcia Andrade
Igor Smolentzov

1. INTRODUÇÃO

A hipomagnesemia é um distúrbio hidroeletrolítico frequente e pode ocorrer em até 12% dos pacientes internados e em até 60% dos pacientes de terapia intensiva.[1,2] As causas podem ser as mais variadas e serão discutidas neste capítulo. Importante lembrar que a hipomagnesemia está associada com o aumento de mortalidade.[2] O magnésio é essencial para a vida e está envolvido em muitas reações enzimáticas, na geração de ATP, em funções mitocondriais e de membranas plasmáticas e na síntese proteica.[1] A hipomagnesemia pode induzir hipocalemia, hipocalcemia e hipofosfatemia e assim causar maiores danos ao organismo.[3] Hipomagnesemia pode ocorrer devido a uma diminuição da absorção intestinal ou a um aumento da excreção renal e está associada a um grande espectro de doenças, incluindo diabetes tipo 2,[4] hipertensão,[5] osteoporose, tetania, convulsão, obesidade[6,7] e depressão.

2. REGULAÇÃO DA HOMEOSTASE DE MAGNÉSIO

Observa-se, na Figura 1, que a homeostase do magnésio depende, fundamentalmente, de três órgãos: o intestino, responsável pela absorção;

os ossos, responsáveis pelos estoques; e os rins, responsáveis pela excreção. Aproximadamente 30 a 50% do magnésio da dieta é absorvido pelo intestino; entretanto, quando sua ingesta é pequena, essa absorção pode chegar a 80%. As porções distais do jejuno e o íleo são os principais responsáveis pela absorção que se dá por um mecanismo paracelular passivo por meio das claudinas (80%) e por um transporte ativo por meio dos canais TRPM7 (*Transient receptor potential channel melastatin member*). Apesar de o magnésio poder ser estocado nos músculos e ter participação fundamental na contração muscular, o principal reservatório de magnésio são os ossos.[8]

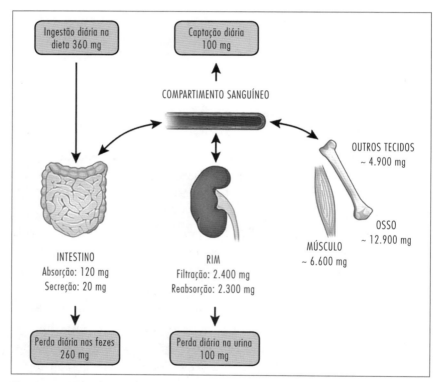

Figura 1 Regulação do magnésio. Figura modificada, De Baaij, et al.[8]

2.1. Excreção do magnésio

Aproximadamente 70% do magnésio é filtrado livremente pelos glomérulos. O túbulo proximal é responsável por 10 a 25% da reabsorção de magnésio que é paracelular e passiva e dependente da reabsorção de sódio e água, como mostra a Figura 2. A porção ascendente espessa da alça de Henle é responsável pela reabsorção de 50 a 70% do magnésio filtrado. Esse transporte se dá por via paracelular devido ao lúmen apresentar voltagem positiva que é determinada pelo transporte ativo do cotransportador Na-K-2Cl (NKCC2) na membrana apical, pela saída de potássio pelos canais ROMK (membrana apical) e pela ação da Na-K-ATPase na membrana basolateral.[9] A reabsorção paracelular depende de proteínas transportadoras, as claudinas, que fazem parte do complexo sistema de *tight junctions* que está presente entre as células. Várias claudinas já foram descritas (principalmente 14 e 16) e mutações em algumas delas são responsáveis por causar aumento da excreção de magnésio e hipomagnesemia. É no túbulo distal que ocorre o ajuste fino de magnésio, sendo 10% reabsorvido neste segmento por meio de um transporte ativo determinado pelo canal TRPM6. A sua atividade é regulada pela concentração de magnésio no intracelular. Também outros fatores regulam a atividade do canal e são responsáveis pela sua inserção na membrana apical como o EGF (*epithelial growth factor*) e a insulina. Interessante que os canais de potássio no lúmen são indispensáveis para a entrada de magnésio, esses canais de potássio Kv1.1 mantêm a voltagem transmembrana que é a força para o transporte de magnésio. Importante para a clínica são os canais ROMK. Inibidores dos canais amilorida-sensível ou dos canais ROMK (inibidores de aldosterona) são os mais indicados para evitar a perda renal de magnésio.[10]

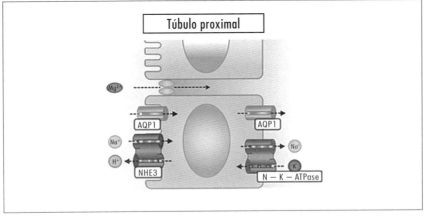

(continua)

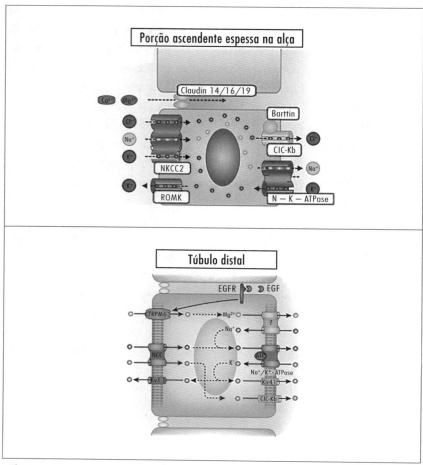

Figura 2 Transporte de magnésio ao longo do néfron.

Túbulo proximal: a reabsorção se dá por um mecanismo passivo paracelular que depende da reabsorção de sódio, feito principalmente pelo trocador sódio-hidrogênio (NHE3) e pela reabsorção da água feita pela aquaporina.[1] Porção ascendente espessa da alça de Henle: através de um gradiente eletroquímico causado pelo cotransportador NKCC2, pela Na-K-ATPase e pelos canais ROMK, o lúmen se torna positivo e favorece a entrada de magnésio pela via paracelular por meio das claudinas. Túbulo distal: transporte ativo de reabsorção do magnésio feito pelo canal TRPM6. Figura modificada, De Baaij, et al.[9]

3. CAUSAS DE HIPOMAGNESEMIA

A hipomagnesemia pode ser extremamente grave, podendo causar fraqueza, ataxia, câimbras, convulsões, tetania e arritmia. Frequentemente é acompanhada de hipocalemia devido à perda renal no segmento distal e por hipocalcemia pela diminuição da resposta ao PTH e pela dimuição dos níveis de PTH. É importante sempre se calcular a fração de excreção de magnésio pois esta nos ajudará a diferenciar a causa. A fração de excreção do magnésio é calculada por meio da fórmula:

$$FEMg = \{[U_{Mg}/(P_{Mg} \times 0,7)]/[U_{creat}/P_{creat}]\} \times 100$$

Sendo UMg: concentração de magnésio na urina, PMg: concentração de magnésio no plasma, Ucreat: concentração de creatinina na urina; Pcreat: concentração de creatinina no plasma

70% do magnésio é filtrado, portanto multiplica-se a concentração plasmática por 0,7. O valor normal da FEMg é em torno de 4% (a depender da dieta).

Importante salientar que em situações de hipomagnesemia, se a FEMg estiver normal, pode-se considerar perda renal, pois, frente a uma hipomagnesemia de outra causa, o rim estaria tentando reabsorver ao máximo o magnésio. É mais fidedigno se repor magnésio antes de fazer o cálculo da FEMg. As principais causas são as perdas gastrointestinais e renais. Diarreias, má-absorção, esteatorreia, uso crônico de laxativos e cirurgias com *by-pass* intestinal podem causar hipomagnesemia. Pancreatite necro-hemorrágica também é causa de hipomagnesemia pela saponificação do magnésio em tecido necrótico. Os inibidores da bomba de próton (omeprazol, pantoprazol, lanzoprazol, esomeprazol, etc.) são indutores de hipomagnesemia por inibir a absorção de magnésio pelo intestino.[11] A reposição oral de magnésio pode ser eficaz para as causas gastrointestinais.[12]

As causas renais podem ser divididas em congênitas e adquiridas. A Tabela 1 apresenta um resumo das causas hereditárias. Os segmentos afetados nas causas hereditárias são, com certeza, a porção ascendente da alça de Henle ou o segmento distal, entretanto o exato mecanismo, muitas vezes, não está ainda estabelecido. De um ponto de vista didático elas podem ser classificadas em:[13]

Seção III – Distúrbios da regulação de potássio e magnésio

Tabela 1 Causas hereditárias de hipomagnesemia

Doença	Segmento Renal	Gene	Nome da proteína	Mg sérico	Mg urinário	Sintomas
Hipomagnesemia familiar com hipercalciúria e nefrocalcinose	TAL	Claudina-16 Claudina-19	Claudina-16 Claudina-19	Baixo	Alto	Nefrocalcinose, déficit visual
Síndrome de Bartter	TAL	SLC12A1, BSND, CLCNKB, KCNJ1	Cotransportador Na-K-2Cl, bartina, Canal de cloro ClC-Kb, canal ROMK	Baixo		Hipocalemia, alcalose metabólica, níveis elevados de renina e aldosterona
Hipomagnesemia com hipocalcemia associada	Túbulo distal	TRPM6	*Transient receptor potential melastatin member 6*	Baixo	Alto	Convulsões, epilepsia, espasmos musculares e retardo mental
Hipomagnesemia autossômica recessiva	Túbulo distal	EGF	*Epiderminal growth factor*	Baixo	Alto	Epilepsia e retardo mental
Hipomagnesemia autossômica dominante	Túbulo distal	KCNA1	Canais voltagem dependente de potássio 1.1	Baixo		Câimbras, tetania, tremor
Síndrome de Gitelman	Túbulo distal	NCC	Cotransportador Na-Cl	Baixo	Alto	Fraqueza muscular, tetania e fadiga
Hipomagnesemia dominante isolada	Túbulo distal	HNF1B	Fator nuclear de hepatócito 1	Baixo	Alto	Diabetes neonatal, malformação renal
Síndrome SeSAME	Túbulo distal	KCNJ10	Canais de potássio Kir4.1	Baixo		Surdez, convulsões e retardo mental

a) hipomagnesemias hipercalciúricas: classe de hipomagnesemias em que o segmento afetado é a porção ascendente espessa da alça. O distúrbio genético está afetando o transporte paracelular de magnésio e junto o transporte de cálcio.[13,14] Das hipomagnesemias hipercalciúricas as três mais importantes são:

a1) hipomagnesemia familiar com hipocalcemia e nefrocalcinose: mutação recessiva que ocorre nas claudinas (CLDN16 ou CLDN19), acarretando em um defeito paracelular do transporte de cálcio e magnésio. Como há comprometimento do transporte paracelular, há também diminuição da reabsorção de sódio. As crianças apresentam poliúria e depleção de volume;

a2) ganho de função do canal sensível a cálcio (CaSR): doença autossômica dominante, leva a um ganho de função deste canal que se localiza na membrana basolateral da célula da porção ascendente espessa, induzindo síndrome de Bartter. O ganho de função do canal compromete a reabsorção de sal na membrana apical da célula;[15]

a3) síndrome de Bartter tipo III: mutação no canal C1C-Kb que se localiza na membrana basolateral tanto da porção ascendente espessa da alça como da célula do túbulo distal, interferindo, portanto, na regulação do cloro intracelular e na função do canal NCC (cotransportador de NaCl sensível a tiazídico). Quando crianças, os pacientes apresentam um fenótipo semelhante a síndrome de Bartter, entretanto na fase adulta podem apresentar um fenótipo Gitelman-like, apresentando até hipocalciúria e hipomagnesemia;

b) hipomagnesemias Gitelman-like: hipomagnesemias nas quais o distúrbio genético ocorre no segmento distal.[16] Outra característica importante é que esses distúrbios cursam com hipocalciúria secundária ao aumento da reabsorção de cálcio tanto no túbulo proximal como no distal.[17] Devido à depleção de volume, há ativação do sistema renina-angiotensina-aldosterona, contudo a pressão arterial é normal ou apresenta níveis baixos. A hipocalemia é secundária a ativação da aldosterona ativando a secreção de potássio no ducto coletor. A hipomagnesemia associada à hipocalemia pode causar graves arritmias levando a prolongado intervalo QT. Das hipomagnesemias Gitelman-like, destacam-se dois tipos mais importantes:

b1) síndrome de Gitelman: é a mais frequente síndrome genética que causa hipomagnesemia. É causada por uma mutação recessiva no gen SLC12A3 responsável por codificar a proteína NCC (cotransportador Na-Cl), expressa na membrana apical do túbulo distal. As manifestações clínicas começam a aparecer na segunda década de vida, ou mesmo mais tardiamente. Os pacientes podem apresentar câimbras, parestesias, ou mesmo morte súbita. Também podem apresentar poliúria com perda urinária de sal. O mecanismo da hipomagnesemia não é tão bem esclarecido. Sabe-se que em modelo experimental de síndrome de Gitelman há uma atrofia do segmento distal. Além disso, há uma redução do potencial de membrana da célula do distal com redução da ativação do TRPM6;[18,19]

b2) síndrome de Bartter tipo IV: a bartina, proteína codificada pelo gene BSND, é expressa na porção ascendente fina e espessa da alça de Henle, no túbulo distal e no segmento interno do ouvido. A bartina é uma subunidade dos canais de cloro C1C-Kb e C1C-Ka. Portanto, pacientes que apresentam mutação desse gene sofrem uma perda profunda de sal e água em todos os três segmentos e surdez. A síndrome de Bartter tipo IV pode se diferenciar dos outros tipos de Bartter por não apresentarem hipercalciúria. Podem evoluir para a doença renal crônica (DRC).

As outras causas de hipomagnesemia Gitelman-like são mais raras. Entre elas está a síndrome EAST, caracterizada por epilepsia, ataxia, surdez e tubulopatia (rara doença genética recessiva que afeta os canais de potássio Kir4.1) (gene KCNJ10). Outra patologia é a doença renal autossômica dominante tubulointersticial (causada por mutação do gene HNF1B). Acarreta em várias anormalidades do trato gênito-urinário (CAKUT);

c) outras hipomagnesemias: como na mutação do TRPM6, resultando em hipomagnesemia isolada; mutações no EGF, recessiva forma de hipomagnesemia acompanhada de déficit intelectual.

As principais causas de hipomagnesemia adquiridas são as induzidas por drogas. A Tabela 2 apresenta as diversas drogas que podem induzir a hipomagnesemia. Sabe-se que, mesmo após a suspensão da droga, a hipomagnesemia pode permanecer por um tempo prolongado (até mesmo anos). Diuréticos tiazídicos e de alça são drogas frequentemente usadas e podem induzir hipomagnesemia, como já explicado anteriormente. Os inibidores da bomba de prótons diminuem a absorção intestinal do magnésio. Os aminoglicosídeos podem levar a hipomagnesemia, hipocalemia e poliúria, sendo o principal sítio de ação a porção ascendente espessa da alça.[20] Atualmente muito se tem utilizado a colistina devido aos agentes multirresistentes, entretanto o mecanismo de ação da colistina induzindo hipomagnesemia ainda é desconhecido.[21] Aciclovir, ganciclovir e foscarnet são drogas que podem agir no túbulo proximal induzindo hipofosfatemia, hipomagnesemia e hipocalemia. O aciclovir, além de agir no segmento proximal inibindo o trocador NHE3, também inibe o cotransportador NKCC2 na porção ascendente espessa e a aquaporina 2.[22] A anfotericina B pode causar além da hipomagnesemia, hipocalemia e acidose tubular renal distal, mecanismos estes que já são bem estabelecidos.[23] Cisplatina e carboplatina são medicações que frequentemente induzem hipomagnesemia (90% dos pacientes que fazem uso dessas medicações). Essas drogas podem afetar o segmento S3 do túbulo proximal.[23] É descrito também diminuição da expressão do TRPM6 e do EGF.[24] Drogas antineoplásicas, como os inibidores do receptor do EGF (Cetuximab), podem induzir hipomagnesemia por diminuir a atividade do canal TRPM6.[25] Os inibidores da calcineurina, como o tacrolimus, também inibem o canal TRPM6, induzindo hipomagnesemia,[26] já o mecanismo do sirulimus é inibir o cotransportador NKCC2.[27]

Tabela 2 Principais drogas que induzem hipomagnesemia

DROGA
1. Diuréticos
Diuréticos de alça
Diuréticos tiazídicos
2. Inibidores da bomba de próton

(continua)

Tabela 2 Principais drogas que induzem hipomagnesemia *(continuação)*

DROGA
3. Antimicrobianos
Aminoglicosídeos
Colistina
4. Antivirais
Aciclovir
Ganciclovir
Foscarnet
Pentaminida
5. Antifúngicos
Anfotericina B
6. Antineoplásicos
Cisplatina
Carboplatina
Inibidores do EGFR (cetuximab)
7. Inibidores da calcineurina
Ciclosporina A
Sirulimus
Tacrolimus
8. Beta-agonistas
Salbutamol
Teofilina
9. Homeostase do fósforo
Sais de fósforo
Quelantes de fósforo
10. Metabolismo do osso
Vitamina D
11. Insulinas
12. Análogos do PTH

4. CONSEQUÊNCIAS DA HIPOMAGNESEMIA

Já é bem conhecido que a hipomagnesemia está relacionada a doença cardiovascular, estresse oxidativo e inflamação.[6,28,29] Pacientes portadores de hipomagnesemia apresentam níveis de PCR mais elevados.[30] O metabolismo da glicose também se altera na hipomagnesemia,[31] acarretando a uma maior dificuldade no manejo do paciente diabético.[29,32] Paciente com diabetes *mellitus* tipo 2 geralmente apresenta baixos níveis séricos de magnésio. Os baixos níveis séricos estão associados a um pior prognóstico e maior mortalidade. A hipomagnesemia contribui para o desenvolvimento do diabetes aumentando a resistência à insulina. Polimorfismo no gene do TRPM6 está associado com aumento de risco para diabetes *mellitus* tipo 2.[33]

A hipomagnesemia é fator de risco para a progressão da doença renal,[34] e é também fator agravante para a injúria renal aguda[35] e para não recuperação desta em pacientes críticos[36] e em pacientes com AIDS.[37] Hipomagnesemia é fator de risco para mortalidade de pacientes críticos.[2] Hipomagnesemia está associada a calcificação vascular e pacientes dialíticos com níveis séricos de magnésio mais elevados que apresentam maior sobrevida.[38] O magnésio previne a formação e deposição do composto cálcio/fósforo e inibe a transdiferenciação da célula da musculatura lisa vascular em células osteoblasto-*like*. A suplementação de magnésio tem sido proposta como quelante de fósforo para reduzir a calcificação vascular em pacientes portadores de doença renal crônica.[39]

A hipomagnesemia está associada a uma série de doenças neurológicas como enxaqueca, depressão, AVC e epilepsia.[9] É sabido que o magnésio tem efeito vasodilatador,[40] e também broncodilatador,[41] portanto tem importante papel na asma e na doença pulmonar obstrutiva crônica. O papel do magnésio na função cardíaca é fundamental pois participa da regulação do tônus vascular, da resistência vascular periférica e do débito cardíaco. A sua participação se dá basicamente de três formas: regula a atividade dos canais iônicos da célula cardíaca, regula a contratilidade do miocárdio, e tem papel anti-inflamatório e vasodilatador,[9] portanto no infarto, na doença coronariana, na hipertensão e na eclampsia é obrigatório que se mantenham adequados níveis séricos.

5. TRATAMENTO DA HIPOMAGNESEMIA

A escolha do tratamento endovenoso ou oral baseia-se na gravidade dos sintomas. Pacientes instáveis e que apresentem alterações no eletrocardiograma como arritmias devem ser tratados mais agressivamente com 1 a 2 gramas de sulfato de magnésio diluído em 50 a 100 ml de soro glicosado a 5% e infundido durante 15 a 60 minutos. Se o magnésio sérico é menor que 1,0 mg/dL deve ser dado 4 a 8 g de sulfato de magnésio em 12 a 24 h.

A preferência sempre para a reposição de íons é a via oral pois quando se dá por via endovenosa há a necessidade de diluir o sal, aumentando assim o fluxo urinário e aumentando a perda do íon. Além disso, na reposição endovenosa pode se ter um aumento temporário dos níveis séricos aumentando a perda renal.

A reposição oral deve ser de 240 a 1.000 mg do magnésio elementar. A Tabela 3 apresenta as opções de reposição. A preferência é de sempre dividir em duas a três doses diárias. O diurético amilorida (5 a 10 mg) aumenta a reabsorção do magnésio pelo segmento distal[42] e auxilia a correção da hipomagnesemia, principalmente na síndrome de Gitelman.

Tabela 3 Compostos de magnésio para tratamento da hipomagnesemia

	Dose do sal (mg)	Quantidade de magnésio elementar por dose (mg)
Óxido de magnésio	140	84.5
	400	241
Cloreto de magnésio (hexahidratado)	600	72
	535	64
Carbonato de magnésio	1.000	54
Sulfato de magnésio (heptahidratado)	1.000	98

REFERÊNCIAS BIBLIOGRÁFICAS

1. Liamis G, Liberopoulos E, Alexandridis G, Elisaf M. Hypomagnesemia in a department of internal medicine. Magnes Res. 2012;25(4):149-58.

2. Hansen BA, Bruserud Ø. Hypomagnesemia in critically ill patients. J Intensive Care. 2018;6(1):911-8.

3. Agus ZS. Mechanisms and causes of hypomagnesemia. Vol. 25, Current Opinion in Nephrology and Hypertension. 2016.

4. Investigation O. Serum and Dietary Magnesium and the Risk for Type 2 Diabetes Mellitus. 2015.

5. Chrysant SG, Chrysant GS. Adverse cardiovascular and blood pressure effects of drug-induced hypomagnesemia. Expert Opin Drug Saf [Internet]. 2020; 19(1):59-67. Disponível em: https://doi.org/10.1080/14740338.2020.1700228

6. Dey R, Rajappa M, Parameswaran S, Revathy G. Hypomagnesemia and atherogenic dyslipidemia in chronic kidney disease: surrogate markers for increased cardiovascular risk. Clin Exp Nephrol [Internet]. 2015;19(6):1054-61. Disponível em: http://dx.doi.org/10.1007/s10157-015-1097-z

7. Guerrero-Romero F, Flores-García A, Saldaña-Guerrero S, Simental-Mendía LE, Rodríguez-Morán M. Obesity and hypomagnesemia. Eur J Intern Med [Internet]. 2016;34:29-33. Disponível em: http://dx.doi.org/10.1016/j.ejim.2016.06.015

8. De Baaij JHF, Hoenderop JGJ, Bindels RJM. Regulation of magnesium balance: Lessons learned from human genetic disease. Vol. 5, CKJ: Clinical Kidney Journal. 2012.

9. De Baaij JHF, Hoenderop JGJ, Bindels RJM. Magnesium in man: Implications for health and disease. Physiol Rev. 2015;95(1):1-46.

10. Ellison DH. The voltage-gated K+ channel subunit Kv1.1 links kidney and brain. J Clin Invest. 2009;119(4):763-6.

11. Park CH, Kim EH, Roh YH, Kim HY, Lee SK. The association between the use of proton pump inhibitors and the risk of hypomagnesemia: A systematic review and meta-analysis. PLoS One. 2014;9(11).

12. Ahmed F, Mohammed A. Magnesium: The Forgotten Electrolyte — A Review on Hypomagnesemia. Med Sci. 2019;7(4):56.

13. Viering DHHM, de Baaij JHF, Walsh SB, Kleta R, Bockenhauer D. Genetic causes of hypomagnesemia, a clinical overview. Vol. 32, Pediatric Nephrology. Pediatric Nephrology; 2017.

14. Jeck N, Schlingmann KP, Reinalter SC, Kömhoff M, Peters M, Waldegger S, et al. Salt handling in the distal nephron: Lessons learned from inherited human disorders. Am J Physiol - Regul Integr Comp Physiol. 2005;288(4 57-4):782-95.

15. Jeck N, Konrad M, Peters M, Weber S, Bonzel KE, Seyberth HW. Mutations in the chloride channel gene, CLCNKB, leading to a mixed Bartter-Gitelman phenotype. Pediatr Res. 2000;48(6):754-8.

16. James A, McCormick and David H. Ellison Division. The Distal Convoluted Tubule James. Compr Physiol. 2015;5(1):45-98.

17. Loffing J, Vallon V, Loffing-Cueni D, Aregger F, Richter K, Pietri L, et al. Altered renal distal tubule structure and renal Na+ and Ca 2+ handling in a mouse model for Gitelman's syndrome. J Am Soc Nephrol. 2004;15(9):2276-88.

18. Nijenhuis T, Hoenderop JGJ, René JM, Nijenhuis T, Vallon V, Kemp AWCM Van Der, et al. Enhanced passive Ca 2 + reabsorption and reduced Mg 2 + channel abundance explains thiazide-induced hypocalciuria and hypomagnesemia Find the latest version: Enhanced passive Ca 2 + reabsorption and reduced Mg 2 + channel abundance explains thiazide-indu. 2005;6.

19. De Baaij JHF, Groot Koerkamp MJ, Lavrijsen M, van Zeeland F, Meijer H, Holstege FCP, et al. Elucidation of the distal convoluted tubule transcriptome identifies new candidate genes involved in renal Mg2+ handling. Vol. 305, American Journal of Physiology - Renal Physiology. 2013.

20. Katopodis P, Karteris E, Katopodis KP. Pathophysiology of Drug - Induced Hypomagnesaemia. Drug Saf [Internet]. 2020;(0123456789):70-80. Disponível em: https://doi.org/10.1007/s40264-020-00947-y

21. İpek MS, Aktar F, Okur N, Celik M, Ozbek E. Colistin use in critically ill neonates: A case-control study. Vol. 58, Pediatrics and Neonatology. 2017.

22. Andrade L, Rebouças NA, Seguro AC. Down-regulation of Na+ transporters and AQP2 is responsible for acyclovir-induced polyuria and hypophosphatemia. Vol. 65, Kidney International. 2004.

23. Katopodis P, Karteris E, Katopodis KP. Pathophysiology of Drug - Induced Hypomagnesaemia. Drug Saf. 2020;(0123456789):70-80.

24. Ledeganck KJ, Boulet GA, Bogers JJ, Verpooten GA, De Winter BY. The TRPM6/EGF Pathway Is Downregulated in a Rat Model of Cisplatin Nephrotoxicity. PLoS One. 2013;8(2):2-9.

25. Tejpar S, Piessevaux H, Claes K, Piront P, Hoenderop JG, Verslype C, et al. Magnesium wasting associated with epidermal-growth-factor receptor-targeting antibodies in colorectal cancer: a prospective study. Lancet Oncol. 2007;8(5):387-94.

26. Nijenhuis T, Hoenderop JGJ, Bindels RJM. Downregulation of Ca2+ and Mg2+ Transport Proteins in the Kidney Explains Tacrolimus (FK506)-Induced Hypercalciuria and Hypomagnesemia. J Am Soc Nephrol. 2004;15(3):549-57.

27. Alexandre CDS, De Bragança AC, Shimizu MHM, Sanches TR, Fortes MAZ, Giorgi RR, et al. Rosiglitazone prevents sirolimus-induced hypomag-

nesemia, hypokalemia, and downregulation of NKCC2 protein expression. Am J Physiol - Ren Physiol. 2009;297(4):916-22.

28. Guerrero-Romero F, Rodríguez-Morán M. Hypomagnesemia, oxidative stress, inflammation, and metabolic syndrome. Diabetes Metab Res Rev. 2006;22(6):471-6.

29. Mooren FC. Magnesium and disturbances in carbohydrate metabolism. Diabetes, Obes Metab. 2015;17(9):813-23.

30. King DE, Mainous AG, Geesey ME, Woolson RF. Dietary Magnesium and C-reactive Protein Levels. J Am Coll Nutr. 2005;24(3):166-71.

31. Paolisso G, Scheen A, D'Onofrio F, Lefèbvre P. Magnesium and glucose homeostasis. Diabetologia. 1990;33(9):511-4.

32. Pham PCT, Pham PMT, Pham SV, Miller JM, Pham PTT. Hypomagnesemia in patients with type 2 diabetes. Clin J Am Soc Nephrol. 2007;2(2):366-73.

33. Song Y, Hsu YH, Niu T, Manson JAE, Buring JE, Liu S. Common genetic variants of the ion channel transient receptor potential membrane melastatin 6 and 7 (TRPM6 and TRPM7), magnesium intake, and risk of type 2 diabetes in women. BMC Med Genet. 2009;10:1-12.

34. Tin A, Grams ME, Maruthur NM, Astor BC, Couper D, Mosley TH, et al. Results from the Atherosclerosis Risk in Communities study suggest that low serum magnesium is associated with incident kidney disease [Internet]. Vol. 87, Kidney International. Nature Publishing Group; 2015. Disponível em: http://dx.doi.org/10.1038/ki.2014.331

35. De Araujo M, Andrade L, Coimbra TM, Rodrigues AC, Seguro AC. Magnesium supplementation combined with N-acetylcysteine protects against postischemic acute renal failure. Vol. 16, Journal of the American Society of Nephrology. 2005.

36. Alves SC, Tomasi CD, Constantino L, Giombelli V, Candal R, De Lourdes Bristot M, et al. Hypomagnesemia as a risk factor for the non-recovery of the renal function in critically ill patients with acute kidney injury. Nephrol Dial Transplant. 2013;28(4):910-6.

37. Biagioni Santos MS, Seguro AC, Andrade L. Hypomagnesemia is a risk factor for nonrecovery of renal function and mortality in AIDS patients with acute kidney injury. Brazilian J Med Biol Res. 2010;43(3):316-23.

38. Ishimura E, Okuno S, Yamakawa T, Inaba M, Nishizawa Y. Serum magnesium concentration is a significant predictor of mortality in maintenance hemodialysis patients. Magnes Res. 2007;20(4):237-44.

39. Hutchison AJ, Wilkie M. Use of magnesium as a drug in chronic kidney disease. CKJ Clin Kidney J. 2012;5(SUPPL. 1).

40. Teragawa H, Kato M, Yamagata T, Matsuura H, Kajiyama G. Magnesium causes nitric oxide independent coronary artery vasodilation in humans. Heart. 2001;86(2):212-6.

41. Okayama H, Aikawa T, Okayama M, Sasaki H, Mue S, Takishima T. Bronchodilating Effect of Intravenous Magnesium Sulfate in Bronchial Asthma. JAMA J Am Med Assoc. 1987;257(8):1076-8.

42. Dai LJ, Raymond L, Friedman PA QG. Mechanisms of amiloride stimulation of Mg2+ uptake in immortalized mouse distal convoluted tubule cells. Am J Physiol. 1997;272:F249.

Capítulo 13

HIPERMAGNESEMIA

Igor Smolentzov
Lúcia Andrade

1. INTRODUÇÃO

O magnésio é um dos mais abundantes cátions do organismo e o segundo mais prevalente no meio intracelular, depois do potássio. O magnésio corporal total é de aproximadamente 1 mol, estando 50 a 60% depositados nos ossos e apenas 1% no meio extracelular.

Esse *pool* extracelular é dividido em três formas: ligado a proteínas, ligado a complexos como citrato/fosfato/bicarbonato ou na forma ionizável.

O magnésio é amplamente utilizado na medicina, por exemplo, no tratamento da arritmia ventricular associada à torsade de pointes ou como antiácido e laxante.[2] Regimes terapêuticos que usam sulfato de magnésio intravenoso ou intramuscular são recomendações para a prevenção e tratamento da eclâmpsia.

A prevalência de hipermagnesemia foi relatada em estatísticas norte-americanas em até 10% dos pacientes hospitalizados em enfermarias, com prevalência ainda mais alta em ambiente de terapia intensiva e com alteração da função renal seja essa crônica ou aguda.

2. ABSORÇÃO

O magnésio introduzido na dieta, em especial por meio dos vegetais, é absorvido no trato intestinal. A ingestão média diária de magnésio é de 250 a 370 mg (10 a15 mmol). Um terço é absorvido principalmente na porção distal do intestino delgado através da via paracelular. A absorção intestinal pode variar de acordo com o teor de magnésio na dieta e o nível total de magnésio no corpo.

3. EXCREÇÃO

Cerca de 80% do magnésio plasmático total é filtrado pelo glomérulo, e 15% é reabsorvido passivamente no túbulo proximal. A porção espessa da alça de Henle é o principal local de reabsorção de magnésio. A difusão paracelular de magnésio é passiva e depende do potencial transmembrana gerado pelo cotransportador Na-K-2Cl (NKCC2), pelos canais ROMK na membrana apical e pela Na-K-ATPase na membrana basolateral. A difusão passiva é facilitada por proteínas chamadas claudinas. Alterações na permeabilidade paracelular e no potencial transmembrana afetam a reabsorção de magnésio. Os diuréticos de alça reduzem a reabsorção de magnésio, bloqueando a reabsorção de cloreto de sódio e inibindo a criação de um gradiente elétrico.

O transporte de magnésio no túbulo coletor é ativo. Os canais de magnésio na membrana apical permitem a entrada de Mg nas células tubulares distais por uma diferença transmembrana favorável e uma baixa concentração de magnésio livre intracelular (0,5 mmol/L). A saída de magnésio do lado basolateral pode ocorrer através da troca sódio-magnésio favorecida por uma menor concentração intracelular (10 a 15 mmol/L) do que por uma concentração de sódio no fluido extracelular.

A homeostase do Mg é fundamental para o metabolismo energético celular. Essencial para o funcionamento enzimático e importante na modulação imunológica sendo relacionado ao aumento de interleucina-1, interferon alfa e fator de necrose tumoral.

Alterações da concentração deste íon afetam principalmente o sistema cardiovascular e elas ocorrem através de seus efeitos nos canais e bombas de cálcio para regular os fluxos iônicos transmembranas e intracelulares.

Também possui reconhecido efeito vasodilatador, predominantemente sobre a vasculatura arteriolar, e modula os fluxos de cálcio, causando contração das células musculares lisas.[5]

O magnésio intracelular interage com o metabolismo do cálcio e do potássio. Compete com o cálcio intracelular, modulando o cálcio que é liberado no retículo sarcoplasmático. O magnésio exerce um efeito "antagonista do cálcio" nos miócitos, inibindo a captação de cálcio e reduzindo a contratilidade cardíaca.[1,2]

A Figura 1 apresenta um diagrama explicativo da homeostase do magnésio.

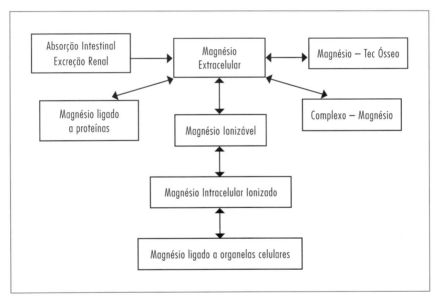

Figura 1   Homeostase do magnésio.

A hipermagnesemia corresponde a uma concentração sérica superior a 0,95 mmol. Como há alta eficácia dos rins para excretar magnésio, cerca de 250 mmol/dia, ou seja, quase 100% da carga filtrada pode ser eliminada pela pessoa com aumento da concentração plasmática de magnésio, razão pela qual a hipermagnesemia clinicamente significativa é rara na ausência de insuficiência renal aguda ou crônica e/ou administração de uma carga maciça de magnésio.

4. CAUSAS

Causas genéticas que levem a hipermagnesemia são extremamente raras, como a hipercalcemia hipocalciúrica familar autossômica dominante. Em geral, a hipermagnesemia é causada por drogas. São essas drogas os catárticos, laxativos e enemas. Durante muito tempo o citrato de magnésio foi usado como catártico. Devido ao risco da hipermagnesemia e de outros distúrbios eletrolíticos, o polietilenoglicol é a primeira escolha como catártico. O magnésio além de elevar a pressão osmótica intestinal e age também na expressão da aquaporina 3 aumentando a permeabilidade a água.[9] Na prática clínica, a principal causa de hipermagnesemia é o uso destes catárticos que possuem magnésio principalmente em pessoas portadoras de doenças renais e idosas.[10]

5. QUADRO CLÍNICO

Os primeiros sintomas a aparecer são náusea, vômito e rubor com reflexos tendinosos reduzidos. Manifestações neurológicas incluem paralisia flácida, letargia, coma e depressão respiratória.[3] Efeitos cardiovasculares da hipermagnesemia mais comuns são bradicardia e hipotensão. Prolongamento do intervalo PR, complexo QRS e intervalo QT, bloqueios atrio-ventriculares e, em casos dramáticos, parada cardíaca também podem ser observados em concentrações mais altas.[3,4]

6. TRATAMENTO

A interrupção da ingestão de magnésio (suplementação, medicação, nutrição parenteral) é o primeiro passo no tratamento da hipermagnesemia. Em pacientes com função renal normal, a interrupção da ingestão de magnésio permite que a hipermagnesemia se corrija; em pacientes com insuficiência renal ou com hipermagnesemia sintomática grave pode ser necessária a hemodiálise.[8] Quando sintomas graves estão presentes, o cálcio pode ser administrado como um antagonista do magnésio para reverter arritmias cardíacas, hipotensão e depressão respiratória. A dose habitual é de 50 a 100 mg de cálcio elementar por 5 a 10 minutos, entretanto, doses maiores podem ser necessárias.[6,7]

REFERÊNCIAS BIBLIOGRÁFICAS

1. Dalia AA, Essandoh M, Cronin B, Hussain N, Gerstein NS, Schulman P. A narrative review for anesthesiologists of the 2017 American Heart Association/American College of Cardiology/Heart Rhythm Society Guideline for Management of Patients With Ventricular Arrhythmias and the Prevention of Sudden Cardiac Death. J. Cardiothorac. Vasc. Anesth. 2019 Jun;33(6):1722-30.

2. Cohagan B, Brandis D. StatPearls [Internet]. StatPearls Publishing; Treasure Island (FL): Feb 17, 2019. Torsade de Pointes.

3. Felsenfeld AJ, Levine BS, Rodriguez M. Pathophysiology of calcium, phosphorus, and magnesium dysregulation in chronic kidney disease. Semin Dial. 2015 Nov-Dec;28(6):564-77.

4. Syedmoradi L, Ghasemi A, Zahediasl S, Azizi F. Prevalence of hypo- and hypermagnesemia in an Iranian urban population. Ann. Hum. Biol. 2011 Mar;38(2):150-5.

5. Cheungpasitporn W, Thongprayoon C, Qian Q. Dysmagnesemia in hospitalized patients: prevalence and prognostic importance. Mayo Clin. Proc. 2015 Aug;90(8):1001-10.

6. Kraft MD, Btaiche IF, Sacks GS, Kudsk KA. Treatment of electrolyte disorders in adult patients in the intensive care unit. Am J Health Syst Pharm. 2005 Aug 15;62(16):1663-82.

7. Azem R, Daou R, Bassil E, Anvari EM, Taliercio JJ, Arrigain S, et al. BMC Nephrol. 2020 Feb 12;21(1):49.

8. Cascella M, Vaqar S. Hypermagnesemia. StatPearls [Internet]. Treasure Island (FL): StatPearls Publishing. Disponível em: Stathttps://pubmed.ncbi.nlm.nih.gov/31747218/ Acesso em: julho 2020.

9. Okahira M, Kubota M, Iguchi K, Usui S, Hirano K. Regulation of aquaporin 3 expression by magnesium ion. Eur J Pharmacol. 2008;588:26-32.

10. Qureshi T, Melonakos TK. Acute hypermagnesemia after laxative use. Ann Emergency Med. 1996;28:552-5.

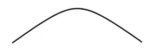

Seção IV

DISTÚRBIOS DA REGULAÇÃO DE CÁLCIO E FÓSFORO

Capítulo 14

DIAGNÓSTICO E TRATAMENTO DA HIPOCALCEMIA

Krissia Kamile Singer Wallbach
Tamara da Silva Cunha

1. INTRODUÇÃO – METABOLISMO DO CÁLCIO

A homeostase do cálcio é fundamental para manter o funcionamento adequado das atividades intracelulares. Por esse motivo, as concentrações séricas de cálcio devem manter-se em uma faixa estreita de controle, dentro da qual os diversos processos bioquímicos podem ser devidamente executados. Entre esses processos, destacam-se sua participação direta na cascata de coagulação sanguínea, contração e relaxamento muscular e transmissão neuronal.[1]

Cerca de 40 a 45% do cálcio extracelular circula ligado a proteínas plasmáticas, sendo albumina a principal delas. Em 15% dos casos, o cálcio é encontrado ligado a outros ânions, tais como fosfato e citrato, e os demais 40% circulam no meio extracelular como cálcio em sua forma livre ou ionizada. Esse cálcio ionizado pode ser transportado para o ambiente intracelular, em que desempenha suas ações bioquímicas.[2,3]

A maioria dos laboratórios realiza de forma rotineira a medida do cálcio sérico total, embora a medida do cálcio ionizado possa ser solicitada. Os valores normais de cálcio total costumam estar entre 8,5 a 10,5 mg/dL (2,12 a 2,62 mmol/L) – portanto, valores inferiores são considerados hipocalcemia. Já a faixa normal de cálcio ionizado se encontra entre 4,65 a 5,25 mg/dL

(1,16 a 1,31 mmol/L).[3] Deve-se ter cautela na avaliação da concentração de cálcio total, uma vez que os valores são influenciados pela concentração de proteínas plasmáticas – por isso a dosagem de cálcio ionizado vem a ser importante em casos de hipoalbuminemia (p.ex., secundária a desnutrição, doença crônica ou síndrome nefrótica, que pode acarretar uma pseudo-hipocalcemia) – e avaliação minuciosa de distúrbios hidroeletrolíticos. Por esse motivo, recomenda-se a correção da concentração do cálcio sérico total de acordo com os níveis de albumina, ou priorizar a determinação do cálcio ionizado nesta situação. A correção deve ser estimada da seguinte forma:[3,4]

Cálcio total corrigido (mg/dL) = cálcio total (mg/dL) + 0,8 [4 – albumina(g/dL)]

A dosagem de cálcio ionizável costuma ser mais passível de erros (conforme ensaio/laboratório) do que a dosagem de cálcio total e albumina. Portanto a confiabilidade da dosagem deve ser levada em consideração para a interpretação do exame.

Além da concentração plasmática de proteínas, distúrbios ácido-base podem interferir na capacidade de ligação do cálcio à albumina. A presença de alcalose metabólica aumenta a estabilidade do complexo cálcio-albumina e reduz a fração livre de cálcio sendo, portanto, uma condição de maior risco para o desenvolvimento de hipocalcemia. A acidemia, por outro lado, reduz a estabilidade desse complexo, aumentando a fração livre de cálcio circulante.[4]

É a fração ionizada do cálcio que sofre regulação hormonal. Os principais envolvidos no metabolismo do cálcio são o paratormônio (PTH), a vitamina D e o fator de crescimento de fibroblastos (FGF-23). Esses hormônios atuam sobre o eixo osso-rim-trato gastrointestinal a fim de manter a homeostase do cálcio e também do fósforo.[3,4]

Em condições normais, a presença de hipocalcemia deve ser fisiologicamente detectada pelos receptores de cálcio nas paratireoides (CaSR), deflagrando a liberação de PTH pelas glândulas. O PTH atua no osso, aumentando a atividade osteoclástica e consequente mobilização óssea de cálcio, além de reduzir a excreção urinária de cálcio por aumento de sua reabsorção no túbulo distal e aumentar a produção da forma ativa de vitamina D pelos rins (calcitriol).[5] O calcitriol possui importante ação gastrointestinal, aumentando a absorção de cálcio proveniente da alimentação, tanto por meio do aumento da permeabilidade das *tight junctions* presentes principalmente no íleo (o que aumenta o transporte paracelular de cálcio) quanto por meio do aumento da formação de complexos calbindina-cálcio nas microvilosidades das células intestinais (aumentando seu transporte transcelular). É importante lembrar que, ao contrário de outros íons, o cálcio é absorvido pelo trato gastrointestinal de forma parcial – somente 10 a 20% do que é ingerido acaba por ser absorvido, pois o cálcio se liga a diferentes ânions no lúmen intestinal formando sais insolúveis, os quais terminarão por ser excretados. Além disso, na vigência de hipocalcemia, destaca-se que o aumento da produção de PTH e, consequentemente, calcitriol levam ao aumento da expressão do receptor de vitamina D (VDR), que contribui para aumento na absorção intestinal e renal do cálcio.[6]

Por outro lado, o FGF-23 contrarregula a ação da vitamina D por tratar-se de um hormônio fosfatúrico, que possui como correceptor específico a proteína Klotho, necessária para que ocorra sua transdução de sinal. De forma geral, o FGF-23 possui a capacidade de reduzir a fosfatemia ao reduzir a reabsorção renal de fósforo no túbulo proximal e também sua absorção intestinal. Portanto o FGF-23, de forma indireta, influencia os níveis de cálcio circulantes, uma vez que os níveis de fósforo estão intimamente ligados a liberação de PTH e ao metabolismo da vitamina D.[7] Além disso, a fosfatemia tem influência na fração livre de cálcio, pois o fósforo se combina ao cálcio para efeito quelante.

Por esses motivos, o balanço diário de cálcio leva em consideração sua absorção intestinal, sua excreção renal, a remodelação óssea e também o metabolismo do fósforo. As recomendações atuais de ingestão diária de cálcio se encontram entre 1.000 a 1.200 mg/dia em adultos jovens.[3]

É interessante notar que o PTH exerce um papel central nas inúmeras alterações relacionadas a distúrbios da calcemia. Pode ocorrer hipocalcemia quando a secreção de PTH é insuficiente para atuar nos rins, ossos e intestino (hipoparatireoidismo) ou em situações em que a produção de PTH pode estar até mesmo aumentada, a fim de compensar outros fatores alterados, como ocorre na hipovitaminose D. Dessa forma, a determinação dos níveis de PTH na admissão de um paciente com hipocalcemia é bastante útil para abordagem e diagnóstico.[7]

2. QUADRO CLÍNICO

A intensidade dos sintomas de hipocalcemia depende do grau de hipocalcemia e da velocidade de instalação da alteração, variando desde pacientes assintomáticos até situações que impõem risco de vida, tais como crises convulsivas e alterações cardiovasculares (Tabela 1).

Em pacientes que desenvolvem agudamente hipocalcemia, podem ocorrer convulsões generalizadas, papiledema, tetania e laringoespasmo. Já pacientes com hipocalcemia crônica podem desenvolver calcificação de gânglios da base, distúrbios neurológicos extrapiramidais, cataratas e alterações dermatológicas e dentárias.[3]

Conforme mencionado, a tetania é um achado característico da hipocalcemia aguda grave e ocorre por hiperexcitabilidade neuromuscular periférica, levando a incapacidade de manter contratura e relaxamento musculares apropriados na ausência do cálcio como mediador da condução nervosa. Os sintomas de tetania podem ser leves, tais como dormência perioral, parestesias em mãos e pés e câimbras, podendo chegar a manifestações graves como laringoespasmo, espasmo carpopedal e contrações musculares generalizadas. Mesmo que a hipocalcemia se instale de forma aguda, os sintomas severos da tetania são mais frequentes quando os níveis de cálcio ionizado são inferiores a 1,1 mmol/L (ou 7,0 a 7,5 mg/dL de cálcio total).[3,4] Um fator contribuinte para a ocorrência de tetania é a presença concomitante de alcalemia, já que esta se constitui uma causa independente de tetania, exercendo, portanto, um efeito sinérgico e agravante. Talvez por esse motivo seja pouco frequente a presença de tetania entre pacientes com doença renal crônica e hipocalcemia devido a presença concomitante e frequente de acidose metabólica nessa população.[8,9]

Dois achados clássicos no exame físico de pacientes com hipocalcemia são os sinais de Trousseau e Chvostek.

O sinal de Trousseau corresponde a um espamo do carpo levando a flexão do punho após insuflar o manguito do esfigmomanômetro acima da pressão arterial sistólica por três minutos. O sinal de Chvostek representa a contração do músculo facial, após estímulo do nervo facial próximo à região auricular, ipsilateral ao estímulo, levando a espasmos labiais. O sinal de Chvostek pode ser encontrado em cerca de 10% da população normal, enquanto o sinal de Trousseau parece ser mais específico.[8,9]

Entre os sintomas cardiovasculares, a hipotensão arterial pode ser um achado grave quando acomete pacientes críticos e quando ocorre de forma aguda, como após transfusões sanguíneas (a presença de citrato nas bolsas de sangue tem efeito quelante sobre o cálcio) ou mesmo durante sessões de hemodiálise com baixo aporte de cálcio no dialisato.[10] Além da hipotensão, a disfunção miocárdica e o alargamento do intervalo QT também podem ser observados. A presença de arritmia do tipo *Torsades de pointes* é pouco frequente quando há hipocalcemia isolada, pois há maior risco de ocorrência quando há hipomagnesemia concomitante.

Podem haver manifestações psiquiátricas envolvendo principalmente irritabilidade emocional, ansiedade e depressão. Estados confusionais, alucinações e crises psicóticas também são reportados em pacientes com hipocalcemia.[3,9]

Tabela 1   Sintomas de hipocalcemia

Neurológicos – parestesia oral e periférica, irritabilidade, confusão mental, convulsões (focais, tônico-clônicas generalizadas, ausência), papiledema, neurite óptica (raro), calcificações dos gânglios da base e sintomas extrapiramidais (hipocalcemia crônica).
Musculares – sinal de Trousseau, sinal de Chvostek, câimbras, fraqueza muscular, tetania, laringoespasmo.
Cardiovasculares – alargamento do intervalo QT, hipotensão, insuficiência cardíaca, *Torsades de pointes* (se hipomagnesemia associada).
Ósseas – são mais frequentes na hipocalcemia crônica: fraturas e fragilidade óssea. Raquitismo e osteomalácia podem ocorrer quando há hipovitaminose D.
Ectoderma (hipocalcemia crônica) – alterações dermatológicas, anormalidades na formação dentária, catarata.

3.   ABORDAGEM AO PACIENTE

O primeiro passo na avaliação de um paciente com suspeita de hipocalcemia é a confirmação laboratorial dos valores de cálcio sérico, afastando-se as causas de pseudo-hipocalcemia. Deve-se solicitar cálcio total e albumina, e/ou cálcio ionizado.

Além da hipoalbuminemia, uma possível causa de pseudo-hipocalcemia é o uso de contrastes a base de gadolíneo. Pode haver um artefato técnico durante a leitura do exame, causado pela ligação dos contrastes gadodiamida ou gadoversetamida utilizados em exames de ressonância magnética ao reagente do kit de dosagem do cálcio.[9,11]

Tratando-se de hipocalcemia verdadeira sugere-se uma avaliação minuciosa de anamnese e exame físico, pois a causa pode ser aparente (como *status* pós-cirúrgico cervical, progressão de DRC, etc.). O PTH é o exame laboratorial de maior valia na investigação diagnóstica subsequente. Além dele, a investigação pode incluir função renal, fosfatase alcalina, magnésio, fósforo e vitamina D. Deve ser obtido um ECG e o intervalo QT deve ser mensurado.[8,9]

As principais causas de hipocalcemia estão listadas na Tabela 2.

Tabela 2 Principais causas de hipocalcemia

Níveis baixos de PTH (hipoparatireoidismo)
– Malformação glandular (síndrome de DiGeorge)
– Manipulação cirúrgica cervical
– Radioterapia
– Doença autoimune (isolada ou parte de sd. glandular)
– Doenças infiltrativas (Wilson, hemocromatose, sarcoidose)
– Mutações no CaSR – Fome óssea (pós-paratireoidectomia)
Níveis elevados de PTH
– Hipovitaminose D (baixa ingestão, má absorção ou baixa exposição solar)
– Redução da formação de calcitriol
– Resistência a ação do PTH
– Uso de quelantes de cálcio e inibidores da reabsorção óssea
– Doenças sistêmicas: pancreatite aguda, rabdomiólise, metástases osteoblásticas
Outros
– Drogas: inibidores de reabsorção óssea (bifosfonados, denosumabe), quelantes de cálcio (citrato, foscarnet), calcimiméticos, fenitoína, intoxicação por fluoreto
– Hipomagnesemia (nutrição parenteral, cisplatina, aminoglicosídeos)

3.1. Hipocalcemia associada a baixos níveis de PTH

A hipocalcemia associada a baixos níveis de PTH ocorre quando há diminuição da secreção de PTH pelas glândulas paratireoides. Está relacionada a causas autoimunes, manipulação cirúrgica, desenvolvimento anormal das glândulas (síndrome de DiGeorge, p.ex.) ou regulação anormal do eixo hormonal que induz a secreção de PTH.[9]

De todas as causas, a perda do funcionamento das glândulas após manipulação cirúrgica de tireoide é a mais frequente, podendo ser transitória ou definitiva. O hipoparatireoidismo transitório ocorre em cerca de 20% dos pacientes após tireoidectomia, o que reforça a necessidade de vigilância dos níveis de cálcio no período pós-operatório. Já o hipoparatireoidismo permanente foi observado em até 3% dos casos, principalmente quando houve cirurgia extensa.[9,12]

O hipopatireoidismo após paratireoidectomia em pacientes com hiperparatireoidismo prévio pode ser transitório ou pode ser um quadro mais grave e prolongado, especialmente em pacientes que apresentavam valores altos de PTH, fosfatase alcalina e/ou hipercalcemia concomitante em seu período pré-operatório.[12] Nesse contexto, conhecido como síndrome do osso faminto ou fome óssea, pode ocorrer hipocalcemia severa se medidas de controle do cálcio sérico não forem estabelecidas a tempo e especialmente programadas já no período pré-operatório.

Entre as causas autoimunes, o hipopatireoidismo pode ocorrer em pacientes que desenvolvem anticorpos contra a glândula ou contra os canais sensíveis ao cálcio (CaSR) na glândula paratireoide, resultando na diminuição de sua função. Esse tipo de doença pode ocorrer de forma isolada, mas sempre devem ser afastadas doenças endocrinológicas associadas que constituem as chamadas síndromes poliglandulares autoimunes. O hipoparatireoidismo autoimune é uma característica comum da síndrome poliglandular autoimune tipo I, que costuma vir acompanhada desde a infância de outras características como candidíase mucocutânea de repetição e insuficiência adrenal.[9,12]

Outras causas de hipoparatireoidismo devido a destruição parenquimatosa da glândula paratireoide incluem radioterapia e doenças infiltrativas (como hemocromatose, doença de Wilson, sarcoidose e metástases).[9]

Além das causas acima citadas, o hipopatireoidismo pode ocorrer de forma sustentada em pacientes com alterações genéticas que levam a disfunções do CaSR, como ocorre em alguns tipos de hipocalcemia familiar, e também em HIV positivos.[13]

3.2. Hipocalcemia associada a níveis elevados de PTH

Neste caso, pode-se tratar de uma resposta fisiológica aos baixos níveis de cálcio, uma vez que o PTH contribui para mobilizar cálcio dos ossos e aumentar a produção de vitamina D.

A hipovitaminose D é uma causa frequente de hipocalcemia associada a níveis mais elevados de PTH. Pode estar relacionada a baixa ingestão ou absorção gastrointestinal, baixa exposição solar ou mesmo a baixa hidroxilação do colecalciferol à forma ativa da vitamina D (calcitriol). Dessa forma, a doença renal crônica (DRC) representa a causa mais comum de redução adquirida da produção de calcitriol, e a hipocalcemia pode se tornar ainda mais pronunciada se houver hiperfosfatemia associada.[14]

Ainda sobre a influência da hiperfosfatemia na gênese de hipocalcemia, outras situações além da DRC devem ser consideradas, tais como rabdomiólise e síndrome de lise tumoral. Nesses casos, o mais frequente é a instalação de um quadro agudo de hipocalcemia secundário ao efeito quelante exercido pelo excesso de fósforo circulante, oriundo da ruptura celular.

Uma outra situação clínica entre pacientes com hipocalcemia e níveis elevados de PTH é a presença de resistência à ação do PTH (pseudo-hipoparatireoidismo). Em geral trata-se de uma doença que se apresenta desde a infância, e ocorre por uma falha nas vias de sinalização mediadas pelo PTH nos seus principais órgãos-alvo – rim e osso.[12]

Alguns pacientes oncológicos com metástases ósseas osteoblásticas, principalmente câncer de mama e de próstata, podem se apresentar com hipocalcemia secundária ao consumo local de cálcio pelo osso recém-formado ao redor das lesões tumorais ósseas.[12]

Doenças sistêmicas agudas como pancreatite aguda podem cursar com hipocalcemia, o que representa um dos seus critérios de gravidade. Nesse caso, a extensa área de necrose gordurosa no pâncreas é acompanhada de depósitos de cálcio e seu consequente consumo, gerando as chamadas lesões em "pingo de vela", típicas de esteatonecrose pancreática.[12] Da mesma forma, pacientes críticos, sépticos e grandes queimados têm maior prevalência de hipocalcemia, e nesse caso acredita-se que o processo inflamatório sistêmico contribui para redução da ação do PTH sobre os seus órgãos-alvo.[15]

A depleção de magnésio também pode causar hipocalcemia, por induzir resistência à ação do PTH ou até mesmo redução da produção hormonal.[9] Isso reforça a importância de se obter um painel eletrolítico completo em pacientes com hipocalcemia, a fim de corrigir de forma apropriada outros distúrbios associados.

Algumas medicações podem levar à redução dos níveis de cálcio plasmáticos. O uso de medicações que inibem a atividade osteoclástica pode reduzir a calcemia, notavelmente quando utilizados de forma intravenosa (ácido zoledrônico) e em pacientes de maior risco como aqueles com hipovitaminose D não corrigida. Da mesma forma, o denosumabe (anticorpo monoclonal do fator ligante nuclear – RANKL) inibe precursores de osteoclastos, o que pode ter como consequência a ocorrência de hipocalcemia durante seu uso. Cerca de 5% dos pacientes em uso de calcimiméticos (cinacalcet) apresentam hipocalcemia devido ao seu efeito inibidor do CaSR na paratireoide e consequente liberação de PTH. Já foscarnet e citrato agem como quelantes de cálcio.

Certos quimioterápicos também são implicados na gênese de hipocalcemia, como cisplatina (pela hipomagnesemia) e a combinação de 5-fluorouracil e leucovorin (pela redução da produção de calcitriol).[9,12]

4. TRATAMENTO

A decisão terapêutica depende da presença de sintomas de gravidade (tetania, convulsões, espasmos ou manifestações cardiovasculares) e a velocidade de instalação do quadro. Pacientes com hipocalcemia aguda apresentarão sintomas com níveis de cálcio que não causariam sintomas em pacientes com quadro crônico. A gravidade das manifestações clínicas também pode ser influenciada por outros fatores, tais como o estado ácido-base do paciente e a causa da hipocalcemia.[9]

As sugestões de tratamento, de forma geral, são baseadas em experiência clínica.

A hipocalcemia sintomática aguda deve ser tratada inicialmente com 10 ml de gluconato de cálcio a 10% diluídos em 50 mL de soro glicosado a 5% ou soro fisiológico 0,9%, infundidos de forma intravenosa, por 10 minutos, e que pode ser repetido conforme a ocorrência de sintomas de gravidade. Deve--se respeitar essa velocidade de infusão, pois observou-se aumento do risco de evento adverso cardiovascular com rápida velocidade de administração.

Casos assintomáticos com cálcio sérico total corrigido ≤ 7,5 mg/dL devem receber também tratamento intravenoso, pelo alto risco de complicações se não houver tratamento.[16]

Diante da persistência da hipocalcemia, deve-se instalar uma infusão contínua com 11 ampolas de gluconato de cálcio a 10% diluídos em 1.000 mL de soro glicosado 5% ou soro fisiológico 0,9% e administrados de forma intravenosa, em bomba infusora ao longo de 24 horas (em geral se inicia a 50 mL/h em adultos, equivalente a 50 mg de cálcio elementar/hora) com monitoramento seriado dos níveis de cálcio para avaliar a necessidade de ajuste da velocidade de infusão e evitar iatrogenia por reposição excessiva. Geralmente a dose gira ente 0,5 a 1,5 mg/kg/hora de cálcio elementar (1 ampola gluconato de Ca = 90g Ca elementar). Nesse primeiro momento o objetivo deve ser recuperar a concentração de cálcio ao seu limite inferior da normalidade. A solução de infusão não pode conter bicarbonato ou fosfato, porque formarão sais de cálcio, prejudicando a administração dos eletrólitos. Se esses ânions forem necessários, uma nova linha venosa em outro membro deve ser obtida.[9,16]

O uso de solução de glicose a 5% ou soro fisiológico 0,9% para diluição do aporte de gluconato de cálcio costuma ser bem tolerado e com menos efeito irritativo sobre as veias.[16]

Todos os pacientes devem ter os níveis de magnésio investigados e corrigidos em caso de hipomagnesemia associada.

A reposição de cálcio é mantida até que a causa da hipocalcemia seja identificada e corrigida. Quando o paciente se apresentar sem sintomas de gravidade e já com dieta oral plenamente estabelecida, a conversão para prescrição oral de cálcio e a associação de vitamina D podem ser feitas.

Em pacientes com hipoparatireoidismo, o uso de calcitriol na dose de 0,25 a 0,5 mcg até 2x ao dia e o uso de cálcio oral na dose de 1 g a 4 g de carbonato de cálcio (longe das refeições) podem ser iniciados. Nesses casos, há preferência pela forma ativa da vitamina D (calcitriol), pelo início de ação mais rápido.[16]

Em pacientes com hipocalcemia leve (7,5 a 8,0 mg/dL [1,9 a 2,0 mmol/L] de cálcio total corrigido) e sem sintomas de gravidade, a suplementação com cálcio oral costuma ser o tratamento inicial de escolha, em geral com doses de 1.500 a 2.000 mg de cálcio elementar divididas e longe das refeições.[9,16] Essa estratégia deve ser diferenciada da abordagem de pacientes renais crônicos que apresentam com frequência hipocalcemia leve, mas que em geral necessitam como terapia inicial o uso de quelantes para corrigir o excesso de fosfato que constitui a causa predominante do distúrbio eletrolítico nesses pacientes. Nesses casos, o uso de quelantes a base de cálcio não tem por objetivo corrigir eventuais quadros de hipocalcemia leve, mas sim reduzir a absorção do fósforo alimentar durante as refeições.

Seguindo o mesmo raciocínio, exceto em situações que se apresentem com sintomas de gravidade pela hipocalcemia, pacientes com hiperfosfatemia e hipocalcemia secundárias a estados hipercatabólicos, traumas extensos ou síndrome de lise tumoral não devem ser tratados com cálcio até que a hiperfosfatemia tenha sido minimizada.[15] Nesses casos, o suporte nefrológico é essencial para definição de estratégias que atenuem a hiperfosfatemia, incluindo terapia renal substitutiva.

Nos casos de hipocalcemia crônica por hipoparatireoidismo mantido, o uso de suplementos de cálcio, colecalciferol e calcitriol constitui o principal arsenal terapêutico de manutenção. Doses fracionadas de suplementos de cálcio (1.000 a 1.500 mg/dia de cálcio elementar) administrados longe das refeições, assim como reposição de vitamina D3/colecalciferol ou calcitriol conforme a avaliação laboratorial individual e seriada, são recomendados. Importante lembrar que alvo sérico de vitamina D difere em pacientes com disfunção renal – na DRC, ao alvo da dosagem sérica fica entre 30 a 60 mg/mL.[17]

Nesses pacientes com hipocalcemia crônica, a meta terapêutica costuma ser a obtenção de níveis de cálcio sérico no limite inferior da normalidade, além de tentar evitar a hipercalciúria. O controle inicial é feito no mínimo mensalmente, até se atingir a estabilidade dos níveis de cálcio.

5. CONSIDERAÇÕES FINAIS

A hipocalcemia é um distúrbio relativamente frequente (27,7% em pacientes intra-hospitalares),[18] que pode envolver desde sintomas leves até alterações que causam risco de vida. Sua identificação precoce, avaliando valores fidedignos de cálcio sérico e distúrbios hidroeletrolíticos associados, além de manejo correto, seguindo o raciocínio diagnóstico quanto a possíveis etiologias, reduzem morbidade e mortalidade.

REFERÊNCIAS BIBLIOGRÁFICAS

1. Lambers TT, Bindels RJ, Hoenderop JG. Coordinated control of renal Ca2+ handling. Kidney Int. 2006;69:650.

2. Moor MB, Bonny O. Ways of calcium reabsorption in the kidney. Am J Physiol Renal Physiol. 2016;310:F1337.

3. UpToDate – Hogan J, Goldfarb S. Regulation of calcium and phosphate balance. 2020.

4. Feehally J, Floege J, Johnson RJ, Tonelli M. Comprehensive clinical nephrology, 6th Edition.

5. Lieben L, Carmeliet G. Vitamin D signaling in osteocytes: effects on bone and mineral homeostasis. Bone. 2013;54:237.

6. Talmage RV, Mobley HT. Calcium homeostasis: reassessment of the actions of parathyroid hormone. Gen Comp Endocrinol. 2008;156:1.

7. Martin A, David V, Quarles LD. Regulation and function of the FGF23/klotho endocrine pathways. Physiol Rev. 2012;92:131.

8. Cooper MS, Gittoes NJ. Diagnosis and management of hypocalcaemia. BMJ. 2008;336:1298.

9. Thakker RV. Hypocalcemia: pathogenesis, differential diagnosis, and management. In: Primer on the metabolic bone diseases and disorders of mineral metabolism, 6th ed, Favus MJ (Ed), American Society of Bone and Mineral Research, Washington, DC 2006. p. 213.

10. Brunelli SM, Sibbel S, Do TP, et al. Facility dialysate calcium practices and clinical outcomes among patients receiving hemodialysis: a retrospective observational study. Am J Kidney Dis. 2015;66:655.

11. Mark PB, Mazonakis E, Shapiro D, et al. Pseudohypocalcaemia in an elderly patient with advanced renal failure and renovascular disease. Nephrol Dial Transplant. 2005;20:1499.

12. UpToDate – Goltzman, D. Etiology of hypocalcemia in adults. 2020.

13. Jaeger P, Otto S, Speck RF, et al. Altered parathyroid gland function in severely immunocompromised patients infected with human immunodeficiency virus. J Clin Endocrinol Metab. 1994;79:1701.

14. Hannan FM, Thakker RV. Investigating hypocalcaemia. BMJ. 2013;346:f2213.

15. Zivin JR, Gooley T, Zager RA, Ryan MJ. Hypocalcemia: a pervasive metabolic abnormality in the critically ill. Am J Kidney Dis. 2001;37:689.

16. UpToDate – Goltzman, D. Treatment of hypocalcemia. 2020.

17. Sociedade Brasileira de Endocrinologia e Metabologia. Intervalos de referência da vitamina D 25(OH)D – Atualização 2018.

18. Catalano A, et al. Incidence of hypocalcemia and hypercalcemia in hospitalized patients: Is it changing? J Clin Transl Endocrinol. 2018 Sep;13:9-13.

Capítulo 15

DIAGNÓSTICO E TRATAMENTO DA HIPERCALCEMIA

Mauricio de Carvalho

1. VALORES DE CÁLCIO SÉRICO E DEFINIÇÃO DE HIPERCALCEMIA

A manutenção da homeostase do cálcio depende da regulação integrada que acontece no trato gastrintestinal, rins e ossos. A regulação fina do cálcio sérico é feita pelo próprio cálcio, por meio de receptores nos órgãos-alvo (CaSR, *calcium sensing receptor*), e por diversos hormônios, dos quais os mais importantes são o paratormônio e a vitamina D.[1]

Quase a totalidade (99%) do cálcio corporal está localizado nos ossos. Aproximadamente 0,1% está presente no líquido intracelular e 1% no compartimento extracelular. O cálcio sérico total é a soma de três componentes: cálcio livre, cálcio ligado a proteínas e cálcio na forma de complexos. O cálcio livre (ou ionizado) representa cerca de 50% do cálcio total e é a fração mais importante do ponto de vista biológico. Aproximadamente 40% do cálcio plasmático é ligado de forma reversível a proteínas, principalmente à albumina (80%), mas também à globulina (20%).[2] Alterações nos níveis séricos de albumina alteram o cálcio total. Além disso, a ligação do cálcio à albumina é pH-dependente. Quando o pH aumenta, íons hidrogênio dissociam-se da albumina, o que favorece a ligação de cálcio na molécula. O resultado é a diminuição do cálcio livre. O inverso ocorre na acidemia. A variação de 0,1 unidade no pH sérico modifica a ligação albumina-cálcio em 0,12 mg/dL, aproximadamente.[3] Finalmente, 10% do cálcio total forma complexos com ânions, tais como bicarbonato, citrato, fosfato, lactato e sulfato.[1]

Os níveis séricos para o cálcio total e iônico são dependentes do laboratório utilizado e do método empregado para análise. Os valores de referência utilizados mais frequentemente são: cálcio total, de 8,8 a 10,5 mg/dL (2,2-2,6 mmol/L) e para o cálcio ionizado, 4,4-5,2 mg/dL (1,1-1,3 mmol/L). A hipercalcemia é definida por níveis de cálcio total maiores que 10,5 mg/dL (2,62 mmol/L).[2]

Devido ao custo e alguns requisitos pré-analíticos, a maioria das diretrizes favorece a medição do cálcio total sobre o cálcio iônico. Contudo, como analisado acima, a medida do cálcio total depende do cálcio ligado às proteínas, principalmente da albumina. Essas variações biológicas levaram ao ajuste do cálcio total com fórmulas de correção, sendo a mais utilizada a proposta por Payne, em 1973: cálcio total corrigido= cálcio total (mg/dL) + 0,8 x [4-albumina (g/dL)].[4] Entretanto, existem limitações importantes para seu uso (doença renal crônica e pacientes criticamente enfermos, por exemplo) e, quando possível, a medida do cálcio iônico deve ser utilizada.[5]

2. SINAIS E SINTOMAS

A hipercalcemia pode ser diagnosticada em exames de rotina, requisitados por outros propósitos ou se apresentar com vários sintomas, nas chamadas crises hipercalcêmicas. Além do valor do cálcio sérico, devem ser levadas em consideração: etiologia, velocidade de elevação da calcemia, condição clínica do paciente, comprometimento ósseo e de outros sistemas.

Pode ser observado acometimento renal, variando de poliúria ocasionada por diabete insípido nefrogênico ou por diurese osmótica, lesão renal aguda, nefrolitíase e/ou nefrocalcinose; complicações cardiovasculares, incluindo taquicardia sinusal, arritmias e hipertensão arterial; manifestações digestivas, como náuseas, vômitos, dor abdominal ou pancreatite aguda; alterações ósseas, como osteoporose e fraturas; e comprometimento neurológico, incluindo ansiedade, depressão, letargia, convulsões, delírio e coma.[6]

Quadro 1 Sinais e sintomas de hipercalcemia

Neurológicos	Fraqueza muscular, fadiga, hiporreflexia, apatia, distúrbios do comportamento, letargia, estupor, coma
Renais	Poliúria, polidipsia, depleção, doença renal progressiva, nefrocalcinose, nefrolitíase
Gastrointestinais	Náuseas, anorexia, vômitos, obstipação, íleo, doença péptica, pancreatite aguda
Cardiovasculares	Encurtamento do segmento ST e QT, bradiarritmias, bloqueio AV ou de ramo, hipertensão arterial
Dermatológicos	Prurido

3. AVALIAÇÃO E FLUXOGRAMA DIAGNÓSTICO

A avaliação inicial de um paciente com hipercalcemia deve incluir história e exame físico completos. Devem-se pesquisar os sinais e sintomas mais comuns associados à hipercalcemia mencionados anteriormente. O paciente deve ser questionado sobre a presença de dor óssea, fraturas, cálculo urinário, dor abdominal, perda de peso e deve estar atualizado com o rastreio de câncer colorretal, mamário e outros tipos de câncer apropriados à idade e ao sexo. Os antecedentes médicos devem incluir informações sobre a função cardíaca e renal e doenças malignas anteriores ou atuais. O histórico de tabagismo e exposição a outros agentes cancerígenos deve ser pesquisado, bem como o uso de medicamentos que podem alterar a homeostase do cálcio (diuréticos tiazídicos, lítio, uso de vitamina D, anabolizantes etc.).[6]

No exame físico, sinais de hipovolemia, como hipotensão postural, taquicardia e secura de mucosas podem estar presentes. Tumorações em cabeça e pescoço, orofaringe, mama, abdômen e reto devem ser ativamente pesquisadas.

O próximo passo é a avaliação laboratorial, com dosagens séricas de cálcio, fósforo, PTH e creatinina. Deve-se também medir a concentração sérica da 25-OH-vitamina D. Valores aumentados (habitualmente maiores que 150 ng/mL) sugerem intoxicação exógena. A dosagem do cálcio urinário é um importante auxílio diagnóstico, principalmente na hipercalcemia hipocalciúrica familiar (FHH), em que a dosagem de cálcio na urina menor que 100 mg/g de creatinina faz o diagnóstico.[2] O achado de ânion *gap* sérico baixo levanta a hipótese de mieloma múltiplo (a IgG monoclonal é carregada positivamente). O eletrocardiograma na hipercalcemia revela encurtamento do segmento ST e do intervalo QT. Nas hipercalcemias graves, pode-se observar ondas de Osborn (onda J) no ECG e o traçado pode simular infarto agudo com elevação do ST (Figura 1).[7]

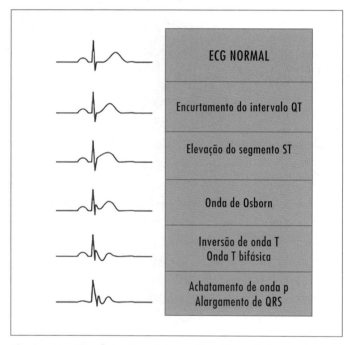

Figura 1 Manifestações eletrocardiográficas de hipercalcemia.

A Figura 2 resume as principais etiologias da hipercalcemia. O hiperparatireoidismo primário (HPP) é a causa mais comum de hipercalcemia em pacientes ambulatoriais, enquanto a hipercalcemia humoral da malignidade (HHM) representa a causa mais comum de hipercalcemia em pacientes internados. Mais de 90% dos casos de hipercalcemia estão relacionados a HPP ou HHM.

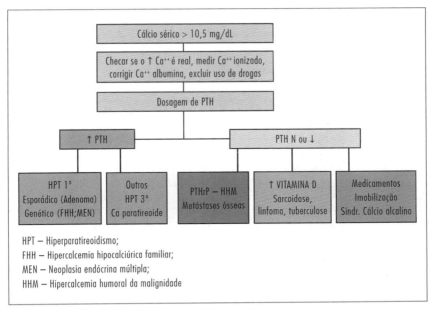

Figura 2 Abordagem diagnóstica da hipercalcemia.

4. HIPERCALCEMIA COM PTH INAPROPRIADAMENTE ELEVADO

4.1. Hiperparatireoidismo primário

Em ambientes nos quais o cálcio sérico é medido rotineiramente, pacientes com HPP geralmente se apresentam com hipercalcemia leve a moderada e níveis de PTH elevados ou não suprimidos. Aproximadamente 85% dos pacientes com HPP têm um único adenoma da paratireoide, 10 a 15% têm mais de um adenoma e menos de 10% têm hiperplasia das quatro glândulas, de forma esporádica ou como parte das síndromes de neoplasia endócrina múltipla (MEN).[1] Pode acontecer em qualquer idade, com incidência aproximada de 0,5% na população geral e de até 2 a 3% em mulheres pós-menopausa.[8]

Pacientes com HPP podem ser assintomáticos ou apresentar-se clinicamente com nefrolitíase, perda óssea cortical e/ou fraturas, além dos outros sintomas de hipercalcemia descritos anteriormente. No caso de hiperparatireoidismo confirmado laboratorialmente, a ultrassonografia de pescoço e cintilografia com Tecnécio-99m sestamibi são úteis na localização.

Mais modernamente, a tomografia computadorizada quadridimensional (4D) (Figura 3) e a cintilografia com Tecnécio-99m complementada com SPECT/CT têm demonstrado maior sensibilidade e especificidade na detecção de adenomas de paratireoide.[9]

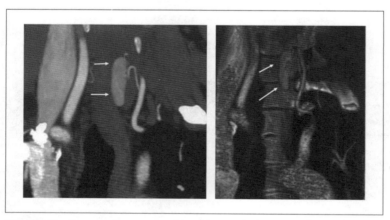

Figura 3 Tomografia computadorizada quadridimensional (4D).

A cirurgia é recomendada para indivíduos com menos de 50 anos de idade e para pacientes com calcemia acima de 1 mg/dL do limite superior da normalidade, taxa de filtração glomerular menor que 60 mL/min/1,73 m², densitometria óssea com T *score* abaixo de -2,5 na coluna lombar, fêmur proximal ou rádio distal, fraturas vertebrais morfométricas, nefrolitíase e calciúria maior que 400mg/dia, principalmente com perfil bioquímico de urina litogênica (com hiperoxaluria ou hipocitraturia associadas à hipercalciuria, por exemplo).[10]

Na opção de tratamento clínico, deve-se manter a ingestão adequada de cálcio e proporcionar níveis séricos normais de vitamina D. Pode-se utilizar calcimiméticos, como o cinacalcete, que reduzem o nível sérico de cálcio, mas que não afetam a perda óssea associada ao HPP.[11] Os bisfosfonatos melhoram a densidade óssea, mas não corrigem a hipercalcemia.[10,11]

4.2. Outras causas

O diagnóstico diferencial para PTH aumentado no cenário de hipercalcemia inclui uso de lítio (em torno de 5% dos usuários; interage com o

CaSR, que desvia o *set-point* do PTH para a direita),[8,12] hiperparatireoidismo terciário, FHH (condição autossômica dominante que leva a mutações inativadoras do gene do CaSR e a consequente resistência generalizada ao cálcio),[9] câncer de paratireóide ou, raramente, cânceres produtores de PTH.

5. HIPERCALCEMIA COM PTH NORMAL OU SUPRIMIDO

5.1. Hipercalcemia associada ao câncer

A incidência de hipercalcemia na apresentação inicial dos vários tipos de neoplasias malignas é baixa, ao redor de 1 a 5%, mas aumenta em estágios avançados da doença. Além disso, está associada a mau prognóstico, com duração média de sobrevida de 2 a 6 meses após a confirmação diagnóstica.[6] Entre todos os cânceres, o mieloma múltiplo tem a maior prevalência de hipercalcemia, seguida das neoplasias de pulmão, mama, rim, carcinomas de cabeça e pescoço e de alguns tipos de linfoma.[13]

Existem 4 mecanismos principais associados à hipercalcemia da malignidade, conforme demonstrado no Quadro 2. A HHM é responsável por aproximadamente 80% dos casos e está associada ao peptídeo relacionado ao PTH (PTHrP). Embora o PTHrP possua papel fisiológico em embriões em desenvolvimento e durante o período da lactação, ele costuma ser indetectável na corrente sanguínea. O PTHrP possui homologia com o PTH e ativa o receptor tipo 1 do PTH, mas é codificado por um gene diferente.[14] Tanto o PTHrP quanto o PTH aumentam a reabsorção renal de cálcio e estimulam osteoblastos a secretar o ligante do receptor ativador do fator nuclear kB (RANKL), que se liga ao receptor RANK nos osteoclastos. Essa interação medeia a diferenciação de precursores de osteoclastos em osteoclastos maduros e aumenta reabsorção óssea por osteoclastos.[1] 5% a 15% dos pacientes com linfoma de Hodgkin desenvolverão hipercalcemia, quase sempre secundária a produção de calcitriol. As células tumorais ou linfócitos circundantes superexpressam 1α-hidroxilase, que causa a conversão ectópica de 25-OH-vitamina D em 1,25-OH-vitamina D. Ao contrário de outras formas de hipercalcemia, a mediada por calcitriol tende a estar associada com um nível de fósforo normal a alto, pelo aumento concomitante da absorção intestinal de fósforo.[6]

Seção IV – Distúrbios da regulação de cálcio e fósforo

Quadro 2 Mecanismos de hipercalcemia associada à malignidade

Mecanismo	Frequência	Metástases ósseas	Agente causal
Hipercalcemia humoral da malignidade	80%	Mínimas ou ausentes	PTHrP
Hipercalcemia osteolítica local	20%	Comum, extensas	Citocinas, quimiocinas
Linfomas com secreção 1,25-OH vitamina D	< 1%	Variável	1,25-OH vitamina D
Produção ectópica de PTH	< 1%	Variável	PTH

5.2. Outras causas

A ingestão excessiva de antiácidos contendo cálcio (síndrome do cálcio ou leite alcalino) cursa com tríade característica de hipercalcemia associada a alcalose e insuficiência renal.[15] Diuréticos tiazídicos (excreção renal de cálcio diminuída), uso de anabolizantes ou excessivo de vitamina A ou D (aumento da reabsorção óssea ou intestinal de cálcio, respectivamente),[16] sarcoidose ou infecções por fungos (produção ectópica de calcitriol por células mononucleares ativadas) podem causar hipercalcemia com PTH suprimido.[17]

6. TRATAMENTO

O tratamento da hipercalcemia tem como metas: 1) baixar o nível sérico de cálcio, principalmente nas chamadas crises hipercalcêmicas, que se apresentam com níveis rapidamente elevados de calcemia; 2) tratar a causa básica.

Apesar de não haver uma definição bem estabelecida, o tratamento na urgência da hipercalcemia destina-se a pacientes sintomáticos ou com cálcio > 14 (hipercalcemia grave). Os alvos da terapêutica são: aumento na excreção urinária; diminuição da reabsorção óssea; diminuição na absorção intestinal e quelação do cálcio.

- **Ressuscitação volêmica:** a reposição volêmica depende da gravidade da hipercalcemia, da idade do paciente e da presença de comorbidades. Usualmente inicia-se com 1 ou 2 litros de solução salina isotônica (SSI) em bolus e, em seguida, infusão de 150 a 300 mL/hora, para manter débito urinário > 100 a 150 mL/hora.[6] Nesta fase, o controle da diurese e a avaliação frequente da volemia são fundamentais. Deve-se evitar sobrecarga de volume, principalmente em pacientes nefropatas e com insuficiência cardíaca. No primeiro dia, em pacientes com hipercalcemia grave e com pouca comorbidade, o volume infundido pode chegar a 4 a 6 litros.[18] A hidratação agressiva geralmente é muito efetiva na crise hipercalcêmica. Dentro de algumas horas, os níveis séricos de cálcio diminuem em aproximadamente 2 mg/dL.[18] Contudo, o efeito é transitório e é necessário tratamento adicional.

- **Diuréticos de alça (Furosemida):** até muito recentemente os diuréticos de alça foram preconizados no tratamento da hipercalcemia. Como aumentam a excreção urinária de cálcio, seriam utilizados após a infusão de SSI, ao atingir-se a euvolemia.[19] No entanto, essa prática não demonstrou ser benéfica, principalmente após a introdução dos bisfosfonatos, e pode levar a anormalidades eletrolíticas, como hipocalemia e hipomagnesemia.[20] Portanto, o uso de furosemida no tratamento da hipercalcemia não é mais recomendado, devendo ser reservado para pacientes com insuficiência cardíaca congestiva, com sintomas de sobrecarga de volume, ou no caso de insuficiência renal oligúrica.

- **Bisfosfonatos:** análogos sintéticos do pirofosfato inorgânico, os bisfosfonatos se ligam avidamente à superfície óssea e são internalizados pelos osteoclastos. Eles promovem apoptose, diminuem a migração e a maturação osteoclástica e aumentam a expressão da osteoprotegerina. Os mais utilizados são o pamidronato (60 a 90 mg, por via intravenosa, diluídos em 250 mL de SSI, infundido durante 2 a 4 horas) e o ácido zoledrônico (4 mg, intravenoso, diluídos em 50 a 100 mL de SSI, em infusão de 15 a 30 minutos).[6] O início da ação não é imediato, com pico de ação em torno de 48 a 72 horas. O nadir do cálcio sérico ocorre entre 4 a 7 dias e a resposta terapêutica pode durar de 1 a 3 semanas. Numa análise conjunta de dois estudos que avaliaram o tratamento da hipercalcemia associada à malignidade, 275 pacientes foram randomizados e avaliados quanto à eficácia do ácido zoledrônico (4 e 8 mg IV) comparado ao pamidronato (90 mg IV). Ambas as doses de ácido zoledrônico foram superiores ao pamidronato. As taxas de resposta completa no dia 10 foram de 88,4% (P=0,002), 86,7% (P=0,015) e 69,7% para o ácido zoledrônico 4 mg, 8 mg e pamidronato 90 mg, respectivamente. A normalização da calcemia também foi mais duradoura com ácido zoledrônico (4 e 8 mg) do que com o pamidronato (32, 43 e 18 dias, respectivamente).[21] Porém, a dose de 8 mg do ácido zoledrônico não é recomendada, por ter sido associada a maior nefrotoxicidade e maior mortalidade geral (33 x 19%) quando comparada à dose de 4 mg.[22] Deve-se observar que, devido ao seu mecanismo de ação, os bisfosfonatos são mais eficazes na hipercalcemia associada ao câncer por doença óssea metastática do que na HHM.[19] De acordo com instruções do fabricante, recomenda-se redução da dose do ácido zoledrônico de acordo com o *clearance* de creatinina (TFG): TFG> 60 mL/min: 4 mg; TFG 50 a 60 mL/min: 3,5 mg; TFG 40 a 49 mL/min: 3,3 mg, TFG 30 a 39 mL/min: 3,0 mg e não utilizar se a TFG for < 30 mL/min.[19] Em relação ao pamidronato, a dose de 90 mg se mostrou a mais eficaz. Entretanto alguns utilizam o seguinte protocolo, que também consta na bula do produto: cálcio de até 12 mg/dL: 15 a 30 mg; cálcio de 12,0 a 14,0 mg/dL: 30 a 60 mg de dose total de pamidronato; cálcio de 14,0 a 16,0 mg/dL: 60 a 90 e quando houver calcemia > 16 mg/dL a dose do pamidronato deve ser de 90 mg.[23] A utilização do ácido zoledrônico foi associada a complicações renais, como necrose tubular aguda. Por sua vez, pamidronato é o bisfosfonato mais comumente associado à esclerose glomerular segmentar e focal, manifestada por proteinúria ou síndrome nefrótica, e que se desenvolve ao longo de meses de tratamento.[18] Apesar de bem tolerados, os bisfosfonatos podem causar outros efeitos colaterais, como síndrome flu-like, artralgias, esofagite, uveíte, hipocalcemia (especialmente com o ácido zoledrônico, em pacientes com deficiência de vitamina D) e osteonecrose de mandíbula (risco <1:10.000, considerar avaliação odontológica previamente ao uso).[13]

- **Calcitonina:** a calcitonina, um hormônio secretado pelas células C parafoliculares da tireoide,[1] é útil na estabilização da calcemia, geralmente na dose de 4 a 8 U/Kg, IM ou SC, de 12 em 12 horas. Causa inibição da atividade osteoclástica, com efeito hipocalcemiante (queda de 1 a 2 mg/dL) bastante rápido, logo após a administração da primeira dose.[14] Desse modo, está indicada para os pacientes muito sintomáticos, com cálcio >14 mg/dL, em combinação com hidratação e bisfosfonatos. O seu uso contínuo, entretanto, leva a fenômeno de taquifilaxia, por diminuição de receptores de calcitonina nos osteoclastos, nas primeiras 48 horas. Os efeitos colaterais são muito pouco frequentes, consistindo em cefaleia, náuseas, vômitos e dor no local da injeção.[23]

- **Denosumabe:** trata-se de um anticorpo monoclonal humano que se liga ao RANKL e impede sua ligação ao RANK nos osteoclastos, diminuindo a reabsorção óssea. O denosumabe foi aprovado em 2014 pelo FDA (*Food and Drug Administration*) para o tratamento da hipercalcemia associada à malignidade refratária aos bisfosfonatos.[6] Em um estudo aberto, com braço único, de pacientes com câncer avançado e hipercalcemia persistente após tratamento recente com bifosfonato, 63,6% dos 33 pacientes avaliados atingiram o desfecho primário de calcemia <11,5 mg/dL dentro de 10 dias após a primeira dose de denosumabe.[24] Como não é eliminado por via renal, o denosumabe pode também ser empregado nos casos de TFG <30 mL/min, na qual a utilização dos bisfosfonatos estaria contraindicada. As reações adversas mais comuns são digestivas (náuseas, anorexia, vômitos, diarreia), cefaléia e edema periférico. Além disso, o denosumabe pode causar hipocalcemia. Recomenda-se, portanto, que os níveis de cálcio sejam avaliados, especialmente em pacientes com deficiência de vitamina D ou com insuficiência renal.[23] A dose recomendada é de 120 mg, administrados via subcutânea uma vez a cada 4 semanas, com dose adicionais 1 semana e 2 semanas após a primeira dose.[6]

- **Corticoesteróides:** os corticoesteróides são utilizados em pacientes com hipercalcemia por aumento da absorção de cálcio intestinal, causada por excesso de atividade ou produção de vitamina D, observada em alguns linfomas e em doenças granulomatosas, como a sarcoidose. Funcionam inibindo a 1α-hidroxilase que catalisa a conversão de 25-OH-vitamina D para calcitriol.[2] Eles também podem ser usados para melhorar a eficácia da calcitonina no tratamento da hipercalcemia, por aumentar a expressão dos receptores para a calcitonina nos osteoclastos.[6] A dose a ser utilizada não é bem estabelecida. Uma opção é hidrocortisona intravenosa, 200 a 400 mg/dia, por 3 a 5 dias. Para os respondedores, preconiza-se continuidade do tratamento com 10 a 20 mg de prednisona via oral por mais 7 dias.[14]

- **Cinacalcete:** agentes calcimiméticos, como o cinacalcete, são uma opção terapêutica na hipercalcemia. Os calcimiméticos ligam-se ao CaSR e suprimem a liberação de PTH, causando diminuição dos níveis séricos de cálcio.[1] São utilizados para o tratamento do hiperparatireoidismo secundário em doentes com insuficiência renal, em diálise. Também podem ser úteis na redução da hipercalcemia em doentes com carcinoma da paratireoide ou no hiperparatireoidismo primário em que não se contemple o tratamento cirúrgico. Nestas duas últimas situações clínicas, o cinacalcete foi administrado em doses que variavam de 30 mg duas vezes ao dia a 90 mg quatro vezes ao dia. Sua forma de apresentação é em comprimidos de 30 e 60mg.[14]

A Figura 4 sugere um fluxograma de tratamento para a hipercalcemia.

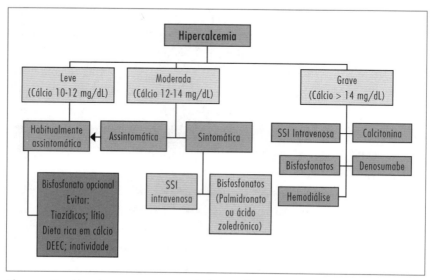

Figura 4 Abordagem terapêutica da hipercalcemia.

REFERÊNCIAS BIBLIOGRÁFICAS

1. Carvalho M, Nascimento MM, Riella MC. Metabolismo do cálcio, fósforo e magnésio. In: Riella MC, editor. Princípios de Nefrologia e Distúrbios Hidroeletrolíticos. 6ª edição. Rio de Janeiro: Guanabara Koogan, 2018. p. 201-225.

2. Carvalho M. Distúrbios do Cálcio, Fósforo e Magnésio. In: Moura LRR, Alves MAR, Santos DR, Pecoits Filho R, editores. Tratado de Nefrologia. 1ª edição. Rio de Janeiro: Editora Atheneu, 2018. p. 435-450.

3. Carvalho M. Metabolismo do Cálcio, Fósforo e Vitamina D na doença renal crônica. In: Riella MC, Martins C, editores. Nutrição e o Rim. 2ª edição. Rio de Janeiro: Guanabara Koogan, 2013. p. 52-59.

4. Payne RB, Little AJ, Williams RB, Milner JR. Interpretation of serum calcium in patients with abnormal serum proteins. Br Med J. 1973;4:643-6.

5. Pekar JD, Grzych G, Durand G, Haas J, Lionet A, Brousseau T, et al. Calcium state estimation by total calcium: the evidence to end the never-ending story. Clin Chem Lab Med. 2020;58(2):222-31.

6. Zagzag J, Hu MI, Fisher SB, Perrier ND. Hypercalcemia and cancer: Differential diagnosis and treatment. CA Cancer J Clin. 2018;68(5):377-86.

7. Mousseaux C, Dupont A, Rafat C, Ekpe K, Ghrenassia E, Kerhuel L, et al. Epidemiology, clinical features, and management of severe hypercalcemia in critically ill patients. Ann Intensive Care. 2019; 9(1):133-43.

8. Meehan AD, Udumyan R, Kardell M, Landén M, Järhult J, Wallin G. Lithium-associated hypercalcemia: pathophysiology, prevalence, management. World J Surg. 2018;42(2):415-24.

9. Han CH, Fry CH, Sharma P, Han TS. A clinical perspective of parathyroid hormone related hypercalcaemia. Rev Endocr Metab Disord. 2020; 21(1):77-88.

10. Insogna KL. Primary hyperparathyroidism. N Engl J Med. 2018; 379(11):1050-9.

11. Bilezikian JP. Primary hyperparathyroidism. J Clin Endocrinol Metab. 2018; 103(11):3993-4004.

12. Meehan AD, Wallin G, Järhult J. Characterization of calcium homeostasis in lithium-treated patients reveals both hypercalcaemia and hypocalcaemia. World J Surg. 2020;44(2):517-25.

13. Feldenzer KL, Sarno J. Hypercalcemia of malignancy. J Adv Pract Oncol. 2018;9(5):496-504.

14. Asonitis N, Angelousi A, Zafeiris C, Lambrou GI, Dontas I, Kassi E. Diagnosis, pathophysiology and management of hypercalcemia in malignancy: a review of the literature. Horm Metab Res. 2019;51(12):770-8.

15. Medarov BI. Milk-alkali syndrome. Mayo Clin Proc. 2009;84(3):261-7.

16. Bento C, Velho P, Carvalho M. Lots of steroids and vitamins, tons of complications. Hypercalcemia and nephrocalcinosis as important complications of performance-enhancing drugs. Nefrologia. 2015;35(6):598-600.

17. Turner JJO. Hypercalcaemia – presentation and management. Clin Med (Lond). 2017;17(3):270-3.

18. Sternlicht H, Glezerman IG. Hypercalcemia of malignancy and new treatment options. Ther Clin Risk Manag. 2015;11:1779-88.

19. Rosner MH, Dalkin AC. Onco-nephrology: the pathophysiology and treatment of malignancy-associated hypercalcemia. Clin J Am Soc Nephrol. 2012; 7(10):1722-29.

20. LeGrand SB, Leskuski D, Zama I. Narrative review: furosemide for hypercalcemia: an unproven yet common practice. Ann Intern Med. 2008;149(4):259-63.

21. Major P, Lortholary A, Hon J, Abdi E, Mills G, Menssen HD, et al. Zoledronic acid is superior to pamidronate in the treatment of hypercalcemia of malignancy: a pooled analysis of two randomized, controlled clinical trials. J Clin Oncol. 2001;19(2):558-67.

22. Schwartz LM, Woloshin S. Lost in transmission – FDA drug information that never reaches clinicians. N Engl J Med. 2009;361(18):1717-20.

23. Shane E, Berenson JR. Treatment of hypercalcemia. Rosen CJ, ed. UpToDate. Waltham, MA: UpToDate Inc. https://www.uptodate.com (acesso 6 mar 2020).

24. Hu MI, Glezerman IG, Leboulleux S, Insogna K, Gucalp R, Misiorowski W, et al. Denosumab for treatment of hypercalcemia of malignancy. J Clin Endocrinol Metab. 2014;99(9):3144-52.

Capítulo 16

DIAGNÓSTICO E TRATAMENTO DA HIPOFOSFATEMIA

Ivens Stuart Lima Leite
Samirah Abreu Gomes

1. INTRODUÇÃO

O fósforo é um elemento importante que participa de várias vias fisiológicas, sendo indispensável na composição de membrana celular, mineralização óssea, desenvolvimento esquelético, sinalização celular, entre outros.

A prevalência de hipofosfatemia, caraterizada pela diminuição na concentração de fósforo (P) no plasma, é variável e depende muito da população avaliada. Em adultos essa condição torna-se mais frequente e importante entre pacientes etilistas crônicos (30%), pacientes hospitalizados (5%) e particularmente em pacientes que desenvolvem sepse em UTI (65 a 80%). No paciente crítico em UTI, a presença de hipofosfatemia está associada a maior tempo de internação com maior morbimortalidade, maior tempo em ventilação mecânica, assim como disfunção miocárdica. Entretanto, nos atendimentos ambulatoriais, podem-se encontrar condições clínicas menos frequentes que se apresentam com hipofosfatemia tais como: hiperparatireoidismo primário, raquitismo, deficiência de vitamina D, síndrome de Fanconi, entre outras.

2. FISIOLOGIA

2.1. Regulação do fósforo

É fundamental compreender a fisiologia para raciocínio clínico e manejo adequado.

A maior parte do fósforo está no osso. Entretanto, os rins são os principais reguladores no seu equilíbrio, sendo que dois hormônios possuem papéis importantes no manuseio do fósforo renal: hormônio da paratireoide (PTH) e FGF-23 (*fibroblast growth factor* 23). Ambos possuem efeito hipofosfatêmico, diminuindo a reabsorção tubular de fósforo, mas efeitos opostos na regulação da 1,25-di-hidroxivitamina D.

É necessário lembrar que a maior parte do fósforo é reabsorvida no túbulo proximal (60 a 70%) através dos cotransportadores fosfato de sódio (NaPiIIa e NaPiIIc) na membrana luminal. A concentração sérica de fosfato sérico atua regulando o próprio transporte tubular em si.

Na presença de hipofosfatemia há estímulo para maior reabsorção de fosfato no túbulo proximal, com aumento da síntese de novos transportadores. Para uma regulação mais fina, o PTH atua aumentando a excreção de fosfato ao diminuir a atividade dos cotransportadores de fosfato de sódio no túbulo renal. Já o papel do FGF-23, que é um hormônio fosfatúrico (fosfatonina), tem como principal função manter a concentração sérica normal de fosfato pela redução da reabsorção tubular proximal e absorção intestinal de fósforo, pela inibição da atividade da 1α-hidroxilase, reduzindo, assim, 1,25-di-hidroxivitamina D.

Adicionalmente, deve ser citado o terceiro principal regulador do metabolismo do fosfato, que é a 1,25-di-hidroxivitamina D, que atua aumentando a absorção intestinal de fosfato e inibindo a síntese de PTH.

3. DIAGNÓSTICO

Os níveis de fósforo habitualmente são mantidos entre 2,5 e 4,5 mg/dL. Hipofosfatemia é diagnosticada quando o fósforo sérico é < 2,5 mg/dL.

3.1. Avaliação do paciente com hipofosfatemia

Na avaliação inicial do paciente com hipofosfatemia é importante revisar a história clínica em busca de causas, verificando medicações de uso contínuo e comorbidades. Caso não haja causa facilmente identificável, deve-se seguir uma investigação mais minuciosa. Quando se busca a etiologia da hipofosfatemia, o raciocínio clínico pode ser feito separando-se as causas em renais e extrarrenais (*vide* Tabela 1). A seguir, a dosagem da excreção urinária de fosfato pode ser útil nessa diferenciação.

Sendo assim, a coleta urinária de 24 horas e a quantificação da excreção de fosfato ou cálculo da fração de excreção (FEPO4) em amostra isolada de urina devem ser realizadas. Se existir dificuldades técnicas para coleta de urina de 24 horas, pode-se indicar inicialmente coleta de amostra urinária isolada.

Para o cálculo da fração de excreção é necessário solicitar fósforo e creatinina urinária e fósforo e creatinina sérica. Caso opte-se pela coleta de urina de 24 horas, solicitar apenas quantificação do fósforo urinário na amostra.

Como realizar o cálculo da fração de excreção?

Fração de excreção de fosfato (FEPO4) = [UPO4 x PCr x 100] ÷ [PPO4 x UCr]

Na fórmula, U e P se referem, respectivamente, às concentrações de fosfato (PO4) e creatinina (Cr) na urina (U) e plasma (P).

Como interpretar os resultados?

A presença de excreção urinária em 24h < 100 mg ou FEPO4 < 5% indica baixa excreção renal e, assim, aponta causas extrarrenais. Enquanto a excreção urinária em 24h > 100 mg ou FEPO4 ≥ 5% indica perda renal de fosfato, cujas principais causas incluem hiperparatireoidismo e deficiência de vitamina D.

No contexto de hipofosfatemia, a resposta renal normal esperada é aumentar a reabsorção tubular de fosfato com redução da sua excreção urinária. Portanto, a excreção urinária esperada de fosfato deve ser menor que 100 mg em 24h e FEPO4 deve estar abaixo de 5% se o rim estiver respondendo adequadamente.

Outros exames que são úteis incluem dosagem de cálcio total, PTH e 25-OH vitamina D. A deficiência de vitamina D pode causar hipofosfatemia por diminuição da absorção intestinal de fosfato e hipocalcemia com hiperparatireoidismo secundário (secreção de PTH), resultando, assim, em excreção urinária de fósforo. Apesar da compreensão do papel do FGF-23, atualmente, não tem aplicabilidade na prática clínica para diagnóstico, sendo disponível apenas em centros de pesquisa.

No paciente com hipofosfatemia, o primeiro passo deve ser a revisão da história clínica e, caso não haja causa facilmente identificável, é importante realizar a dosagem da excreção urinária de fosfato com classificação em causas renais e extrarrenais. A dosagem pode ser feita em urina de 24 horas ou pelo cálculo da fração de excreção em amostra de urina isolada.

Tabela 1 Principais causas de hipofosfatemia

Causas extrarrenais com redistribuição para espaço intracelular
Síndrome de realimentação Cetoacidose diabética, tratamento de descompensação de diabetes melito Síndrome de fome óssea pós-paratireoidectomia Alcalose respiratória aguda
Causas extrarrenais com redução da absorção intestinal
Inibição da absorção intestinal: uso de quelantes de fósforo, antiácidos, niacina Diarreia crônica e esteatorreia Deficiência ou resistência à vitamina D Ingestão alimentar inadequada Alcoolismo
Causas renais com aumento da excreção urinária
Hiperparatireoidismo primário e secundário Deficiência ou resistência à vitamina D Síndrome de Fanconi Osteomalácia oncogênica Raquitismo hipofosfatêmico ligado ao X Raquitismo hipofosfatêmico autossômico dominante
Remoção por terapias de substituição renal

4. ETIOLOGIA: INVESTIGANDO A CAUSA DA HIPOFOSFATEMIA

4.1. Causas extrarrenais

Os principais diagnósticos diferenciais de hipofosfatemia com baixa FEPO4 devem incluir causas extrarrenais, sendo elas: perda intestinal por diminuição da absorção e redistribuição do fosfato extracelular com aumento da captação celular.

As principais causas de hipofosfatemia por redistribuição interna com deslocamento de fósforo para o interior das células envolvem alcalose respiratória aguda em pacientes com hiperventilação e síndrome de realimentação.

Na **alcalose respiratória,** o aumento do pH intracelular causa estímulo na atividade da fosfofrutoquinase e, assim, maior glicólise, com incorporação do fósforo ao ATP no tecido muscular e, desse modo, queda na concentração sérica de fósforo.

Na **síndrome de realimentação,** a dieta com aporte de carboidratos causa liberação de insulina e consequentemente aumento na captação celular de fósforo, glicose e potássio. Nesse contexto, a gravidade da hipofosfatemia depende do grau de desnutrição, carga calórica e quantidade de fósforo ofertada na dieta. Em pacientes desnutridos, a hipofosfatemia pode surgir dentro de 2 a 5 dias após início da alimentação enteral ou parenteral.

A hipofosfatemia também pode surgir durante o tratamento de descompensação de diabetes melito por deslocamento intracelular. É importante lembrar que pacientes com diabetes melito descompensado apresentam fosfatúria, e assim balanço negativo de fosfato, causada pela diurese osmótica devido à hiperglicemia com glicosúria. O tratamento com uso de insulina e hidratação endovenosa desmascara a hipofosfatemia devido ao deslocamento intracelular.

A **síndrome de fome óssea** deve surgir como diagnóstico diferencial caso haja história recente de realização de paratireoidectomia subtotal para correção de hiperparatireoidismo secundário em pacientes com doença renal crônica ou hiperparatireoidismo primário.

Na ausência desses problemas, a causa mais provável da hipofosfatemia é a diminuição da absorção intestinal de fosfato. Entre as principais causas, é importante destacar diarreia crônica, uso inadequado de quelantes de fósforo em pacientes com doença renal crônica, uso prolongado de antiácidos com magnésio ou alumínio que possuem efeito quelante de fósforo ou uso de niacina com redução na expressão intestinal do cotransportador NaPi-IIb e menor absorção.

Na esteatorreia há má absorção intestinal de fósforo associada à deficiência de vitamina D e hiperparatireoidismo secundário. A má ingestão dietética de fósforo raramente é causa isolada de hipofosfatemia significativa.

4.2. Causas renais

A excreção urinária de fosfato acima de 100 mg/dia ou FEPO4 acima de 5% indica perda renal de fosfato. Na presença de hipofosfatemia, a resposta renal esperada é aumentar a reabsorção de fosfato. Assim, caso haja excreção urinária inapropriada, pode ser devido à presença de hiperparatireoidismo com secreção de PTH ou alguma fosfatonina (por exemplo, FGF-23) ou defeito tubular no transporte de fosfato.

O PTH aumenta a excreção de fosfato ao diminuir a atividade dos cotransportadores de fosfato de sódio (NaPi-IIa e NaPi-IIc). Dessa maneira, as principais causas renais de hipofosfatemia são hiperparatireoidismo e defeito tubular renal com prejuízo na reabsorção de fosfato.

Qualquer causa de hipersecreção de PTH (hiperparatireoidismo primário ou secundário) pode causar hipofosfatemia.

O cálcio pode ajudar na diferenciação: cálcio sérico normal ou elevado direciona para doença primária.

A tríade hipercalcemia, hipofosfatemia e fosfatúria está presente no hiperparatireoidismo primário. A hipofosfatemia pode ser mais grave quando há deficiência de vitamina D associada devido à diminuição da absorção gastrointestinal de fosfato e provocar hipocalcemia com hiperparatireoidismo secundário.

Outra causa que pode acontecer é hipofosfatemia após o transplante renal devido a hiperparatireoidismo secundário persistente e níveis elevados de FGF-23.

Mais ainda, defeitos tubulares podem ocorrer como disfunção isolada no transporte proximal de fosfato, como observado no raquitismo hipofosfatêmico ou osteomalácia induzida por neoplasia (produção de substâncias fosfatúricas por tumor mesenquimal), ou como defeito generalizado da função tubular proximal, a síndrome de Fanconi.

A síndrome de Fanconi classicamente apresenta disfunção tubular proximal generalizada com outros distúrbios, incluindo glicosúria em paciente com glicose normal, hipouricemia, aminoacidúria e acidose metabólica hiperclorêmica devido à perda urinária de bicarbonato. Entre as principais causas da síndrome de Fanconi estão cistinose, doença de Wilson, mieloma múltiplo com lesão tubular proximal pelas cadeias leves filtradas.

Não se deve esquecer também do paciente em diálise que pode se apresentar com hipofosfatemia devido à sua remoção na terapia de substituição renal, principalmente na diálise contínua, caso a prescrição não seja ajustada. Pacientes com doença renal crônica em hemodiálise diária ou diálise longa noturna podem apresentar hipofosfatemia, assim, com o uso inadequado de quelantes de fósforo e restrição dietética.

Vários medicamentos podem causar hipofosfatemia e incluem acetazolamida, diurético que atua no túbulo proximal e outras drogas, principalmente quimioterápicos com aumento da excreção renal (imatinib, sorafenib). Carboximaltose de ferro pode ser responsável por hipofosfatemia através da liberação de FGF-23. Tenofovir e ifosfamida podem causar síndrome de Fanconi.

Doenças raras com perda isolada de fosfato na urina incluem formas hereditárias de raquitismo hipofosfatêmico e osteomalácia oncogênica. Nessas doenças há aumento do hormônio fosfatúrico FGF-23. Entre as pistas clínicas que podem ajudar no seu diagnóstico há: presença de deformidades esqueléticas com histórico de fraturas não traumáticas, fraqueza muscular progressiva, fosfatúria isolada sem outro distúrbio na função tubular proximal e 1,25-OH vitamina D baixa ou inapropriadamente normal.

A resposta esperada na presença de hipofosfatemia é a estimulação da produção de calcitriol, que, por sua vez, elevaria o fosfato sérico, aumentando a sua absorção intestinal e, talvez, via reabsorção óssea.

Já na osteomalácia oncogênica há produção excessiva de FGF-23 por tumores mesenquimais. É uma causa rara adquirida de hipofosfatemia. O tratamento definitivo e curativo é a ressecção do tumor.

Deve-se lembrar que alcoolismo pode ser responsável por hipofosfatemia, com etiologia multifatorial e pode reunir quase todos os mecanismos já discutidos: má ingestão dietética, diarreia crônica, uso frequente de antiácidos (alumínio ou magnésio) para tratamento de gastrite com perda intestinal, fosfatúria secundária a disfunção tubular pelo álcool em si ou por hipomagnesemia e deficiência de vitamina D com hiperparatireoidismo secundário. Durante a abstinência alcoólica, alcalose respiratória pode ocorrer e contribuir para hipofosfatemia, assim como durante realimentação caso haja desnutrição associada.

Em outras alterações hepáticas, bem como após cirurgia hepática, a presença de hipofosfatemia é comum, possivelmente porque o fígado metaboliza fosfatoninas, como a fosfoglicoproteína extracelular da matriz (MEPE). Com a redução de massa hepática, os níveis de fosfatoninas podem aumentar, levando à hipofosfatemia por perda renal.

Excreção urinária < 100 mg/24h ou FEPO4 < 5% (baixa excreção renal) direciona para causa extrarrenal, cujas principais etiologias são diminuição da absorção intestinal e deslocamento intracelular de fósforo.

Excreção urinária > 100 mg/24h ou FEPO4 ≥ 5% (alta excreção renal) indica perda renal de fosfato, cujas principais causas incluem hiperparatireoidismo e deficiência de vitamina D.
A causa mais comum de hipofosfatemia no paciente hospitalizado é alcalose respiratória aguda.

---

5. QUADRO CLÍNICO

O quadro clínico varia entre oligoassintomático a manifestações graves e depende principalmente da intensidade e cronicidade da depleção de fósforo. A hipofosfatemia crônica pode causar distúrbios no crescimento e formação óssea, com diminuição da mineralização óssea, levando a raquitismo e osteomalácia. A maior reabsorção óssea ocorre devido ao aumento na síntese de calcitriol (1,25-di-hidroxivitamina D), induzida pela hipofosfatemia.

As manifestações clínicas agudas ocorrem como consequência da depleção intracelular de fosfato, que causam hipóxia tecidual devido à redução de 2,3 difosfoglicerato na hemácia, e assim aumento na afinidade da hemoglobina por oxigênio e diminuição de adenosina trifosfato (ATP) com disfunção celular secundária.

Baseado nessas informações existe comprometimento sistêmico no quadro clínico da hipofosfatemia:

- **Neurológico:** a hipofosfatemia grave pode causar encefalopatia metabólica devido à depleção de ATP, com amplo espectro de sintomas neurológicos, desde parestesias e *delirium* a convulsões e coma.
- **Hematológico:** os efeitos hematológicos incluem maior risco de hemólise. Entretanto, hemólise devido a hipofosfatemia isoladamente é rara, porém pode ocorrer quando a concentração plasmática de fosfato < 0,5 mg/dL. Outros distúrbios incluem disfunção leucocitária, com redução na fagocitose e quimiotaxia dos granulócitos, e disfunção plaquetária.
- **Cardiovascular/pulmonar:** hipofosfatemia grave associa-se à maior incidência de arritmias ventriculares no cenário de infarto agudo do miocárdio e maior necessidade de drogas vasoativas após cirurgia cardíaca. Pode ocorrer disfunção miocárdica. A contratilidade diafragmática pode ser prejudicada com maior dependência de ventilação mecânica.
- **Muscular:** a disfunção muscular por hipofosfatemia pode afetar músculo liso ou esquelético, assim, pode causar miopatia proximal, disfagia e íleo. Além disso, a hipofosfatemia aguda grave pode levar à rabdomiólise, sendo descrita principalmente no paciente alcoólatra ou com síndrome de realimentação. A rabdomiólise pode mascarar a hipofosfatemia devido à liberação de fosfato das células musculares lesadas.
- Sintomas agudos graves surgem geralmente quando há fósforo sérico < 1 mg/dL.

A hipofosfatemia grave pode causar fraqueza muscular proximal com dificuldade no desmame de ventilação mecânica, insuficiência respiratória, rabdomiólise, alteração neurológica (*delirium*, convulsão e coma), disfunção cardiovascular (arritmia, insuficiência cardíaca congestiva e cardiomiopatia), disfunção plaquetária (trombocitopenia) e hemólise.

---

6. TRATAMENTO

O foco do tratamento deve ser voltado para corrigir a doença de base.

Desse modo, no paciente com hipofosfatemia devido à perda gastrointestinal é importante tratar a diarreia, interromper antiácidos e corrigir deficiência de vitamina D.

A hipofosfatemia devido ao tratamento da cetoacidose diabética será corrigida com a ingestão alimentar normal. A depender do quadro clínico e gravidade da hipofosfatemia, a reposição pode ser indicada.

Quando indicar reposição?

Em pacientes com hipofosfatemia (fosfato sérico < 2,0 mg/dL), sugere-se a reposição de fosfato. Alguns desses pacientes podem apresentar miopatia e fraqueza muscular subclínica.

Como realizar a reposição?

A reposição de fosfato pode ser realizada por via oral ou via intravenosa.

Sempre que possível, o tratamento por via oral deve ser a primeira escolha por causa dos riscos associados à via intravenosa.

O fosfato intravenoso pode causar complicações graves como hipocalcemia pela ligação ao cálcio, com risco secundário de arritmias e risco de insuficiência renal devido à precipitação renal de fosfato de cálcio.

Como primeiro passo na escolha da via de reposição, é importante avaliar o quadro clínico e presença de sintomas relacionados à hipofosfatemia. Outro item que deve ser considerado é a concentração sérica de fósforo.

Assim, em pacientes assintomáticos com fosfato sérico < 2 mg/dL, deve-se realizar reposição por via oral.

O tratamento de pacientes sintomáticos varia a depender da gravidade da hipofosfatemia. Na presença de fosfato sérico entre 1 e 1,9 mg/dL, deve-se utilizar reposição via oral. Caso fósforo sérico < 1 mg/dL, está indicada a reposição via intravenosa.

Como realizar reposição por via oral?

Repor 1 mmol/kg de fósforo elementar (30 a 80 mmol de fosfato) por dia, dividindo-se em 3 a 4 doses. Os suplementos orais de fosfato de potássio e fosfato de sódio comumente usados têm 250 mg (8 mmol) por comprimido.

É difícil estimar a quantidade necessária para restaurar o fósforo sérico ou estoques de fosfato total, porque o volume de distribuição é altamente variável.

A reposição de altas doses de fosfato por via oral pode causar diarreia, e, assim, a absorção intestinal pode não ser confiável.

Pacientes obesos devem receber dose ajustada para o peso ideal.

Pacientes com doença renal crônica com TFGe < 60 mL/min/1,73m² ou insuficiência renal aguda devem receber metade da dose inicial preconizada.

Deve-se parar a reposição quando fósforo sérico ≥ 2 mg/dL, a menos que haja indicação para tratamento crônico, como perda urinária persistente por tubulopatia.

A hipofosfatemia secundária a perda renal é mais difícil de tratar, pois o aumento da concentração sérica de fosfato com a reposição causará maior excreção renal de fosfato.

Na hipofosfatemia crônica, a terapia oral é indicada para corrigir doença óssea associada e restabelecer o crescimento normal em crianças.

A deficiência de vitamina D pode contribuir para a hipofosfatemia e deve ser corrigida se presente.

Quando indicar reposição via endovenosa?

Existem duas principais indicações para tratamento intravenoso: incapacidade de tomar ou tolerar suplementação por via oral ou concentração sérica de fosfato < 1 mg/dL em paciente sintomático.

Caso a indicação tenha sido fosfato sérico < 1 mg/dL, deve-se mudar para reposição via oral quando fosfato sérico > 1,5 mg/dL.

Como realizar a reposição via endovenosa?

É importante lembrar que: 1 mmol de fosfato = 31 mg de fósforo e 1 mg de fósforo = 0,032 mmol de fosfato.

Caso haja presença associada de hipocalemia (K < 4 mEq/L), pode-se realizar reposição com fosfato de potássio.

A apresentação de fosfato de potássio é 2 mEq/mL de potássio e 1,1 mmol/mL de fósforo.

No caso de potássio sérico normal a elevado, a reposição pode ser realizada com glicerofosfato de sódio. O frasco-ampola (20 mL) possui 216 mg/mL de glicerofosfato de sódio, fornecendo 2 mEq/mL de sódio e 1 mmol/mL de fosfato.

As doses devem ser arredondadas para facilitar a preparação e reposição.

Tabela 2 Reposição intravenosa de fósforo

Fósforo sérico (mg/dL)	Dose (mmol/kg)	Duração (h)
< 1	0,6	6
1 – 1,7	0,4	6
1,8 – 2,2	0,2	6

Um dos motivos da necessidade de não realizar administração em bolus, mas com maior tempo de infusão, é porque a carga súbita de fosfato será secretada pelos rins, perdendo eficácia.

Em resumo, atualmente as opções terapêuticas para tratamento são limitadas e o tratamento no futuro pode ter como alvo fosfatoninas específicas ou transportadores de fosfato no túbulo renal.

7. ANEXOS

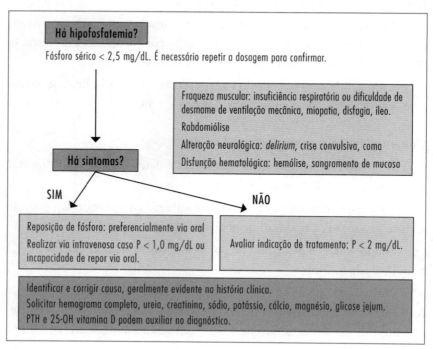

Figura 1 Algoritmo para abordagem inicial do paciente com hipofosfatemia – parte I.

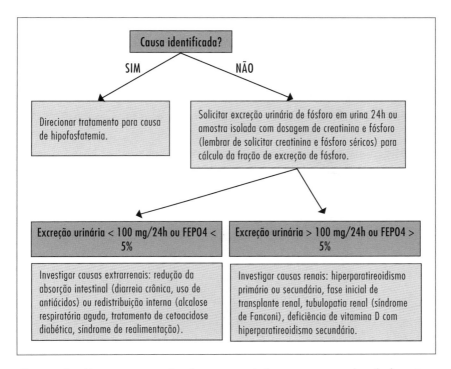

Figura 2 Algoritmo para abordagem inicial do paciente com hipofosfatemia – parte II.

BIBLIOGRAFIA CONSULTADA

1. APA Zoller H, Schaefer B, Glodny B. Iron-induced hypophosphatemia, current opinion in nephrology and hypertension. July 2017 – Vol. 26 – Issue 4 – p. 266-75.

2. Bacchetta J, Salusky I. Evaluation of hypophosphatemia: lessons from patients with genetic disorders. American Journal of Kidney Diseases. 2012;59(1):152-59.

3. Blaine J, Chonchol M, Levi M. Renal control of calcium, phosphate, and magnesium homeostasis [published correction appears in Clin J Am Soc Nephrol. 2015 Oct 7;10(10):1886-7]. Clin J Am Soc Nephrol. 2015;10(7):1257-72.

4. Cellular mechanisms of acute and chronic adaptation of rat renal P(i) transporter to alterations in dietary P(i). Am J Physiol. 1994;267(5Pt2):F900.

5. Felsenfeld A, Levine B. Approach to treatment of hypophosphatemia. American Journal of Kidney Diseases. 2012;60(4):655-61.

6. Homer Smith Award. Cellular mechanisms in proximal tubular Pi reabsorption: some answers and more questions. J Am Soc Nephrol. 1992;2(12):1649.

7. Marcucci G, Masi L, Ferrari S, et al. Phosphate wasting disorders in adults. Osteoporos Int. 2018;29:2369-87.

8. McKnight CL, Newberry C, Sarav M, et al. Refeeding syndrome in the critically ill: a literature review and clinician's guide. Curr Gastroenterol Rep. 2019;21:58.

9. Megapanou E, Florentin M, Milionis H, et al. Drug-induced hypophosphatemia: current insights. Drug Saf. 2020;43:197-210.

10. Pistolesi V, Zeppilli L, Fiaccadori E, et al. Hypophosphatemia in critically ill patients with acute kidney injury on renal replacement therapies. J Nephrol. 2019;32:895-908.

Capítulo 17

DIAGNÓSTICO E TRATAMENTO DA HIPERFOSFATEMIA

Alinie da Silva Pichone
Rosa Maria Affonso Moysés

1. DEFINIÇÃO E CAUSAS

O fósforo é um íon predominantemente intracelular e apenas 1% do fósforo total do organismo encontra-se no líquido extracelular. Considera-se hiperfosfatemia quando seu nível plasmático está acima dos valores de referência do laboratório, podendo variar de acordo com a faixa etária.

A hiperfosfatemia pode ocorrer em situações em que acontece (Figura 1):

- maior entrada de fósforo no organismo;
- lesão celular ou redistribuição do espaço intra para extracelular;
- menor eliminação (redução da excreção renal ou aumento da reabsorção).

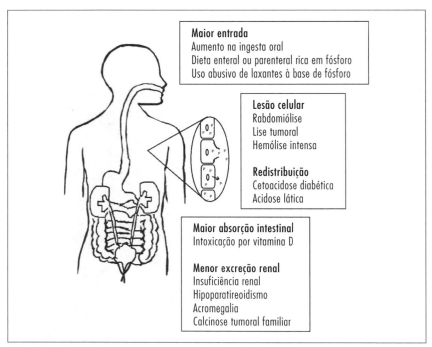

Figura 1 Causas de hiperfosfatemia.

O rim tem uma grande capacidade de excreção de fósforo e, portanto, se a função renal estiver preservada, o aumento do fósforo sérico será transitório, a não ser que a carga de fósforo supere o limite de eliminação desse eletrólito. A questão é que a maioria das patologias que promove hiperfosfatemia também pode levar à insuficiência renal aguda, dificultando a eliminação do fósforo.

Assim como o potássio, pode ocorrer pseudohiperfosfatemia, ou seja, o resultado laboratorial mostra um fósforo falsamente elevado, enquanto o fósforo circulante está normal. Isso acontece pois algumas condições como hiperglobulinemia, hiperlipidemia, hiperbilirrubinemia, uso de alguns medicamentos e hemólise podem interferir no método de análise.[1]

1.1. Maior entrada de fósforo

A principal porta de entrada de fósforo em nosso organismo é o sistema gastrointestinal. Aumento da ingesta de proteínas ou de substâncias contendo fósforo, administração de dieta enteral com grandes quantidades desse eletrólito, além do uso de laxantes por via retal, podem levar à hiperfosfatemia. A infusão de nutrição parenteral também pode estar associada a esse distúrbio, principalmente nos pacientes com insuficiência renal.

Pacientes com função renal preservada têm a capacidade de excretar cerca de 4 a 8 gramas de fósforo por dia. Então, uma ingesta aguda de fósforo precisa ultrapassar a capacidade de excreção renal desse íon para aumentar seu nível sérico. Porém, em pacientes com disfunção renal, pequenos aumentos da ingesta podem levar a um balanço positivo.

Pacientes que fazem uso de laxantes à base de fósforo podem ter hiperfosfatemia agravada não só pelo maior aporte, mas também pela desidratação, e até insuficiência renal relacionada à diarreia osmótica.

O fósforo é absorvido no intestino tanto por via paracelular quanto transcelular por meio de cotransportadores dependentes de vitamina D. Portanto, intoxicação por vitamina D pode colaborar para maior absorção intestinal de fósforo e, consequentemente, hiperfosfatemia.

1.2. Lesão celular ou redistribuição

O fósforo é um íon predominantemente intracelular. Portanto, patologias que promovem lesão celular, como síndrome de lise tumoral, hemólise intensa e rabdomiólise, levam a importante aumento de fósforo intravascular. Esse fósforo liberado pode se ligar ao cálcio circulante, podendo gerar hipocalcemia. Outra alteração eletrolítica também vista nesses casos é a hipercalemia pela liberação de potássio intracelular.

Além disso, tanto a lise tumoral quanto a hemólise e a rabdomiólise podem gerar lesão renal aguda por ácido úrico ou pigmentos, respectivamente, levando à disfunção e agravando ainda mais a hiperfosfatemia. Atualmente, sabe-se que o aumento rápido e intenso de concentração extracelular de fósforo pode resultar em nefropatia aguda por fosfato, em que ocorrem depósitos de fosfato de cálcio no epitélio, luz tubular e até mesmo no interstício.[2]

Nos casos de cetoacidose diabética e acidose lática, pode ocorrer deslocamento de fósforo intracelular para o intravascular, já que a acidose pode reduzir a glicólise e o uso de fosfato celular. A cetoacidose raramente causa hiperfosfatemia grave e, na verdade, o paciente apresenta um balanço negativo de fósforo já que há fosfatúria provocada pela diurese osmótica.[3] Na acidose lática, além da redistribuição, também pode ocorrer liberação de fósforo para circulação já que a hipóxia pode levar à lesão celular.

Hidratação, restrição dietética de fósforo e uso de quelantes orais de fósforo podem ser usados no tratamento de hiperfosfatemia.[3] A hipocalcemia assintomática não deve ser corrigida até que os níveis de fósforo se normalizem, pelo risco da precipitação de fosfato de cálcio nos tecidos e vasos. Se os níveis de cálcio estiverem baixos, deve-se evitar uso de bicarbonato já que o aumento do pH sérico promove maior ligação do cálcio à albumina, com risco de agravar a hipocalcemia e de arritmia cardíaca. Além disso, um meio mais alcalino propicia a precipitação de fosfato de cálcio nos tecidos (**). Nos casos em que há hipercalemia, o tratamento com glicoinsulinoterapia também ajuda transitoriamente no controle do fósforo, já que a insulina facilita a internalização de fósforo para dentro das células (*). Se há hipercalemia ou hipocalcemia graves, associadas a insuficiência renal aguda, o melhor tratamento a ser instituído é a diálise (Figura 2).

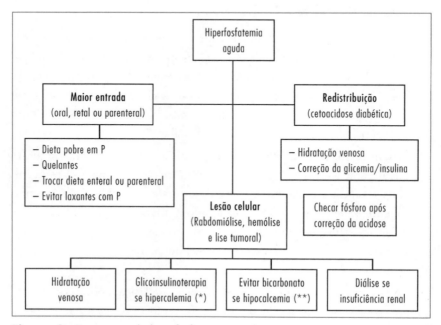

Figura 2 Tratamento da hiperfosfatemia aguda.

1.3. Menor eliminação

O fósforo é eliminado do corpo pelo intestino ou pelos rins. Qualquer fator que prejudique essa excreção pode levar à hiperfosfatemia. Com exceção dos quadros de insuficiência renal aguda provocada por laxantes, lise celular ou nefropatia aguda por fosfato, as condições que diminuem a excreção são mais duradouras e levam à hiperfosfatemia crônica.

No intestino[4] a maior parte do fósforo derivado dos alimentos é absorvido na porção proximal, predominantemente, no jejuno e ocorre tanto por via transcelular, por meio do cotransportador NaPi2b dependente de vitamina D, quanto por via paracelular (Figura 3). No caso de intoxicação por vitamina D, pode ocorrer aumento da absorção tanto de cálcio quanto de fósforo e, nesse caso, observa-se hiperfosfatemia associada à hipercalcemia. O excesso de vitamina D também pode provocar aumento do fósforo sérico pela supressão da secreção do PTH nas glândulas paratireoides e consequente redução da fosfatúria.

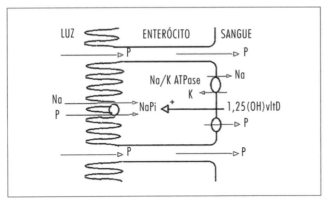

Figura 3 Absorção intestinal de fósforo.

A fração de excreção renal de fósforo (fósforo urinário x creatinina plasmática / fósforo plasmático x creatinina urinária) varia de 5 a 20% do total filtrado. Cerca de 60 a 70% do fósforo filtrado é reabsorvido no túbulo proximal e 10 a 15% no túbulo distal. No rim, a reabsorção de fósforo depende de cotransportadores sódio-fósforo (NaPi) no túbulo proximal. O aumento da carga filtrada de fósforo no lúmen tubular inibe a expressão desse cotransportador na membrana, aumentando a fração de excreção.

Hormônios fosfatúricos, como paratormônio (PTH) e fosfatoninas (FGF-23), reduzem a atividade ou inibem a expressão desse cotransportador na membrana luminal, impedindo a reabsorção de fósforo (Figura 4).

- Alteração endócrina: no hipoparatireoidismo, a deficiência de PTH promove a hiperfosfatemia, tanto por redução da excreção renal de fósforo quanto pelo menor remodelamento ósseo, que não mobiliza o mineral para o osso. Na acromegalia, o excesso de hormônio do crescimento (GH) e o fator de crescimento semelhante à insulina (IGF) podem promover aumento da reabsorção tubular de fósforo.

- Para que o FGF-23 desempenhe sua ação no túbulo proximal, é necessária a presença de um cofator, chamado Klotho. Nos casos em que há deficiência tanto da fosfatonina quanto do seu cofator, como na calcinose tumoral familiar, ocorre aumento da reabsorção renal de fósforo pela não inibição do cotransportador NaPi na membrana luminal. Nesse caso, além da maior reabsorção tubular de fósforo, a deficiência de FGF-23 também provoca um aumento da produção de vitamina D ativada (calcitriol), com consequente aumento da absorção intestinal de fósforo.

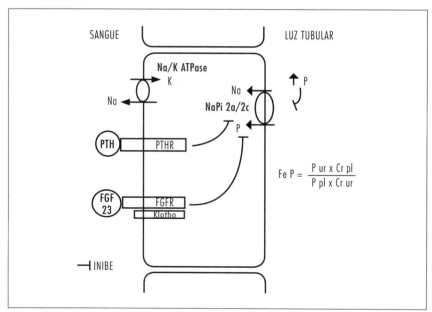

Figura 4 Excreção renal de fósforo no túbulo proximal.

1.3.1. Doença renal crônica

Como descrito anteriormente, o rim tem uma grande capacidade de excretar o fósforo desde que sua função esteja preservada. Conforme o número de néfrons vai reduzindo, os remanescentes vão aumentando a fração de excreção de fósforo até atingir sua capacidade máxima. Na doença renal crônica (DRC), a hiperfosfatemia só é detectada nos estágios mais tardios, quando esse mecanismo compensatório está saturado. Nos estágios mais precoces (cerca de 75 mL/minutos de *clearance* de creatinina), os osteócitos detectam pequenas variações de fósforo e liberam FGF-23.[5] Conforme a DRC vai progredindo, alteração dos níveis de vitamina D e cálcio também estimula o aumento da secreção de PTH, que por sua vez vai inibir a atividade de cotransportador NaPi e promover fosfatúria. Porém, nos estágios 4 e 5, se não iniciada dieta e/ou uso de quelantes, a entrada de fósforo supera a capacidade de eliminação renal, apresentando, portanto, a hiperfosfatemia.

Nos pacientes com DRC, o valor do fósforo deve ser analisado em conjunto com valores de cálcio, vitamina D e PTH. Cabe ressaltar que, considera-se hiperfosfatemia quando P > 4,5 mg/dL em pacientes em tratamento conservador e P > 5,5 mg/dL em pacientes dialíticos. Vários estudos têm demonstrado que essa alteração aumenta a taxa de mortalidade tanto na população geral quanto nos pacientes renais crônicos dialíticos ou não.[6,9] Portanto, é necessário corrigir essa alteração o mais precocemente possível, mas tendo em mente que, até o momento, os estudos não foram capazes de demonstrar eficácia e segurança em iniciar dieta ou quelantes em pacientes sem hiperfosfatemia.[10]

A dieta é o tratamento inicial da hiperfosfatemia e um pilar importantíssimo em qualquer estágio da DRC. Sugere-se manter a restrição de fósforo em 700 mg/dia nos pacientes em estágio 3 e 4 e entre 800 a 1.000 mg/dia nos pacientes dialíticos.[11] Antes de iniciar a restrição de fósforo, é importante realizar um inquérito alimentar, levando em consideração o risco de desnutrição (que sabidamente também aumenta a mortalidade) e a fonte de fósforo. Hoje, sabe-se que alimentos industrializados contêm quantidades significativas de fósforo inorgânico, que apresenta grande biodisponibilidade. Por outro lado, a absorção intestinal do P de alimentos de origem vegetal é menor do que a dos de origem animal devido a menor biodisponibilidade.[12] Outro ponto fundamental é avaliar a proporção fósforo e proteína do alimento (Tabelas 1 e 2). Quanto menor a quantidade de fósforo por proteína (mg P/g proteína), melhor é a qualidade do alimento em fornecer um *status* nutricional sem aumentar o risco de hiperfosfatemia, como as proteínas de alto valor biológico (carnes e ovos).

Tabela 1 Alimentos ricos em fósforo

ALIMENTOS	mg fósforo/g proteína
Refrigerante Cola (350 mL)*	44,0
Cerveja (350 mL)	43,0
Chocolate (1 barra pequena 40 g)	31,7
Leite (1 copo americano)	28,4
Iogurte (1 pote pequeno 120 g)	25,2
Queijo prato (2 fatias finas)	20,4
Sardinha (1 unidade)	20,2
Amendoim (1 pacote 50 g)	19,5
Feijão cozido (1 concha média)	19,3

* Não contém proteína

Tabela 2 Alimentos ricos em proteína e pouco fósforo

ALIMENTOS	mg fósforo/ g proteína
Clara de ovo	1,3
Carne de frango (1 filé de peito 80 g)	6,5
Carne de porco (1 bisteca 80 g)	6,9
Carne bovina (1 bife 85 g)	8,0
Pescada branca (1 filé 85 g)	11,7
Salmão (1 filé 85 g)	13,4
Ovo inteiro	15,0
Fígado de boi (1 bife 85 g)	17,0

Fonte: 1. Carvalho, 2008.[13]
2. USDA Nutrient Database for Standard Reference, 2001.
3. Puchulu, 2019.[14]

Vários estudos demonstraram que não há diferença de desfecho entre pacientes em tratamento conservador que iniciam quelantes sem hiperfosfatemia. Portanto, a diretriz KDIGO 2017[10] sugere que esses medicamentos sejam iniciados apenas nos pacientes com fósforo elevado, visando sua normalização. Outro fator controverso é o uso de quelantes à base ou não de cálcio. É plausível pensar que o uso de quelantes à base de cálcio pode promover um balanço positivo de cálcio, que, em associação ao fósforo elevado, levaria à calcificação vascular. Entretanto, estudos de metanálise e observacionais não demonstraram diferença na mortalidade cardiovascular, independente do tipo de quelante.[15,16] Mesmo assim, permanecem as orientações de evitar quelantes à base de cálcio nos pacientes que já tenham calcificação vascular ou valvar.[10]

É necessário sempre individualizar as escolhas dos quelantes, já que pacientes hipocalcêmicos e em uso de calcimiméticos têm benefícios em usar quelantes à base de cálcio, ao contrário daqueles que têm PTH suprimido e tendem a ter doença de baixo remodelamento ósseo. Se o quelante escolhido for à base de cálcio, a dose de cálcio elementar não pode ultrapassar 1.500 mg/dia. Independentemente do tipo de quelante usado, o medicamento deverá ser tomado junto com os alimentos e a dose prescrita deve ser adequada à quantidade de fósforo de cada refeição. Os quelantes podem ser associados, mas com maior número de comprimidos diários e maior intolerância gastrointestinal. É importante reforçar com o paciente que apenas o quelante não é suficiente para o controle da hiperfosfatemia e que a associação com a restrição dietética é fundamental, reduzindo o número de comprimidos a ser tomado diariamente e melhorando a adesão terapêutica.

No Brasil, até o momento, apenas os quelantes à base de ferro (citrato férrico e oxihidróxido sucroférrico) ainda não foram autorizados pela agência de vigilância sanitária (Anvisa). Porém, apenas carbonato de cálcio, cloridrato de sevelamer e hidróxido de alumínio são disponibilizados pelo Sistema Único de Saúde (SUS). Os principais quelantes, com seus respectivos coeficiente de quelância, vantagens e desvantagens, estão descritos na Tabela 3.

Tabela 3 Quelantes disponíveis, poder de quelância, vantagens e desvantagens

MEDICAMENTO	CQ*	PRÓS	CONTRA
Carbonato de cálcio (40% de Ca elementar)	1	Barato Reposição de cálcio	Balanço positivo de cálcio Aumentar o risco de CV
Acetato de cálcio (25% de Ca elementar)	1	Maior quelância, com menor quantidade de Ca	Semelhante ao carbonato de cálcio

(continua)

Tabela 3 Quelantes disponíveis, poder de quelância, vantagens e desvantagens (continuação)

MEDICAMENTO	CQ*	PRÓS	CONTRA
Cloridrato de Sevelamer (Renagel®)	0,75	Sem Ca, menor risco de CV Reduz colesterol	Acidose metabólica (risco reduzido se usado o carbonato)
Carbonato de Lantânio (Foznol®, Fosrenol®)	1,2	Similar sevelamer Menor número de pílulas	Alto custo Náuseas e diarreia
Hidróxido de Alumínio	1,5	Barato	Risco de toxicidade pelo alumínio (óssea, neuro e hematológica)
Carbonato de magnésio (Magnebind®)	1,7	Inibe CV Efeito antiarrítmico	Risco de hipermagnesemia Supressão do PTH
Citrato férrico (1 g tem 210 mg de ferro) (Auryxia®, Zerenex®)	2,6	Reposição de ferro	Maior absorção intestinal de Al Alto custo Risco de sobrecarga de Fe
Oxihidroxidosucroferrico (2,5 g contém 500 mg Fe) (Velphoro®)	2,1	Menor número de comprimidos Menor absorção de ferro	Intolerância gastrointestinal Alto custo

* CQ: Coeficiente de Quelância para cada 1 g de quelante, quando comparados com carbonato de cálcio.

Al: alumínio; Ca: cálcio; CV: calcificação vascular; Fe: ferro; PTH: paratormônio.

Fonte: 1. Sekar, 2018.[17] 2. Daugirdas, 2011.[18]

Outras drogas reduzem a absorção intestinal de fósforo, sem serem classificados como quelantes:

- Nicotinamida ou ácido nicotínico é a forma ativa da vitamina B3 e inibe o cotransportador NaPi2b do intestino, reduzindo a absorção intestinal transcelular do fósforo. Uma revisão sistemática e meta--análise demonstraram redução do fósforo, mas com alta taxa de intolerância e maior risco de trombocitopenia.[19]

- Tenapanor é um inibidor intestinal do trocador sódio/hidrogênio (NHE3). Como o sódio não é absorvido, a concentração intracelular de próton aumenta, o que induz mudança nas *tight-junctions* e reduz a absorção paracelular de fósforo. Estudos controlados e randomizados de fase 3 em pacientes sob hemodiálise com hiperfosfatemia já foram realizados e o principal efeito adverso foi alteração da consistência fecal por perda de sódio e água nas fezes. Esse medicamento ainda não é comercializado.[20]

Nos pacientes dialíticos, além da dieta e do uso dos quelantes,[21] fornecer uma adequada diálise (frequência, duração e KT/V) é fundamental para corrigir a hiperfosfatemia (Figura 5). Uma sessão habitual de hemodiálise (HD), com duração de 4 horas, remove cerca de 900 mg/dia, que pode ser insuficiente para remover o fósforo adquirido. Sabe-se que a concentração de fósforo cai cerca de 40% nas primeiras 2 horas de diálise e posteriormente o nível de fósforo sérico se estabiliza,[22] mas a retirada de P persiste, pois a saída de fósforo no procedimento dialítico se equilibrou com a saída do intracelular. Portanto, aumentar a duração e a frequência, além de mudar o tipo de diálise, pode promover o aumento da remoção do fósforo. É importante lembrar que a manutenção da diurese residual permite maior *clearance* diário de fósforo.

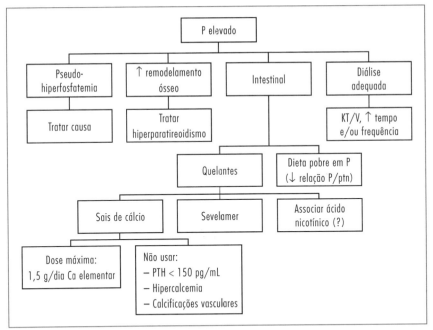

Figura 5 Tratamento da hiperfosfatemia na DRC estágio 5D.
P: fósforo; ptn: proteína; Ca: cálcio; PTH: paratormônio.

Hiperparatireoidismo é outro fator que pode promover aumento de fósforo, que, por sua vez, aumenta a secreção de PTH.[23] Nos estágios iniciais da DRC, o aumento do PTH é um mecanismo adaptativo na tentativa de corrigir a hipocalcemia e aumentar a fosfatúria. Porém, nos estágios mais avançados, não há mais massa renal para responder adequadamente e, se as alterações eletrolíticas não são corrigidas, há um aumento progressivo da secreção de PTH pelas glândulas paratireoides, estimulando maior remodelamento ósseo e retirada de fósforo do osso para o sangue. Além disso, uma das principais opções terapêuticas do hiperparatireoidismo secundário (HPTS) é a vitamina D ativada (calcitriol) ou seus análogos (paricalcitol), que aumentam a absorção intestinal de fósforo. O paricalcitol é um análogo seletivo de vitamina D, que tem por característica uma menor absorção de fósforo intestinal quando comparado com calcitriol e deve ser preferido. Alternativa de tratamento do HPTS é o cinacalcete (calcimimético), que, por redução da secreção do PTH, favorece o controle da hiperfosfatemia.

Por outro lado, pacientes que têm PTH suprimido ou doença óssea de baixo remodelamento podem apresentar hiperfosfatemia pela não mobilização desse mineral para dentro do osso devido ao baixo remodelamento ósseo.

REFERÊNCIAS BIBLIOGRÁFICAS

1. Larner AJ, Pseudohyperphosphatemia. Clin Biochem. 1995;28(4):391-3.

2. Desmeules S, Bergeron MJ, Isenring P. Acute phosphate nephropaty and renal failure. N Engl J Med. 2003;349:1006.

3. Shiber JR, Mattu A. Serum phosphate abnormalities in the emergency department. The Journal of Emergency Medicine. 2002;23(4):395-400.

4. Sabbagh Y, Giral H, Caldas Y, Levi M, Schiavi SC. Intestinal phosphate transport. Adv Chronic Kidney Dis. 2011;18(2):85-90.

5. Wolf M. Forging forward with 10 burning questions on FGF23 in kidney disease. J Am Soc Nephrol. 2010;21(9):1427-35.

6. Chartsrisak K, Vipattawat K, Assanatham M, Nongnuch A, Ingsathit A, Domrongkitchaiporn S, et al. Mineral metabolism and outcomes in chronic kidney disease stage 2-4 patients. BMC Nephrol. 2013;14:14.

7. Eddington H, Hoefield R, Sinha S, Chrysochou C, Lane B, Foley RN, et al. Serum phosphate and mortality in patients with chronic kidney disease. Clin J Am Soc Nephrol. 2010;5:2251-57.

8. McGovern AP, de Lusignan S, van Vlymen J, Liyanage H, Tomson CR, Gallagher H, et al. Serum phosphate as a risk factor for cardiovascular events in people with and without chronic kidney disease: a large community based cohort study. PLoSOne. 2013;8:e74996.

9. Tentori F, Blayney MJ, Albert JM, Gillespie BW, Kerr PG, Bommer J, et al. Mortality risk for dialysis patients with different levels of serum calcium, phosphorus, and PTH: the Dialysis Outcomes and Practice Patterns Study (DOPPS). Am J Kidney Dis. 2008;52:519-30.

10. KDIGO CKD–MBD Update Work Group KDIGO 2017 clinical practice guideline update for the diagnosis, evaluation, prevention, and treatment of chronic kidney disease-mineral and bone disorder (CKD-MBD) Kidney Int Suppl. 2017; 2017(7):1-59.

11. Carvalho AB, Cuppari L. Controle da hiperfosfatemia na DRC. J Bras Nefrol. 2008;30(Supl2):4-8.

12. Uribarri J, Calvo MS. Hidden sources of phosphorus in the typical American diet: does it matter in nephrology? Semin Dial. 2003;16(3):186.

13. Carvalho AB, Cuppari L. Dieta e quelantes como ferramentas para o manuseio do hiperparatireoidismo secundário. J Bras Nefrol. 2008;30(Supl2):27-31.

14. Puchulu MB, Ogonowsk N, Sanchez-Meza F, Espinosa-Cuevas MLA, Miranda-Alatriste P. Dietary phosphorus to protein ratio for the mexican population with chronic kidney disease. J Am Coll Nutr. 2019;38(3):247-58.

15. Cardiovascular outcomes of calcium-free *vs* calcium-based phosphate binders in patients 65 years or older with end-stage renal disease requiring hemodialysis. Spoendlin J, Paik JM, Tsacogianis T, Kim SC, Schneeweiss S, Desai RJ. JAMA Intern Med. 2019;179(6):741.

16. Ruospo M, Palmer SC, Natale P, Craig JC, Vecchio M, Elder GJ, et al. Phosphate binders for preventing and treating chronic kidney disease-mineral and bone disorder (CKD-MBD). Cochrane Database of Systematic Reviews. 2018, Issue 8. Art. N. CD006023.

17. Sekar A, Kaur T, Nally JV, Rincon-Choles H, Jolly S, Nakhoul GN. Phosphorus binders: the new and the old, and how to choose. Cleve Clin J Med. 2018;85(8):629-38.

18. Daugirdas JT, Finn WF, Emmett M, Chertow GM. The Phosphate binder equivalent dose. Seminars in Dialysis. 2011;24(1):41-9.

19. Zhang Y, Ma T, Zhang P. Efficacy and safety of nicotinamide on phosphorus metabolism in hemodialysis patients: a systematic review and meta-analysis. Medicine (Baltimore). 2018;97(41):e12731.

20. Block GA, Rosenbaum DP, Yan A, Chertow GM. Efficacy and safety of tenapanor in patients with hyperphosphatemia receiving maintenance hemodialysis: a randomized phase 3 trial. JASN. 2019;30(4):641-52.

21. Vervloet MG, van Ballegooijen AJ. Prevention and treatment of hyperphosphatemia in chronic kidney disease. Kidney International. 2018;93(5):1060-72.

22. Hou SH, Zhao J, Ellman CF, et al. Calcium and phosphorus fluxes during hemodialysis with low calcium dialysate. Am J Kidney Disease. 1991;18:217-24.

23. Cunningham J, Locatelli F, Rodriguez M. Secondary hyperparathyroidism: pathogenesis, disease progression, and therapeutic options. CJASN. 2011;6(4):913-21.

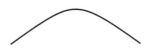

Seção V

DISTÚRBIOS DA REGULAÇÃO ACIDOBÁSICA

Capítulo 18

DIAGNÓSTICO GASOMÉTRICO DOS DISTÚRBIOS ACIDOBÁSICOS

Carlos Perez Gomes
Gabriela Araújo Campos

1. INTRODUÇÃO

Os valores de pH do componente intravascular do líquido extracelular (LEC), ou plasma, situam-se entre 7,35 e 7,45 (valores abaixo de 7,20 e acima de 7,65 já configuram situações de elevada mortalidade). Para manutenção dessa estreita faixa fisiológica, diversos sistemas tampões e alguns órgãos sólidos atuam de forma concomitante: tampões extracelulares (como HCO_3, fosfato, albumina, etc.), tampões intracelulares (proteínas, hemoglobina, osso, etc.), pulmões (para eliminação de CO_2) e finalmente os rins.

Um indivíduo adulto produz aproximadamente 1.200 a 1.500 mmol de ácidos carbônicos (ou voláteis) por dia, provenientes do metabolismo celular, sendo eliminados pelos pulmões em virtude da ação da enzima anidrase carbônica que catalisa $HCO_3^- + H^+ \leftrightarrow H_2CO_3 \leftrightarrow H_2O + CO_2$. Além dessa carga ácida volátil, o mesmo indivíduo adulto também produz aproximadamente 1 mmol/kg de peso de ácidos fixos (ou não voláteis) por dia, provenientes da dieta (sobretudo das proteínas) e do metabolismo intermediário. Esses ácidos fixos são eliminados pelos rins.[1,2,3,4]

O equilíbrio acidobásico é mantido pelos rins por dois mecanismos principais: regeneração do bicarbonato filtrado no néfron proximal e secreção de H^+ no néfron distal. Interessante notar que a carga excretada de H^+

livre na urina em 24 horas é bem menor que 10% do total excretado. Grande parte (mais de 90%) da carga de H⁺ é eliminada junto com sais neutros na urina, sendo aproximadamente 1/3 dessa carga com sais neutros, principalmente de fosfato (medido pela técnica de acidez titulável), e 2/3 dessa carga na forma de cloreto de amônio.[1,2,3,4]

Abaixo, são descritas as principais variáveis e os termos mais utilizados para diagnóstico clínico dos distúrbios acidobásicos:[5,6]

pH = logaritmo negativo da concentração de hidrogênio, isto é, quanto menor for o pH, maior será a concentração de hidrogênio e vice-versa.

Acidemia = pH sanguíneo menor ou igual a 7,35.

Alcalemia = pH sanguíneo maior ou igual a 7,45.

Acidose = condição anormal de queda do pH arterial cujo distúrbio primário pode ser metabólico e/ou respiratório.

Alcalose = condição anormal de aumento do pH arterial, cujo distúrbio primário pode ser metabólico e/ou respiratório.

Distúrbio AB simples = quando existe apenas um distúrbio acidobásico (um metabólico ou um respiratório).

Distúrbio AB duplo (ou misto) = quando existem dois distúrbios acidobásicos (um metabólico e um respiratório ou dois metabólicos).

Distúrbio AB tríplice = quando existem três distúrbios acidobásicos (dso metabólicos e um respiratório).

pCO$_2$ = é a pressão parcial do dióxido de carbono.

Bicarbonato real (HCO$_3$- act) = é concentração do HCO$_3$- calculada em condições reais do paciente, parâmetro que deve ser utilizado para diagnóstico.

Bicarbonato *standard* (HCO$_3$- std) = é a concentração do HCO$_3$- calculada em condições ideais, ou seja, a 37° C e numa pCO$_2$ de 40 mmHg com saturação de oxigênio normal.

***Buffer base* (BB)** = quantidade calculada de todos os tampões presentes no plasma (tanto tampões bicarbonato quanto tampões não bicarbonato).

***Base excess* (BE)** = quantidade calculada de ácido ou álcali necessária para retornar o plasma *in vitro* ao pH normal em condições padrões.

Está alterado principalmente nos distúrbios metabólicos, assim como nos distúrbios respiratórios crônicos.

***Standard base excess* (SBE)** = é o BE calculado para sangue anêmico (Hb = 5 g/dL), baseado no princípio de que a hemoglobina tampona todo o espaço extracelular (LEC) e não só o conteúdo intravascular.

CO_2t (CO_2 total ou reserva alcalina) = representa a medida plasmática do HCO_3^- real associado ao CO_2 dissolvido e ao CO_2 carbamilado. Logo, seu valor de referência é aproximadamente 2 mmol/L acima do valor do HCO_3^-.

***Anion gap* sérico (AGs)** = é a diferença entre os ânions não medidos e os cátions não medidos no soro. Na prática pode ser calculado pela fórmula: $AGs = Na^+ - (Cl^- + HCO_3^-)$. Utilizado para classificação das acidoses metabólicas e avaliação de distúrbios tríplices.

Razão ($\Delta AG/\Delta HCO_3^-$) = é a razão entre a variação de AG sobre a variação de HCO_3^-. Utilizado para diagnóstico de dois distúrbios metabólicos concomitantes: $\Delta AG/\Delta HCO_3^- = (AGs - 12) - (24 - HCO_3^-)$.

Cátion *gap* urinário (CGu) = é a diferença entre os principais cátions e ânions em amostra isolada de urina, indicando indiretamente a quantidade de amônio na urina: $CGu = (Na^+ + K^+) - Cl^-$. Utilizado para diagnóstico diferencial das acidoses metabólicas hiperclorêmicas (perda renal ou extrarrenal de bases).

Para interpretação da homeostase acidobásica, existem três métodos diagnósticos principais:[5,6]

- Método baseado na Equação de Handerson-Hasselbalch (Escola de Boston)
- Método baseado no SBE (Sistema de Copenhagen)
- Método baseado na Abordagem Físico-Química de Stewart

O método mais utilizado mundialmente na prática clínica, que além de diagnóstico de distúrbios simples ou duplos, e o único que permite diagnosticar distúrbios tríplices, é o método baseado na equação de Handerson-Hasselbalch, o qual será discutido com maiores detalhes. Um segundo método diagnóstico clássico (Sistema de Copenhagen) está baseado no cálculo do SBE, que na realidade é uma variável derivada do mesmo sistema tampão. Um terceiro método diagnóstico (Abordagem de Stewart), denominado quantitativo ou físico-químico, é muito mais complexo que os anteriores, pois avalia as alterações metabólicas de pH com base na diferença de íons fortes e quantidade de ácidos fracos no plasma. Esses dois últimos métodos também serão discutidos, porém de forma mais resumida.

2. DIAGNÓSTICO GASOMÉTRICO

A **gasometria arterial** é o exame padrão-ouro para o diagnóstico acidobásico (distúrbios metabólicos e/ou respiratórios). A punção arterial deve ser realizada em artérias periféricas com circulação colateral, preferencialmente na artéria radial, após realização do Teste de Allen, com o objetivo de garantir a integridade do arco palmar, evitando assim a ocorrência de isquemia dos dedos. A artéria femoral também pode ser utilizada, sobretudo em pacientes críticos com instabilidade hemodinâmica. Evita-se a punção de artéria braquial. A seringa deve conter uma quantidade mínima de heparina não fracionada, suficiente para preencher o espaço entre o êmbolo da seringa e o canhão da agulha, e a amostra de sangue deve ser imediatamente analisada para evitar troca de gases com o ar. Em pacientes críticos nas UTIs ou durante grandes cirurgias, havendo cateter intra-arterial para aferição contínua da pressão arterial média, a gasometria arterial pode ser coletada diretamente desse cateter. Em pacientes portadores de doença renal crônica que realizam hemodiálise através de fístula arteriovenosa, a gasometria arterial pode ser coletada diretamente da linha arterial do circuito de HD.

A **gasometria de sangue arterializado** pode ser necessária em recém-nascidos em virtude das dificuldades anatômicas nessa população. Para tanto é necessário aquecer o lóbulo da orelha ou os dedos das mãos (a 42° C) de modo que a vasodilatação local crie *shunts* que permitam coletar sangue "arterializado" após pequena incisão na pele com lanceta ou bisturi, por um tubo capilar heparinizado, tudo de maneira mais anaeróbia possível.

A **gasometria venosa** pode ser utilizada quando o paciente sabidamente só tem distúrbio metabólico, pois o bicarbonato no sangue venoso é semelhante ao do sangue arterial. Para acompanhamento de longo prazo apenas dos distúrbios metabólicos, como acidose metabólica em pacientes portadores de doença renal crônica sob tratamento conservador,[2] existe a possibilidade de se dosar o CO_2t (CO_2 total ou reserva alcalina), coletado a partir de sangue venoso em tubo simples de bioquímica (sem EDTA), não sendo portanto necessário "heparinizar" a seringa. Logo, a reserva alcalina pode ser solicitada junto a exames cotidianos, como creatinina e eletrólitos.[5,6] O valor de referência da reserva alcalina é aproximadamente 2 mmol/L superior ao do bicarbonato.

Ao realizar gasometria arterial, aconselha-se coletar concomitantes exames séricos de sódio, potássio e cloreto, pois esses eletrólitos serão necessários para cálculo do AGs, osmolalidade sérica e *gap* osmolal (importante no diagnóstico de intoxicações exógenas), avaliação de translocação de K pelos desvios do pH, entre outras utilidades.

A Tabela 1 resume os valores de referência e técnicas das principais variáveis para diagnóstico acidobásico.

Tabela 1 Parâmetros para diagnóstico acidobásico

PRINCIPAIS VARIÁVEIS UTILIZADAS NO DIAGNÓSTICO ACIDOBÁSICO		
Parâmetros	**Valores de referência**	**Técnicas de medida direta ou calculada**
pH	7,40 (7,35-7,45)	Potenciometria direta
pCO_2	40 (35-45) mmHg	Eletrodo direto
HCO_3-actual	24 (22-26) mmol/L	Equação de Henderson-Hasselbalch
BE (*base excess*)	Zero (−3 a +3) mmol/L	Equação de Siggaard-Andersen
SBE (*standard* BE)	Zero (−5 a +5) mmol/L	Equação de Siggaard-Andersen
BB (*buffer base*)	42 (38-46) mmol/L	Nomograma de Singer e Hastings
CO_2t ou reserva alcalina	26 (24-28) mmol/L	Colorimétrico
AGs (*anion gap* sérico)	12 (8-16) mmol/L	$AGs = Na - (Cl + HCO_3)$
Osms calc	270-290 mOsmol/KgH$_2$0	$Osms\ calc = 2Na + (glicose/18) + (ureia/6)$
Gap-osmolal sérico	< 10 mOsmol/KgH$_2$0	*Gap* Osm = OSMmed − OSMcal
ΔAGs/ΔHCO3	1,0-2,0	$\Delta AGs/\Delta HCO3 = (AGs - 12) / (24 - HCO_3)$

3. MÉTODO BASEADO NA EQUAÇÃO DE HANDERSON-HASSELBALCH

Para interpretação da homeostase acidobásica na prática clínica, analisa-se apenas um sistema tampão presente no LEC: o sistema HCO_3/ pCO_2.[7,8] O HCO_3 é o principal tampão do LEC, pois apresenta alta concentração quando comparado aos demais tampões (componente metabólico), além de poder ser transformado em gás (CO_2), caracterizando-se como único sistema tampão aberto que permite eliminação de ácidos voláteis pelos pulmões (componente respiratório). Por meio da equação de equilíbrio químico (Henderson-Halsselbalch) é possível calcular o HCO_3 a partir das dosagens de pH e pCO_2 (Figura 1).

$$pH = 6,1 + \log \frac{(HCO_3^-)}{0,03 \times pCO_2} \longrightarrow \text{Componente metabólico} \\ \longrightarrow \text{Componente respiratório}$$

Figura 1 Equação de equilíbrio químico de Henderson-Halsselbalch.

Os distúrbios acidobásicos simples são classificados em metabólicos (alteração primária no HCO_3: se HCO_3 < 22 mmol/L = acidose metabólica; se HCO_3 > 26 mmol/L = alcalose metabólica; ou respiratórios (alteração primária no pCO_2: se pCO_2 < 35 mmHg ou hipocapnia = alcalose respiratória, se pCO_2 > 45 mmHg ou hipercapnia = acidose respiratória). Os distúrbios respiratórios ainda são subdivididos em agudos ou crônicos em virtude da diferença de resposta fisiológica. Portanto existem seis possíveis distúrbios primários (Tabela 2).[9,10]

Tabela 2 Tipos de distúrbios AB simples

pH	pCO_2	HCO_3^-	Distúrbio simples
▼	▼	▼	Acidose metabólica
▼	▲	▲	Acidose respiratória (aguda ou crônica)
▲	▲	▲	Alcalose metabólica
▲	▼	▼	Alcalose respiratória (aguda ou crônica)

Após diagnóstico do distúrbio primário, é importante lembrar que, para cada alteração de HCO_3 ou pCO_2, existe uma resposta fisiológica devido ao acoplamento das duas variáveis no mesmo sistema tampão, além de as alterações de pH também interferirem diretamente no centro respiratório e na reabsorção renal de HCO_3. Logo, deve-se calcular a faixa de resposta fisiológica esperada para cada distúrbio primário. Esse cálculo pode ser feito de três formas: uso de diagrama (Figura 2); uso de equações (Tabela 3) ou uso de tabela com faixas de resposta (Tabela 4). Esses autores preferem o uso de tabela (Tabela 4), portanto todos os exemplos de casos clínicos posteriores serão analisados por esse método.[9,10]

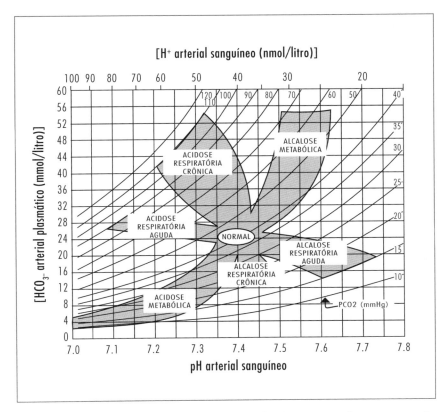

Figura 2 Diagrama para cálculo de resposta fisiológica para diagnóstico acidobásico.

Seção V – Distúrbios da regulação acidobásica

Tabela 3 Equações para cálculo de resposta fisiológica para diagnóstico acidobásico

Distúrbio primário	HCO₃ (mmol/L)	pCO₂ (mmHg)
Acidose metabólica	< 22	$(1,5 \times HCO_3) + 8$
Alcalose metabólica	> 26	$40 + [0,7 \times (HCO_3 - 24)]$
Acidose respiratória aguda	$24 + [(pCO_2 - 40)/10]$	> 45
Acidose respiratória crônica	$24 + 4 \times [(pCO_2 - 40)/10]$	> 45
Alcalose respiratória aguda	$24 - [(40 - pCO_2)/5]$	< 35
Alcalose respiratória crônica	$24 - [(40 - pCO_2)/2]$	< 35

Tabela 4 Tabela para cálculo de resposta fisiológica para diagnóstico acidobásico

Distúrbio primário	Para cada...	A resposta fisiológica é...
Acidose metabólica	▼ 1 mmol HCO₃	▼ 1,0 – 1,5 mmHg pCO₂
Alcalose metabólica	▲ 1 mmol HCO₃	▲ 0,25 – 1,0 mmHg pCO₂
Acidose respiratória aguda	▲ 10 mmHg pCO₂	▲ 1,0 (±2) mmol HCO₃
Acidose respiratória crônica	▲ 10 mmHg pCO₂	▲ 4,0 (±2) mmol HCO₃
Alcalose respiratória aguda	▼ 10 mmHg pCO₂	▼ 1,0 – 3,0 mmol HCO₃
Alcalose respiratória crônica	▼ 10 mmHg pCO₂	▼ 3,0 – 5,0 mmol HCO₃

Então, após diagnóstico do distúrbio primário, caso o valor calculado de resposta esteja dentro da faixa prevista, a interpretação é de um distúrbio AB simples (metabólico ou respiratório). Se o valor calculado estiver fora da faixa prevista, será um distúrbio AB duplo ou misto (metabólico e respiratório). Para análise de dois distúrbios AB metabólicos sem ou com distúrbio respiratório (distúrbio tríplice), é preciso calcular o AGs.[9,10]

O cálculo do AGs (diferença entre ânions não mensurados e cátions não mensurados) é fundamental para diagnóstico diferencial da acidose metabólica. Na prática clínica, calcula-se o AGs pela fórmula: AGs = Na-(Cl + HCO₃). É importante saber que o principal componente do AGs é a albumina sérica; daí, em pacientes com hipoalbuminemia, é preciso corrigir o valor de AGs: para cada 1 g/dL de queda na albumina abaixo de 4 g/dL, adicionam-se 2,5 mmol/L para obter o valor final do AG corrigido (AGc).

A acidose metabólica é então classificada em normoclorêmica (AG ≥ 16 mmol/L ou valores diferentes, dependendo do laboratório local), quando ocorre entrada de ácidos e seus respectivos ânions na circulação, ou em hiperclorêmica (AG < 16 mmol/L, ou valores diferentes, dependendo do laboratório local), quando ocorre perda de bases por via renal ou extrarrenal (Figura 3).[4,9,10] Nesse último caso, de acidose metabólica hiperclorêmica, quando há dúvida se a perda de base é renal ou extrarrenal, pode-se utilizar o cálculo do Cátion *Gap* urinário (CGu), que corresponde à diferença entre os principais cátions e ânions dosados em amostra isolada de urina, indicando indiretamente a quantidade de amônio na urina: CGu = (Na^+ + K^+) - Cl^-. Caso o CGu tenha valor negativo ou próximo de zero, sugere-se que a excreção urinária de amônio (o cátion não medido) esteja elevada, portanto a perda de base seria extrarrenal. Caso o CGu tenha valor positivo, sugere-se que a excreção urinária de amônio (o cátion não medido) esteja baixa, portanto a perda de base seria renal.

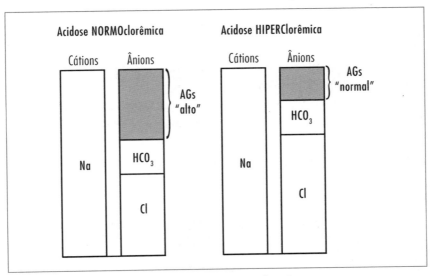

Figura 3   Tipos de acidose metabólica a partir do AGs.

Na Tabela 5 estão representadas as principais causas de acidose metabólica de acordo com a classificação pelo AGs:

324 Seção V – Distúrbios da regulação acidobásica

Tabela 5 Principais etiologias de acidose metabólica de acordo com AGs

Classificação da acidose metabólica pelo AGs	
Acidose metabólica normoclorêmica (AGs elevado)	Acidose L-Láctica
	Cetoacidoses (jejum, diabética, alcoólica)
	LRA (Lesão Renal Aguda)
	DRC (Doença Renal Crônica)
	Rabdomiólise
	Intoxicações exógenas (metanol, etilenoglicol, propilenoglicol)
Acidose metabólica normoclorêmica (AGs normal)	Perdas digestivas, derivações ureterais
	Acidose D-láctica
	ATR proximal (tipo 2)
	ATR distal (tipo 1)
	ATR distal hiperkalêmica (tipo 4)

Em casos de acidose metabólica normoclorêmica, utiliza-se outra ferramenta diagnóstica denominada razão ($\Delta AGs/\Delta HCO_3^-$), ou seja, pode-se avaliar se existem dois distúrbios metabólicos concomitantes, pois aproximadamente para cada queda de 1 mmol/L de HCO_3 o AGs se eleva entre 1,0 mmol/L (na acidose láctica) até 2,0 mmol/L (na cetoacidose diabética).[11] Logo, relação ($\Delta AGs/\Delta HCO_3^-$) abaixo de 1,0 sugere acidose metabólica hiperclorêmica concomitante à acidose metabólica normoclorêmica, enquanto relação ($\Delta AGs/\Delta HCO_3^-$) acima de 2,0 sugere alcalose metabólica concomitante à acidose metabólica normoclorêmica.[9,10,11]

A Tabela 6 resume as principais causas de AG elevado (AG $\geq$ 16 mmol/L), baixo (AG < 8 mmol/L) ou mesmo negativo (AG < 0 mmol/L).[9,10,11]

Tabela 6 Principais causas de alterações no *anion gap* sérico

ETIOLOGIA DAS PRINCIPAIS ALTERAÇÕES NOS NÍVEIS DE *ANION GAP* SÉRICO		
Anion gap sérico alto ($\geq$ 16 mmol/L)	*Anion gap* sérico baixo (< 8 mmol/L)	*Anion gap* sérico negativo
Erro laboratorial	Erro laboratorial	Erro laboratorial
Acidose metabólica normoclorêmica	Acidose metabólica hiperclorêmica	Intoxicação por brometo
Hiperalbuminemia	Hipoalbuminemia	Hiperlipidemia grave

(continua)

18. Diagnóstico gasométrico dos distúrbios acidobásicos   325

Tabela 6   Principais causas de alterações no *anion gap* sérico *(continuação)*

ETIOLOGIA DAS PRINCIPAIS ALTERAÇÕES NOS NÍVEIS DE *ANION GAP* SÉRICO		
Anion gap sérico alto (≥ 16 mmol/L)	*Anion gap* sérico baixo (< 8 mmol/L)	*Anion gap* sérico negativo
Alcalose metabólica ou respiratória	Gamopatia por IgG ou policlonal	Intoxicação por iodeto
Hiperfosfatemia	Hipercalcemia, hipermagnesemia	Intoxicação por lítio
Gamopatia monoclonal por IgA	Intoxicação por brometo, lítio	

Na prática clínica, para o correto diagnóstico acidobásico, realiza-se a interpretação dos três principais parâmetros da gasometria arterial (pH, HCO_3 e pCO_2) contidos na equação de Henderson-Hasselbach (Figura 1) seguindo os passos descritos a seguir:

1.º passo: tem acidemia ou alcalemia?

2.º passo: qual o distúrbio primário?

3.º passo: qual a faixa de resposta fisiológica esperada usando a tabela da Figura 6?

4.º passo: tem distúrbio duplo (caso a segunda variável esteja fora da faixa)?

5.º passo: tem distúrbio tríplice (caso $\Delta AG/\Delta HCO_3$ esteja fora da faixa)?

Nos quadros abaixo estão apresentados cinco exemplos de casos clínicos com diversos diagnósticos acidobásicos (distúrbios simples, duplo ou tríplice):

Caso A: paciente idoso no ambulatório com doença renal crônica estágio 4 por nefroesclerose hipertensiva.
pH = 7,32; HCO_3 = 14 mEq/L; pCO_2 = 28 mmHg; SBE = -10 mEq/L; Na = 140 mEq/L; K = 5,0 mEq/L; Cl = 100 mEq/L
1.º passo: <u>Acidemia ou alcalemia?</u> pH < 7,35 = acidemia.
2.º passo: <u>Qual distúrbio primário?</u> A causa da acidemia é HCO_3 baixo = acidose metabólica normoclorêmica (AG = 140 − (100 + 14) = 26 mEq/L) = AG elevado.
3.º passo: <u>Qual a faixa de resposta?</u> Pela tabela de correção, com queda de 10 mEq/L no HCO_3, o pCO_2 deveria estar entre 25 e 30 mmHg.

> **4.º passo:** <u>Tem distúrbio duplo?</u> Não tem distúrbio duplo. No caso, o pCO_2 está dentro da faixa esperada de resposta.
> **5.º passo:** <u>Tem distúrbio tríplice?</u> Não tem distúrbio tríplice. Cálculo do $\Delta AG/\Delta HCO_3 = (26-12)/(24-14) = 1,4$.
> **Diagnóstico do caso A:** Distúrbio simples: acidose metabólica (normoclorêmica).

Comentários do caso A: A acidose metabólica normoclorêmica (aumento do AG) em paciente com DRC avançada é consequência da retenção de ânions pela queda da TFG, além da menor capacidade de acidificação urinária.

Caso B: paciente adulto na UTI com pneumonia comunitária grave.
$pH = 7,05$; $HCO_3 = 10$ mEq/L; $pCO_2 = 40$ mmHg; SBE = -17 mEq/L; Na = 142 mEq/L; K = 6,4 mEq/L; Cl = 104 mEq/L

> **1.º passo:** <u>Acidemia ou alcalemia?</u> $pH < 7,35$ = acidemia.
> **2.º passo:** <u>Qual distúrbio primário?</u> A causa da acidemia é HCO_3 baixo = acidose metabólica normoclorêmica (AG = $142 - (104 + 10) = 28$ mEq/L) = AG elevado.
> **3.º passo:** <u>Qual a faixa de resposta?</u> Pela tabela de correção, com queda de 14 mEq/L no HCO_3, o pCO_2 deveria estar entre 19 e 26 mmHg.
> **4.º passo:** <u>Tem distúrbio duplo?</u> Sim, tem distúrbio duplo (pCO_2 de 40 mmHg está acima da faixa de resposta = hipercapnia relativa = acidose respiratória).
> **5.º passo:** <u>Tem distúrbio tríplice?</u> Não tem distúrbio tríplice. Cálculo do $\Delta AG/\Delta HCO_3 = (28-12)/(24-10) = 1,1$.

Diagnóstico do caso B: Distúrbio duplo (ou misto).
Acidose metabólica (normoclorêmica) + Acidose respiratória.

Comentários do caso B: A acidose metabólica normoclorêmica (aumento do AG) em paciente com pneumonia grave pode ser consequência de acidose láctica tipo A por hipoperfusão tecidual da sepsis ou por lesão renal aguda associada. A acidose respiratória pode ser consequência direta de hipoventilação pelo quadro inflamatório/infeccioso pulmonar. Interessante notar hiperpotassemia, que pode ser justificada por translocação de potássio do LIC para o LEC em virtude da acidemia.

Caso C: paciente idoso na UTI com choque séptico em ventilação mecânica e hemorragia digestiva alta.
$pH = 6,85$; $HCO_3 = 6$ mEq/L; $pCO_2 = 36$ mmHg; SBE = -24 mEq/L; Na = 136 mEq/L; K = 7,0 mEq/L; Cl = 112 mEq/L

18. Diagnóstico gasométrico dos distúrbios acidobásicos   327

1.° passo: <u>Acidemia ou alcalemia</u>? pH < 7,35 = acidemia.

2.° passo: <u>Qual distúrbio primário</u>? A causa da acidemia é HCO_3 baixo = acidose metabólica normoclorêmica (AG = 136 − (112 + 6) = 18 mEq/L) = AG elevado.

3.° passo: <u>Qual a faixa de resposta</u>? Pela tabela de correção, com queda de 18 mEq/L no HCO_3, o pCO_2 deveria estar entre 13 e 22 mmHg.

4.° passo: <u>Tem distúrbio duplo</u>? Sim, tem distúrbio duplo (pCO_2 de 36 mmHg está acima da faixa de resposta = hipercapnia relativa = acidose respiratória).

5.° passo: <u>Tem distúrbio tríplice</u>? Sim, tem distúrbio tríplice. Cálculo do $\Delta AG/\Delta HCO_3$ = (18 − 12)/(24 − 6) = 0,5. Como $\Delta AG/\Delta HCO_3$ < 1,0 = acidose metabólica hiperclorêmica associada.

Diagnóstico do caso C: Distúrbio tríplice.

Acidose metabólica (normoclorêmica) + Acidose respiratória + Acidose metabólica (hiperclorêmica).

Comentários do caso C: A acidose metabólica normoclorêmica (aumento do AG) em paciente com choque séptico pode ser consequência de acidose láctica tipo A por hipoperfusão tecidual. A acidose respiratória pode ser consequência direta de hipoventilação pelo quadro inflamatório pulmonar (lesão pulmonar aguda associada à sepsis). A acidose metabólica hiperclorêmica associada pode ser consequência do uso de soro fisiológico (rico em cloro) utilizado na ressuscitação volêmica pelo quadro de hemorragia digestiva. Interessante notar hiperpotassemia, que pode ser justificada por translocação de potássio do LIC para o LEC em virtude da acidemia.

Caso D: paciente pediátrico na enfermaria com vômitos de repetição por estenose pilórica.

pH = 7,50; HCO_3 = 36 mEq/L; pCO_2 = 48 mmHg; BE = +12 mEq/L; Na = 135 mEq/L; K = 2,4 mEq/L; Cl = 80 mEq/L

1.° passo: <u>Acidemia ou alcalemia</u>? pH > 7,45 = alcalemia.

2.° passo: <u>Qual distúrbio primário</u>? A causa da alcalemia é HCO_3 elevado = alcalose metabólica.

3.° passo: <u>Qual a faixa de resposta</u>? Pela tabela de correção, com elevação de 12 mEq/L no HCO_3, o pCO_2 deveria estar entre 44 e 52 mmHg.

4.° passo: <u>Tem distúrbio duplo</u>? Não tem distúrbio duplo. No caso, o pCO_2 está dentro da faixa esperada de resposta.

5.° passo: <u>Tem distúrbio tríplice</u>? Não se aplica.

Diagnóstico do caso D: Distúrbio simples: alcalose metabólica.

Comentários do caso D: A alcalose metabólica em paciente com vômitos é consequência de perda de ácido clorídrico. Nesses casos, diferentemente da acidose metabólica, não é preciso calcular o AG; porém está elevado (AG = 135 - (80 + 36) = 19 mEq/L). Na alcalose metabólica por perda corporal de cloro ocorre depleção de volume no LEC e hiperalbuminemia; como a albumina é o principal constituinte do AG, causa elevação do AG. Interessante notar hipopotassemia, que ocorre nesses casos tanto por translocação de potássio do LEC para o LIC em virtude da alcalemia, como por perda renal de potássio associado à bicarbonatúria.

Caso E: paciente idoso no ambulatório, portador de DPOC, com quadro de dispneia aos pequenos esforços.

pH = 7,30; HCO_3 = 38 mEq/L; pCO_2 = 80 mmHg; BE = +11 mEq/L; Na = 142 mEq/L; K = 4,0 mEq/L; Cl = 90 mEq/L

1.° passo: <u>Acidemia ou alcalemia?</u> pH < 7,35 = acidemia.

2.° passo: <u>Qual distúrbio primário?</u> A causa da acidemia é pCO_2 elevado = acidose respiratória (crônica).

3.° passo: <u>Qual a faixa de resposta?</u> Pela tabela de correção, com elevação de 40 mEq/L no pCO_2, o HCO_3 deveria estar entre 38 e 42 mEq/L.

4.° passo: <u>Tem distúrbio duplo?</u> Não tem distúrbio duplo. No caso, o HCO_3 está dentro da faixa esperada de resposta.

5.° passo: <u>Tem distúrbio tríplice?</u> Não se aplica.

Diagnóstico do caso E: Distúrbio simples: acidose respiratória (crônica).

Comentários do caso E: A acidose respiratória nesse caso de DPOC é consequência da hipoventilação (queda do volume-minuto) causando hipercapnia crônica. Interessante notar que nesse caso a história clínica de DPOC permitiu classificar o distúrbio respiratório em crônico. Em situações em que não é possível pela anamnese definir se o distúrbio respiratório é agudo ou crônico, deve-se observar o SBE, cujo valor está normal nos distúrbios respiratórios agudos e alterado nos distúrbios respiratórios crônicos (como, nesse caso, SBE + 11 mEq/L, sugerindo cronicidade).

4. MÉTODO BASEADO NO SISTEMA DE COPENHAGEN

Nesse método, o diagnóstico acidobásico é estabelecido, além do pH e pCO_2, pelo *Base Excess*. Seggaard-Andersen e Astrup desenvolveram o termo BE para descrever excesso ou déficit de base. BE com valor negativo reflete acúmulo de ácido ou déficit de base, enquanto BE com valor positivo reflete déficit de ácido ou acúmulo de base.[12,13] O BE é expresso em mmol/L com valores de normalidade aproximadamente entre 3 a +3 mmol/L (Figura 4).

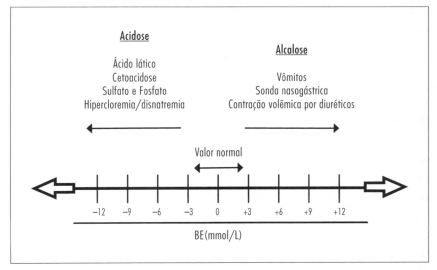

Figura 4 Representação gráfica do BE e principais causas de distúrbios metabólicos.

O objetivo do BE é indicar o componente metabólico puro de uma acidose ou alcalose. O BE real é a quantidade de base necessária *in vitro* para retornar o pH plasmático ao valor de 7,40. Já o BE *Standard* (SBE) seria mais representativo, incluindo o papel da hemoglobina em seu cálculo como tampão no meio extracelular, e sendo independente da variação aguda da pCO_2.[12] Siggaard-Andersen e cols. estimaram a concentração de hemoglobina em 5 g/dL (concentração estimada de hemoglobina em todo compartimento extracelular).[13] A maioria dos aparelhos gasométricos utiliza a equação de Van Slyke para obtenção do SBE = {(HCO_3 – 24,4) + (2,3 x Hb + 7,7) x (pH – 7,4) x (1 – 0,023 x Hb)}.[13] A Tabela 7 sumariza as interpretações para diagnóstico dos distúrbios primários com esse método:[12,13]

Tabela 7 Classificação dos distúrbios acidobásicos pelo método de SBE

Distúrbio primário	pH	pCO_2	SBE
Acidose metabólica	< 7,35	< 35	< −2
Alcalose metabólica	> 7,45	> 45	> +2
Acidose respiratória aguda	< 7,35	> 45	0 ± 2
Acidose respiratória crônica	< 7,35	> 45	$0,4 \times (pCO_2 - 40)$
Alcalose respiratória aguda	> 7,45	< 35	0 ± 2
Alcalose respiratória crônica	> 7,45	< 35	$0,4 \times (pCO_2 - 40)$

A utilização do SBE está validada em pacientes críticos em UTI no cenário de trauma com choque hipovolêmico. O SBE se mostrou comparável ao lactato para predizer hipoperfusão tecidual, em especial, nos pacientes que não apresentam hipotensão à admissão, além de estimar necessidade de transfusão de derivados sanguíneos. Um valor muito negativo de SBE estaria associado ao aumento da mortalidade nessa população.[14] Apesar de evidência definida e alguns estudos recomendarem o uso do SBE na abordagem de pacientes com trauma, esses autores preferem o método baseado na equação de Handerson-Hasselbalch para avaliação de distúrbios acidobásicos, haja vista que o método de SBE não permite diagnóstico de distúrbios metabólicos associados, além de ser influenciado por variáveis como a Hb em seu cálculo.

5. MÉTODO BASEADO NA ABORDAGEM QUANTITATIVA FÍSICO-QUÍMICA DE STEWART

O método proposto por Stewart, e aperfeiçoado por Figge, Kellum, entre outros,[15,16,17,18] é uma forma de interpretar os distúrbios acidobásicos por mecanismos mais complexos do ponto de vista físico-químico. A abordagem de Stewart se baseia no princípio da eletroneutralidade das soluções biológicas e na ação dos diversos eletrólitos sobre a Constante de Dissociação da Água (maior fonte de prótons do organismo).

Segundo Stewart, existem três variáveis independentes que determinam o pH sérico: SID (Diferença de Íons Fortes); A_{TOT} (Ácidos Fracos Totais) e pCO_2 (Pressão parcial do CO_2). Para análise completa das três variáveis independentes é necessária, além do parâmetro de pCO_2 da gasometria arterial, análise dos seguintes cátions e ânions fortes com grande poder de dissociação: sódio, potássio, magnésio, cálcio e cloro (todos em mmol/L). Adicionalmente são necessárias dosagens da albumina sérica (Alb) (em g/dL) e do fósforo (em mmol/L) Figura 5.[15,16,17,18]

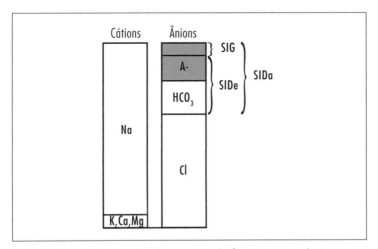

Figura 5 Variáveis utilizadas no método físico-químico de Stewart.

A primeira e mais importante variável independente é o SID. Existem dois tipos de SID: o SID aparente (SIDa) e o SID efetivo (SIDe). O SIDa pode ser calculado pela diferença entre os principais cátions e ânions "fortes": SIDa = [Na$^+$] + [K$^+$] + [Ca^{++}] + [Mg^{++}] − [Cl$^-$]. O SIDe, correspondente à soma do tampão HCO_3 + tampões não bicarbonato (cujos principais representantes são os ânions não medidos Alb e P), pode ser calculado a partir da Alb, fosfato e pCO_2: SIDe = 12,2 x pCO_2/10^{-pH}) + [Alb] x (0,123 x pH − 0,631) + [P] x (0,309 x pH − 0,469).

O valor aproximado de referência do SIDa é de 40 mmol/L. Qualquer variação de SID para menos, isto é, com a predominância de ânions (principalmente aumento de cloro, mas também dos ânions fortes não medidos [A$^-$] como lactato, sulfato, β-hidroxibutirato, acetoacetato, citrato, etc.), causaria acidose metabólica. Qualquer variação de SID para mais, isto é, com predominância de cátions, causaria alcalose metabólica. Martins[19] sugere uma simplificação conceitual, prática e útil à beira do leito, pois, retirando dessa equação as variáveis de menor peso e simplificando os cálculos, o resultado seria: SID = [Na⁺] – [Cl⁻] (valor aproximado de referência é de 36 mmol/L), com a mesma interpretação acima: SID < 36 mmol/L é acidificante, por aumento do cloro, e determina uma ação sobre a constante de dissociação da água promovendo aumento da concentração de [H⁺]; SID > 36 mmol/L é alcalinizante, por diminuição relativa do cloro, e determina uma ação sobre a constante de dissociação da água promovendo aumento da concentração de [OH⁻].[17-21]

A segunda variável independente é o A_{TOT}. O A_{TOT} corresponde à soma dos ânions fortes não medidos [A⁻] + seu ácido fraco (HA): A_{TOT} = [A⁻] + [HA]. Aumento de A_{TOT} causaria acidose metabólica, enquanto diminuição de A_{TOT} causaria alcalose metabólica.[19-23]

A terceira variável independente é o pCO_2, medido direto pela gasometria arterial, cuja interpretação é a mesma do método tradicional.[19-23]

Portanto, pela equação abaixo (Figura 6), percebe-se que, diferente do método tradicional, no método de Stewart para diagnóstico dos distúrbios metabólicos, o HCO_3 é substituído pelo SID e A_{TOT}, enquanto para diagnóstico dos distúrbios respiratórios continua o pCO_2. Portanto, para diagnóstico dos distúrbios metabólicos: SID baixo e/ou A_{TOT} elevado causam acidose metabólica, enquanto SID alto e/ou A_{TOT} baixo causam alcalose metabólica. E para diagnósticos dos distúrbios respiratórios: hipercapnia causa acidose respiratória, enquanto hipocapnia causa alcalose respiratória.[18-22]

$$pH = pK + \frac{\log [\mathbf{SID}] - (K_a [A_{tot}] / K_a) + 10^{-pH}}{pCO_2}$$

Figura 6 Variáveis utilizadas no método físico-químico de Stewart.

As outras variáveis, como [HCO_3^-] e [H⁺], são classificadas como variáveis dependentes das mudanças de concentração das variáveis independentes sobre a Constante de Dissociação da H_2O, resultando em maior efeito ácido ou alcalino sobre as soluções biológicas.

Associada a essa abordagem, Kellum[14,15] criou a expressão Strong Ion *Gap* (SIG), que corresponde à diferença entre o SIDa e SIDe: SIG = SIDa − SIDe (valor aproximado de referência é de zero mmol/L). O SIG revelaria, de forma mais acurada que o AGs do método tradicional, a presença de ânions não medidos no LEC, ou seja, em situações de SIDa baixo (acidose metabólica): SIG próximo de zero não indicaria presença de ânions não medidos, enquanto SIG acima de zero indicaria presença de ânions não medidos. Na Tabela 8 estão representadas as principais situações que poderiam causar distúrbios acidobásicos, classificadas pelo Método de Stewart.[17-21]

Tabela 8 Classificação dos distúrbios acidobásicos pelo método físico-químico de Stewart

ACIDOSE METABÓLICA		ALCALOSE METABÓLICA	
SID baixo + SIG alto	SID baixo + SIG baixo	SID alto (perda de Cl)	SID alto (ganho de Na)
Acidose láctica	Hipercloremia (SF 0,9%)	Hipocloremia	Hemotransfusão
Cetoacidoses	Perdas digestivas	Vômitos	Ringer lactato
LRA, DRC	Derivações ureterais	Cloridorreia	Nutrição parenteral
Rabdomiólise	ATR 1, 2, 4	Liddle, Bartter, Gitelman	Hiperaldo, Cushing
Intoxicações exógenas	Hiponatremia (excesso de água)	Diuréticos	Hipernatremia (déficit de água)
ATOT alto		ATOT baixo	
hiperalbuminemia	hiperfosfatemia	hipoalbuminemia	hipofosfatemia
ACIDOSE RESPIRATÓRIA		ALCALOSE RESPIRATÓRIA	
Aumento do pCO_2		Diminuição do pCO_2	
Diversas situações de hipoventilação		Diversas situações de hiperventilação	

Para fins práticos, sugere-se o uso de calculadoras, como desenvolvidas por Kellum.[17] Essas ferramentas transformam todas as dosagens nas unidades corretas e calculam os parâmetros da abordagem de Stewart. Apesar de esta metodologia quantitativa de Stewart trazer maior entendimento sobre distúrbios acidobásicos, estudos recentes comparando-a ao método tradicional de Henderson & Hasselbalch não justificam seu uso para fins práticos.[21,22,23,24]

REFERÊNCIAS BIBLIOGRÁFICAS

1. Williams AJ. Arterial blood gases and acid-balance. BMJ. 1988;317:1213-16.

2. Hamm L. Mixed acid-base disorders. Fluids and electrolytes. 3. ed. Pennsylvania, EUA. 1996;343-57.

3. Gomes CP, Gordan PA. Avaliação laboratorial dos distúrbios acidobásicos: o que é preciso saber na prática diária? In: Kirstajn GM, organizador. Diagnóstico laboratorial em nefrologia. São Paulo: Sarvier. 2010;91-102.

4. Berend K, de Vries AP, Gans RO. Physiological approach to assessment of acid-base disturbances. N Engl J Med. 2014 Oct 9;371(15):1434-45.

5. Rocco JR. Diagnóstico dos distúrbios do metabolismo ácido-base. Rev Bras Terap Int. 2003;15(4):184-92.

6. Seifter JL. Integration of acid-base and electrolyte disorders. N Engl J Med. 2014 Nov 6;371(19):1821-31.

7. Henderson LJ. Das Gleichgewitch zwischen Säuren und Basen in tierischen Organimus. Ergebn Physiol. 1909;8:254-325.

8. Hasselbach KA, Lundsgaard C. Elektrometrische reaktions-bestimmung dês blutes bei körpertemperatur. Biochem Z. 1912;38:77-91.

9. Kaehny WD. The patient with abnormal venous serum bicarbonate or arterial blood pH, PCO_2, and bicarbonate. In: Schrier RW, editor. Manual of nephrology. 4. ed. Boston/New York/Toronto/London: Little, Brown and Company. 1994; 55-67.

10. Kraut JA, Madias NE. Serum anion-gap: its uses and limitations in clinical medicine. Clin J Am Soc Nephrol. 2007 Jan;2(1):162-74.

11. Rastegar A. Use of the deltaAG/deltaHCO$_3$ ratio in the diagnosis of mixed acid-base disorders. J Am Soc Nephrol. 2007 Sep;18(9):2429-31.

12. Juern J, Khatri V, Weigelt J. Base excess: a review. J Trauma Acute Care Surg. 2012 Jul;73(1):27-32.

13. Siggaard-Andersen O, Fogh-Andersen N. Base excess or buffer base (strong ion difference) as measure of a non-respiratory acid-base disturbance. Acta Anaesthesiol Scand Suppl. 1995;107:123-8.

14. Berend K. Diagnostic use of base excess in acid-base disorders. N Engl J Med. 2018 Apr 12;378(15):1419-28.

15. Stewart PA. Modern quantitative acid-base chemistry. Can J Physiol Pharmacol. 1983;61:1444-61.

16. Kellum JA, Kramer DJ, Pinsky MR. Strong ion gap: a methodology for exploring unexplained anions. Critical Care. 1995;10:51-5.

17. Kellum JA. Determinants of blood pH in health and disease. Critical Care. 2000;4(1):6-14.

18. Corey HE. Stewart and beyond: new models of acid-base balance. Kidney Int. 2003 Sep;64(3):777-87.

19. Martins OJF. Equilíbrio ácido-base: a revalorização dos íons inorgânicos. JAMA Pediatria. Rio de Janeiro. 1996;19-20.

20. Wooten EW. Science review: quantitative acid-base physiology using the Stewart model. Crit Care. 2004 Dec;8(6):448-52.

21. Kurtz I, Kraut J, Ornekian V, Nguyen MK. Acid-base analysis: a critique of the Stewart and bicarbonate-centered approaches. Am J Physiol Renal Physiol. 2008 May;294(5):F1009-31.

22. Kishen R, Honoré PM, Jacobs R, Joannes-Boyau O, De Waele E, De Regt J, et al. Facing acid-base disorders in the third millennium - the Stewart approach revisited. Int J Nephrol Renovasc Dis. 2014 Jun 4;7:209-17.

23. Rastegar A. Clinical utility of Stewart's method in diagnosis and management of acid-base disorders. Clin J Am Soc Nephrol. 2009 Jul;4(7):1267-74.

24. Kimura S, Shabsigh M, Morimatsu H. Traditional approach versus Stewart approach for acid-base disorders: inconsistent evidence. SAGE Open Med. 2018 Sep;25:6.

Capítulo 19

DIAGNÓSTICO E TRATAMENTO DA ACIDOSE METABÓLICA

Paulo Novis Rocha
Alexandre Vitor Vieira de Sá

1. INTRODUÇÃO

A acidose metabólica é um distúrbio caracterizado pela queda do bicarbonato sérico que, por sua vez, leva à acidemia (pH < 7,35) e à hiperventilação compensatória.[1,3] A hiperventilação compensatória tem como objetivo atenuar a acidemia causada pela queda no bicarbonato. No entanto, essa hiperventilação compensatória nunca é capaz de corrigir completamente o pH.

A acidose metabólica é classificada a partir do ânion *gap* (AG), que pode estar elevado (acidose metabólica com AG elevado) ou normal (acidose metabólica com AG normal ou hiperclorêmica), podendo ocorrer por meio de 2 mecanismos:

1. Acúmulo de ácidos não carbônicos
2. Perda de bicarbonato

Pode-se acumular ácidos não carbônicos por um aumento na sua produção ou redução na sua excreção renal, enquanto a perda de bicarbonato pode ser por via urinária ou gastrointestinal. Veja no Quadro 1 as etiologias das acidoses metabólicas separadas pelo mecanismo e pelo AG.

338 Seção V – Distúrbios da regulação acidobásica

Quadro 1 Etiologia das acidoses metabólicas a partir do mecanismo e ânion *gap*[2]

MECANISMO	ÂNION *GAP*	
	NORMAL	ELEVADO
Perda de bicarbonato	GASTROINTESTINAL Diarreia Fístulas biliares Fístulas pancreáticas Ureterosigmoidostomia RENAL Acidose tubular proximal Acetazolamida Cetoacidose (fase de correção)	
Redução na excreção renal de ácidos	Acidose tubular renal tipo I Acidose tubular renal tipo IV	Uremia
Produção excessiva de ácidos		Acidose lática Cetoacidose Intoxicações exógenas Acidose piroglutâmica Acidose D-lática

A acidemia resultante da acidose metabólica traz diversas consequências adversas (ver Quadro 2), principalmente quando severa. A maioria dos autores considera a acidemia severa quando o pH é menor que 7,20. Vale lembrar que, por causa da hiperventilação compensatória, a acidose metabólica tem de produzir queda no bicarbonato sérico para menos de 10 mEq/L para que o pH caia abaixo de 7,20. De acordo com a equação de Henderson-Hasselbalch (ver capítulo 18), um paciente com acidose metabólica e bicarbonato sérico de 8 mEq/L e uma pCO2 adequada de 21 mmHg terá um pH igual a 7,20. Assim, quando estiver diante de um paciente com pH < 7,20 e bicarbonato sérico > 10 mEq/L, saiba que esse paciente tem acidose respiratória associada; o tratamento desta acidose respiratória poderá ser a melhor e mais rápida estratégia para melhorar a acidemia do paciente.

19. Diagnóstico e tratamento da acidose metabólica 339

Quadro 2 Consequências da acidemia severa[2]

Respiratórias
Hiperventilação
Fraqueza e fadiga da musculatura respiratória
Dispneia
Metabólicas
Aumento nas demandas metabólicas
Resistência à insulina
Inibição da glicólise anaeróbia
Redução na síntese de ATP
Hipercalemia
Aumento no catabolismo proteico
Cerebrais
Inibição do metabolismo cerebral
Alteração na regulação do volume dos neurônios
Torpor e coma
Cardiovasculares
Redução no limiar para arritmias
Redução da resposta CV à catecolamina
Redução da contratilidade miocárdica
Venoconstricção e vasodilatação arterial
Aumento da resistência vascular pulmonar
Redução no DC, TA, perfusão renal e hepática

Na acidose metabólica crônica as complicações são principalmente osteomusculares (ver Quadro 3).

Quadro 3 Consequências da acidemia crônica[2-5]

Desmineralização óssea
Nefrolitíase e nefrocalcinose
Redução da massa muscular
Déficit de crescimento
Progressão mais acelerada da DRC

1.1. Recomendações gerais sobre o tratamento da acidose metabólica

O manejo adequado da acidose metabólica requer um diagnóstico ácido-base preciso, identificação da etiologia do distúrbio e a correção da doença de base. No entanto, em algumas situações, pode ser necessário tomar medidas imediatas para combater o distúrbio em si por meio da administração de agentes alcalinizantes como o citrato ou bicarbonato.[2,6]

Um diagnóstico ácido-base preciso ajuda a entender melhor a necessidade do tratamento com bicarbonato. As acidoses metabólicas com AG normal (hiperclorêmicas) como diarreia e acidose tubular renal são acompanhadas de um déficit real de bicarbonato. Quando a causa é diarreia, a regeneração de bicarbonato pelos rins ocorre, mas leva dias para acontecer; quando a causa da acidose metabólica é renal, a situação é ainda pior, pois essa regeneração não acontece (visto que os rins estão doentes e são a causa do distúrbio).[5] Nas acidoses metabólicas com AG elevado, como cetoacidose e acidose lática, não há déficit real de bicarbonato.[1,3] O bicarbonato sérico cai porque é usado para tamponamento do excesso de ácidos orgânicos, mas essas reações químicas são rapidamente reversíveis com a correção da doença de base. O uso de insulina na cetoacidose diabética, por exemplo, corrige rapidamente a acidose metabólica sem nenhuma necessidade de uso de bicarbonato.[7] Outro exemplo é a acidose lática que ocorre após uma crise convulsiva.[8] A Tabela 1 mostra a primeira gasometria arterial coletada 5 minutos após crise convulsiva tônico-clônica generalizada. O lactato subiu para 12,3 mEq/L e o bicarbonato caiu para 16,2 mEq/L. O paciente foi tratado apenas com oxigênio e difenil-hidantoína; bicarbonato não foi administrado. Uma hora depois, o lactato já havia sido metabolizado e o bicarbonato normalizado.

19. Diagnóstico e tratamento da acidose metabólica **341**

Tabela 1   Acidose lática após crise convulsiva tônico-clônica

	Gasometria arterial	
	5 min após a crise	60 min após a crise
pH	7,25	7,42
pCO_2 (mmHg)	35	37
pO_2 (mmHg)	74	501
HCO_3^- (mEq/L)	16,2	24,6
Lactato (mEq/L)	12,3	3,5

Portanto, em geral, o uso de bicarbonato está indicado para tratamento de acidose metabólica com AG normal e não está indicado no tratamento da acidose metabólica com AG alargado, pois, nesta última, basta tratar a doença de base (ver Tabela 2).[2,6,7,8]

Importante: na acidose metabólica com AG alargado deve ser avaliada a relação delta AG/delta bicarbonato (ver capítulo 18), pois na presença concomitante de acidose metabólica hiperclorêmica, a reposição de um agente alcalinizante pode ser necessária.[9]

Tabela 2   Mecanismo da acidose, ânion *gap* e necessidade de agentes alcalinizantes

Mecanismo	Exemplos clássicos	Ânion *gap*	Necessidade de alcalinizantes*
Acúmulo de ácidos			
Aumento na produção de ácidos	Cetoacidose Acidose lática	Elevado	Não
Redução na excreção de ácidos	Acidose tubular renal distal LRA DRC	Normal Normal ou elevado Normal ou elevado	Sim
Perda de base			
Via renal	Acidose tubular renal proximal	Normal	Sim
Via gastrointestinal	Diarreia	Normal	Sim

LRA: lesão renal aguda; DRC: doença renal crônica.

*Fala-se aqui da necessidade de agentes alcalinizantes em linhas gerais. Há casos de cetoacidose (pH < 6,9) e acidose lática (pH < 7,2) em que o uso de agentes alcalinizantes está indicado. Do mesmo modo, há casos de acidose metabólica leve por diarreia ou doença renal em que se pode evitar o uso de agentes alcalinizantes.

A controvérsia surge quando a acidose metabólica com AG elevado é severa e a doença de base não é rapidamente reversível. Um exemplo deste dilema é o paciente de UTI com choque séptico e acidose lática severa. Nesses casos, há uma preocupação que o paciente venha a falecer devido às complicações da acidemia severa antes que as medidas tomadas para combater a doença de base possam fazer efeito. Como demonstrado no Quadro 2, uma acidemia severa leva a alterações respiratórias, metabólicas e cerebrais, mas a grande preocupação é com as alterações cardiovasculares.[1,2] O limiar para arritmias diminui, assim como a resposta a catecolaminas, a contratilidade miocárdica, o débito cardíaco, a tensão arterial e a perfusão de órgão-alvo. Considerando esses aspectos, há um racional para o tratamento de acidose lática severa com bicarbonato de sódio.

A controvérsia reside no fato de o uso de bicarbonato também trazer efeitos adversos (Quadro 4).[2,8] Se o tratamento for feito com bicarbonato de sódio a 8,4%, há risco de hipernatremia e hiperosmolaridade. Esse risco pode ser minimizado com o uso de soluções isotônicas, mas permanece o risco de sobrecarga de volume; para lidar com a hipervolemia, pode ser necessário associar diuréticos. No entanto, a administração de bicarbonato leva à acidose intracelular e ao aumento na afinidade da hemoglobina pelo oxigênio. Teoricamente, esse efeito é prejudicial, pois reduz a liberação de oxigênio para tecidos já isquêmicos. O aumento do pH estimula enzimas glicolíticas como a fosfofrutoquinase que é a enzima responsável pela produção de lactato. O aumento do pH também aumenta a ligação do cálcio com a albumina e pode levar à hipocalcemia iônica. Por fim, existe o risco de alcalose de rebote quando o paciente melhorar da doença de base e os ácidos orgânicos forem convertidos em bicarbonato.

Quadro 4 Potenciais efeitos adversos do uso de bicarbonato de sódio

Hipernatremia e hiperosmolaridade
Sobrecarga de volume
Hipercapnia e acidose intracelular
Maior afinidade da hemoglobina pelo O_2
Estímulo a enzimas glicolíticas
Queda no cálcio ionizado
Alcalose de rebote

19. Diagnóstico e tratamento da acidose metabólica **343**

Como há perigos relacionados à acidemia severa e ao seu tratamento com bicarbonato de sódio, surge então um dilema e a necessidade de evidências de boa qualidade, preferencialmente oriundas de ensaios clínicos randomizados (ECR), para nortear a conduta clínica. O problema é que essas evidências praticamente inexistem.

Em 2019, Ghauri S et al. publicaram uma revisão sistemática sobre a terapia com bicarbonato em pacientes criticamente enfermos com acidose metabólica.[10] Os autores rastrearam mais de três mil artigos em três bases de dados, mas encontraram apenas doze artigos que preencheram os critérios de inclusão (Tabela 3).

Tabela 3 Artigos incluídos na revisão sistemática de Ghauri et al.[10]

Estudo	Número de pacientes	Desenho
Cooper et al., 1990	14	Experimental
Mathieu et al., 1991	10	Experimental
Stacpoole et al., 1994	126	ECR, mas N/A (dicloroacetato)
Fang et al., 2008	94	ECR, mas N/A (sepse e hipotensão)
El-Solh et al., 2010	72	Retrospectivo
Jung et al., 2011	155	Observacional
Kim et al., 2013	103	Retrospectivo
Mintzer et al., 2015	12	Neonatos
Lee et al., 2015	109	Série de casos
Ahn et al., 2018	50	ECR, mas N/A (RCP prolongada)
Zhang et al., 2018	1718	Retrospectivo, *propensity score*
Jaber et al., 2018	389	ECR

ECR: ensaio clínico randomizado; N/A: não se aplica; RCP: ressuscitação cardiopulmonar.

A análise da Tabela 3 revela que há apenas quatro ECR. No entanto, três deles não abordam o dilema posto acima: se o uso de bicarbonato de sódio em pacientes com acidose lática severa reduz a mortalidade. O ECR de Stacpoole et al. em 1994 não utilizou bicarbonato de sódio e sim outra solução alcalinizante. O ECR de Fang et al. em 2008 avaliou o desempenho de três diferentes soluções cristaloides em pacientes com choque séptico; uma destas soluções era de bicarbonato de sódio, mas o ensaio clínico foi pequeno e não focou em pacientes com acidose lática severa. O ECR de Ahn et al. em 2018 avaliou o uso de bicarbonato de sódio em ressuscitação cardiopulmonar prolongada. Assim, apenas o ECR de Jaber et al. será discutido em mais detalhe, pois é o único que aborda adequadamente o tema em questão.

Os demais trabalhos foram pequenos, retrospectivos ou observacionais, não gerando evidência de alta qualidade capaz de nortear condutas clínicas. Exceção deve ser feita ao trabalho de Zhang e colaboradores publicado em 2018 que, apesar de retrospectivo, avaliou grande número de pacientes e utilizou técnicas estatísticas para diminuir os vieses de propensão ao tratamento nos pacientes mais graves.[11] Esses autores avaliaram 1718 pacientes sépticos com acidose metabólica, 500 no grupo bicarbonato e 1218 no grupo não bicarbonato. Como os pacientes tinham perfil de gravidade bem diferente, foi utilizada a técnica de *propensity score matching* para construir um grupo controle de 500 pacientes com perfil de gravidade semelhante ao dos pacientes que usaram bicarbonato. Nessa avaliação, os autores não encontraram diferença de mortalidade entre os dois grupos, mas numa análise de subgrupo, foi notado que o bicarbonato de sódio reduziu em 26% a mortalidade de pacientes com lesão renal aguda (LRA) estágios 2 ou 3 da classificação KDIGO.

Finalmente, Jaber et al. publicaram na revista Lancet em 2018 um ECR avaliando o efeito de bicarbonato de sódio em pacientes críticos com acidemia severa na UTI.[12] O estudo envolveu 26 UTIs na França. Foram incluídos adultos recém-admitidos na UTI com acidemia severa, SOFA score maior ou igual a 4 e lactato arterial maior ou igual a 2 mEq/L. Vale ressaltar que o estudo focou em pacientes com acidemia severa, mas não necessariamente com acidose metabólica severa, pois foram incluídos pacientes com bicarbonato menor ou igual a 20 mEq/L. De acordo com a equação de Henderson-Hasselbalch, se um paciente com bicarbonato de 19 mEq/L tiver um pH menor ou igual a 7,20, este paciente tem também acidose respiratória associada. Nestes casos, a acidemia poderia, salvo impossibilidade ou contraindicações, ser corrigida com ajustes na ventilação alveolar. Embora não tenha havido foco no diagnóstico preciso da acidose metabólica, os autores referem que evitaram incluir pacientes com acidose metabólica hiperclorêmica por diarreia e acidose tubular renal nos quais o uso de bicarbonato está indicado, sem maiores controvérsias. A intervenção consistiu no uso de 125 a

250 mL de bicarbonato de sódio a 4,2% endovenoso em 30 minutos, visando manter o pH > 7,3. Não houve controle ativo com cloreto de sódio a 4,2%; o grupo controle recebeu o tratamento convencional da UTI. Houve tendência a maior sobrevida no grupo bicarbonato do que no grupo controle, sem, contudo, atingir significância estatística (p = 0,09). Quando a análise de sobrevivência foi restrita aos pacientes com LRA estágios 2 e 3, o grupo bicarbonato teve sobrevida significativamente maior que o grupo controle (p = 0,028). Os autores apontaram que essa maior sobrevida no grupo bicarbonato pode ter sido devido a menos dias em vasopressores e menor utilização de diálise.

Diante desses achados da literatura, pode-se resumir o uso de bicarbonato de sódio na acidose metabólica na Figura 1 abaixo.

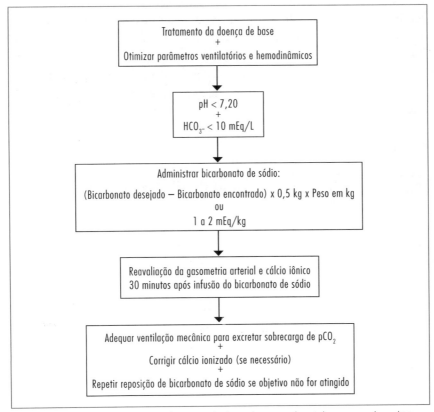

Figura 1 Sugestão para utilização de bicarbonato de sódio na acidose lática do paciente com choque séptico.[2,8,12]

Há duas situações em que não há controvérsias sobre o benefício do uso de bicarbonato de sódio. A primeira é em acidose metabólica crônica, que não foi o foco da discussão acima. A segunda, em acidose metabólica aguda hiperclorêmica com AG normal. Quando a acidose metabólica é com AG alargado, deve-se avaliar se ela é severa. Se não for, não há indicação de uso de bicarbonato. Se for, deve-se avaliar se a causa da acidose é de fácil e rápida resolução, como a cetoacidose diabética. Se for, não há indicação de uso de bicarbonato. No entanto, se houver acidose metabólica com AG elevado severa cuja etiologia é de difícil resolução (exemplo: acidose lática no contexto de choque séptico), o uso de bicarbonato é recomendado, principalmente se houver LRA grave associada.[2,8,12]

Ao optar pelo uso de bicarbonato de sódio, a correção completa da acidose e acidemia não deve ser feita.[2,6,8] O objetivo é apenas atenuar a acidemia para evitar complicações cardiovasculares, ganhar tempo e margem de segurança. Tradicionalmente, a minha opção pessoal tem sido um pH alvo maior que 7,20. No entanto, baseado nos dados de Jaber et al., pode-se defender um pH alvo maior que 7,30, principalmente em pacientes com LRA grave. O Quadro 5 abaixo resume os alvos terapêuticos após reposição de bicarbonato de sódio.

Quadro 5 Alvo do pH e bicarbonato sérico após reposição de bicarbonato de sódio

Objetivo do tratamento com bicarbonato de sódio
pH > 7,20
pH > 7,30 se LRA KDIGO 2 ou 3
HCO_3^- > 10 mEq/L

Existem duas estratégias para cálculo dessa reposição de bicarbonato.[8] A primeira baseia-se no aumento desejado no bicarbonato e o seu volume de distribuição utilizando a fórmula abaixo.

(Bicarbonato desejado – bicarbonato do paciente) x 0,5 x peso em kg

Por exemplo, um paciente de 70 kg com bicarbonato de 4 mEq/L. Se a ideia for aumentar o bicarbonato para 8 mEq/L (visando um pH = 7,20), será preciso administrar 140 mEq de bicarbonato. A segunda estratégia seria administrar 1 a 2 mEq/kg; no caso acima, 2 mg/kg resultariam em 140 mEq de bicarbonato, resultado idêntico ao obtido pela fórmula.

Uma vez definida a quantidade de bicarbonato de sódio a ser administrada, resta definir o tipo de solução e velocidade de administração (ver Quadro 6).[8] A minha preferência pessoal tem sido usar uma solução isotônica de bicarbonato de sódio. No Brasil, prepara-se essa solução adicionando 150 mL de bicarbonato 8,4% a 850 mL de água destilada. Essa solução pode ser administrada em velocidades semelhantes às que se utiliza para infundir outros cristaloides, como soro fisiológico e ringer lactato, levando em consideração a hemodinâmica e tolerância do paciente, variando desde 21 mL/h até 500 mL/h. No estudo de Jaber et al., a opção foi por uma solução de bicarbonato a 4,2% (o que, na prática, significa diluir o bicarbonato a 8,4% ao meio) em volumes variando de 125 a 250 mL, em 30 minutos.

Quadro 6 Sugestão de administração do bicarbonato de sódio[8,12]

Apresentação comercial	• $NaHCO_3$ 8,4% frasco com 250 mL • $NaHCO_3$ 8,4% ampola com 10 mL
Solução isotônica	• 1 litro → 150 mL de $NaHCO_3$ + 850 mL de água destilada* • 500 mL → 75 mL de $NaHCO_3$ + 425 mL de água destilada*
Solução 4,2%	• 250 mL → 125 mL de $NaHCO_3$ + 125 mL de água destilada* • 125 mL → administrar metade do volume da solução de 250 mL
Velocidade de administração	Depende da gravidade da acidose e da volemia do paciente

* Se for necessário ofertar calorias, o soro glicosado a 5% ou a 10% pode ser utilizado como diluente no lugar da água destilada.

Importante: caso o paciente apresente sinais de sobrecarga volêmica pode ser necessário o uso de furosemida parenteral ou de diálise, principalmente se houver LRA grave.

Independentemente da dose, diluição e velocidade escolhidas, o mais importante é acompanhar o resultado do tratamento com novos exames, repetindo a administração de bicarbonato conforme necessário.

Como algumas etiologias de acidose metabólica apresentam particularidades no diagnóstico e tratamento, serão abordadas separadamente.

1.2. Diagnóstico diferencial das acidoses tubulares renais e tratamento das acidoses metabólicas crônicas

As acidoses metabólicas crônicas devem ser tratadas com agentes alcalinizantes orais na dose apropriada para trazer o bicarbonato sérico para a normalidade (> 22 mEq/L).[4,13,14] Na Tabela 4 abaixo acham-se os principais agentes alcalinizantes disponíveis no Brasil para administração oral.

Tabela 4 Principais agentes alcalinizantes disponíveis para uso oral

MEDICAÇÃO	APRESENTAÇÃO	MEQ DE BICARBONATO
Bicarbonato de sódio 8,4% cápsulas*	500 mg	5,95 mEq
Bicarbonato de sódio 8,4% em pó	Meia colher de chá	~ 27 mEq
Solução de Shohl* (Citrato de sódio + Ácido cítrico)	Frasco 1000 mL	1 mEq/mL
Citrato de potássio comprimidos	5, 10 e 15 mEq	5, 10 e 15 mEq

* Disponíveis em farmácias de manipulação.

O bicarbonato de sódio em pó é a opção mais barata e mais disponível, no entanto tem baixa tolerância por efeitos gastrointestinais e a dose efetivamente utilizada pelo paciente pode não ser exata.

1.3. ATR tipo II[2,5,13]

É uma disfunção do túbulo proximal levando a redução da capacidade de reabsorção do bicarbonato, com consequente bicarbonatúria. A partir do momento em que o bicarbonato sérico atingir determinado nível entre 12 e 20 mEq/L ocorre novo ponto de equilíbrio entre a filtração glomerular de bicarbonato e a reabsorção tubular dele. Como o mecanismo tubular de acidificação urinária distal está preservado, o pH urinário estará baixo (< 5,5). A exceção ocorre durante o tratamento, pois ao repor bicarbonato o pH urinário estará inapropriadamente elevado uma vez que o indivíduo voltará a fazer bicarbonatúria.

Quando a ATR tipo II está associada a outros distúrbios do túbulo próximal – fosfatúria, aminoacidúria e glicosúria – tem-se a síndrome de Fanconi, cujas etiologias são semelhantes às da ATR tipo II (ver na Tabela 5).

O diagnóstico de ATR tipo II é confirmado por meio do aumento do pH urinário e da fração de excreção de bicarbonato urinário após infusão de 1mEq/kg/hora de bicarbonato de sódio (ver Figura 2).

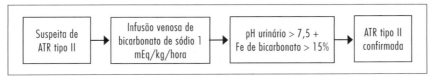

Figura 2 Diagnóstico da ATR tipo II.[2,5]

Tabela 5 Etiologias, características laboratoriais e tratamento da ATR tipo II[2,5,13]

Distúrbio ácido-base	Acidose metabólica hiperclorêmica
AG sérico/AG urinário	Normal/Negativo
pH urinário	< 5,5
pH urinário durante tratamento	> 5,5
Bicarbonato sérico	12 a 20 mEq
Etiologias	Drogas: acetazolamida, topiramato, tenofovir, aminoglicosídeos e ifosfamida Paraproteínas: amiloidose, mieloma múltiplo e depósito de cadeias leves Metais pesados: chumbo, cobre, mercúrio e cádmio Deficiência de vitamina D Hemoglobinúria paroxística noturna Transplante renal
Objetivo do tratamento	Bicarbonato sérico > 22 mEq/L
Tratamento	15 a 20 mEq/kg/dia de bicarbonato ou citrato dividido por 2 a 3x ao dia.

1.4. ATR tipo I e tipo IV[5,13,14]

Em ambas ocorre um defeito tubular distal na acidificação urinária levando a acidose metabólica hiperclorêmica com AG urinário positivo. Na primeira, o pH urinário é > 5,5 e geralmente há hipocalemia, enquanto a segunda é provocada por um estado de hipoaldosteronismo, o pH urinário é < 5,5 e se associa a hipercalemia.

Na ATR tipo I, após infusão de bicarbonato de sódio venoso (ver Figura 1) o pH urinário permanece estável e a FE é < 15%, frequentemente < 3%. Já na ATR tipo IV o diagnóstico envolve a dosagem da atividade de renina plasmática (ARP), aldosterona e cortisol (ver Figura 3).

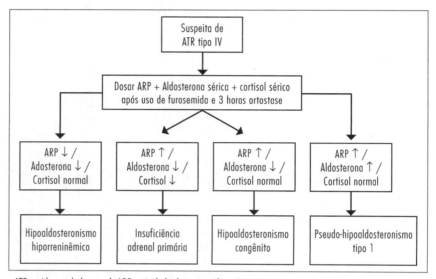

ATR: acidose tubular renal. ARP: atividade da renina plasmática.
Figura 3 Diagnóstico da ATR tipo IV.[14]

A Tabela 6 apresenta as características clínicas e laboratoriais, além do tratamento da ATR tipo I e IV.

Tabela 6 Etiologias, características laboratoriais e tratamento da ATR tipo I e IV.[5,13,14]

	ATR tipo I	ATR tipo IV
Distúrbio acidobásico	Acidose metabólica hiperclorêmica	Acidose metabólica hiperclorêmica
AG sérico / AG urinário	Normal / Positivo	Normal / Positivo
pH urinário	> 5,5	< 5,5

(continua)

19. Diagnóstico e tratamento da acidose metabólica 351

Tabela 6 Etiologias, características laboratoriais e tratamento da ATR tipo I e IV.[5,13,14] *(continuação)*

	ATR tipo I	ATR tipo IV
Bicarbonato sérico	Usualmente > 10 mEq/L	> 15 mEq/L
Potássio sérico	Hipocalemia	Hipercalemia
Etiologias	• Doenças autoimunes: síndrome de Sjogren, cirrose biliar primária, hepatite autoimune, LES e artrite reumatoide • Drogas: ifosfamida, anfotericina B, carbonato de lítio e ibuprofeno • Uropatia obstrutiva • Doença de Wilson • Rejeição ao rim transplantado • Hipercalciúria: hiperparatireoidismo, intoxicação por vitamina D, sarcoidose e hipercalciúria idiopática • Distúrbios genéticos	• Nefropatia diabética • Drogas: AINEs, inibidores da calcineurina, IECA, BRA II, aliskireno, diuréticos poupadores de potássio, heparinas, pentamidina e trimetoprima • Insuficiência adrenal primária • Anemia falciforme • LES • Uropatia obstrutiva • Hipoaldosteronismo transitório pós-cirurgia de hiperaldosteronismo primário • Pseudohipoaldosteronismo tipo 1 e tipo 2 e outras desordens genéticas
Objetivo de tratamento	Bicarbonato > 22 mEq/L	Controle do K^+ e bicarbonato > 22 mEq/L
Tratamento	80 a 120 mEq/dia de bicarbonato ou citrato dividido em 2 a 3x/dia	Tratamento da doença de base + reposição oral de bicarbonato de sódio

ATR: acidose tubular renal; LES: lúpus eritematoso sistêmico; AINEs: anti-inflamatórios não esteroides; IECA: inibidores da enzima conversora de angiotensina; BRA II: bloqueadores do receptor de angiotensina 2; Sd.: síndrome.

2. DOENÇA RENAL CRÔNICA[1,4]

Parte das toxinas urêmicas são ânions, como sulfato, hipurato e fosfato, resultando em aumento do AG. Com a história clínica, exame físico e exames laboratoriais simples, como ureia e creatinina, é possível concluir que se trata de acidose metabólica decorrente de disfunção renal crônica.

Devem ser tratadas com agentes alcalinizantes orais na dose apropriada para trazer o bicarbonato sérico para a normalidade (> 22 mEq/L). O citrato de potássio deve ser evitado na correção de acidose metabólica em pacientes portadores de doença renal crônica devido ao risco de hipercalemia (veja novamente as opções terapêuticas na Tabela 4).

3. DIAGNÓSTICO DIFERENCIAL E TRATAMENTO DAS ACIDOSES METABÓLICAS COM ÂNION *GAP* ALARGADO

3.1. Acidose lática[2,6,8,15]

A produção de lactato diária em situações normais é de 20 mmol/kg de peso corporal e sua maior produção é proveniente do tecido muscular esquelético. A hiperlactatemia (> 2,0 mmol/L) ocorre quando sua produção excede o seu consumo; quando seu nível sérico ultrapassa 4,0 mmol/L ocorre acidose metabólica e acidemia.

A Tabela 7 mostra as principais causas de acidose lática estratificadas em tipo A e tipo B.

Uma causa rara de acidose lática é o acúmulo de um isômero do lactato – o D-lactato, que é produzido pelo metabolismo dos carboidratos por bactérias colônicas em indivíduos com síndrome do intestino curto.

Tabela 7 Principais causas de acidose lática

Acidose L-lática	
Tipo A (hipóxica)	Choque circulatório / Isquemia mesentérica / Hipoxemia / Intoxicação por CO^{2+} / Intoxicação por cianeto
Tipo B (não hipóxica)	Deficiência de tiamina / Crise convulsiva / Metformina / Niacina / Isoniazida / Inibidores da transcriptase reversa não nucleosídeos
Acidose D-lática	Síndrome do intestino curto

Para o tratamento da acidose lática, rever o fluxograma na Figura 1.

3.2. Cetoacidose[2,7,16]

O acúmulo de cetoácidos (acetoacético e beta hidroxibutírico) ocorre a partir da metabolização no fígado de ácidos graxos livres gerados pela lipólise. A principal etiologia é o diabete melito tipo 1 na sua apresentação inicial ou quando a administração de insulina é interrompida. A tríade clássica é composta por hiperglicemia, acidose metabólica com AG elevado e cetonemia/cetonúria. Outras etiologias menos comuns de cetoacidose são o jejum prolongado e o alcoolismo.

A cetoacidose diabética pode ocorrer na ausência de hiperglicemia nas seguintes situações: estado de jejum prolongado, gestação, uso de insulina antes da chegada ao serviço de emergência ou uso contínuo do inibidor do cotransportador sódio-glicose 2 (SGLT2).

O tratamento com insulina regular parenteral em bomba de infusão rapidamente converte os cetoácidos em bicarbonato, portanto não é recomendada reposição de bicarbonato quando o pH for > 6,90 (ver Figura 4). A *American Diabetes Association* recomenda a reposição de bicarbonato na cetoacidose quando o pH for ≤ 6,90, porém não há ensaios clínicos randomizados que embasem essa recomendação.

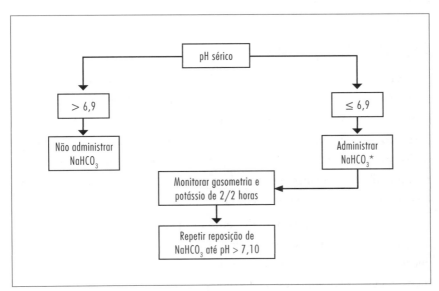

Figura 4 Reposição de bicarbonato de sódio na cetoacidose diabética.[16]
* Dose recomendada: 100 mL de NaHCO₃ + 400 mL de água destilada.

3.3. Acidose piroglutâmica[2,17]

O uso crônico de acetaminofeno pode provocar uma forma rara de acidose metabólica com AG elevado, principalmente em mulheres malnutridas ou com enfermidades crônicas. A depleção dos estoques hepáticos de glutationa resultam em acúmulo de ácido piroglutâmico (5-oxoprolina), cuja dosagem do nível sérico nem sempre é disponível com facilidade, o que dificulta o diagnóstico.

Essa forma de acidose metabólica não tem relação com a intoxicação aguda por acetaminofeno; nesta situação ocorre insuficiência hepática aguda e acidose lática.

Na suspeita de acidose piroglutâmica, o acetaminofeno deve ser imediatamente suspenso e em seguida fornecer N-acetilcisteína com o objetivo de restaurar os níveis de glutationa. O benefício clínico da N-acetilcisteína na acidose piroglutâmica é apenas teórico e não há consenso na literatura sobre dose e via de administração.

3.4. Intoxicação por salicilato[2,18]

A acidose metabólica com AG elevado é decorrente do acúmulo de ácido lático e cetoácidos, tendo contribuição mínima do ácido salicílico. No entanto, o ácido salicílico ultrapassa livremente a barreira hematoencefálica podendo provocar rebaixamento do nível de consciência. O distúrbio ácido básico mais frequente é a alcalose respiratória devido à hiperventilação por estímulo direto no centro respiratório. Outros sintomas frequentes são náuseas, vômitos, diarreia, zumbido e vertigem.

A infusão de bicarbonato de sódio deve ser iniciada mesmo que o indivíduo não apresente acidemia, pois o pH alcalino evita que o salicilato permaneça na forma ionizada, que penetra livremente na barreira hematoencefálica provocando lesão neurológica.

---

pH sérico alvo: 7,45 a 7,50
pH urinário alvo: 7,5 a 8,0

A hemodiálise está indicada quando houver um nível sérico de salicilato > 80 mg/dL, LRA, sobrecarga volêmica, acidemia grave ou sintomas neurológicos atribuídos a intoxicação.

3.5. Intoxicação por álcoois[2,19-21]

Deve-se suspeitar de intoxicação por álcool em todo indivíduo que se apresente em serviço de emergência com acidose metabólica com AG alargado sem uma causa aparente ou aumento do *gap* osmolar, principalmente se estiver com sintomas neurológicos e/ou gastrointestinais.

Gap osmolar = osmolalidade medida − osmolalidade calculada

Para o cálculo do *gap* osmolar, é necessário que o serviço de saúde tenha um osmômetro disponível, e aceita-se como valores normais um *gap* de 10 a 20 mOsm/kg.

Os efeitos tóxicos dos álcoois são decorrentes dos seus metabólitos gerados a partir da ação das enzimas álcool desidrogenase e aldeído desidrogenase.

Metanol → ácido fórmico

Etilenoglicol → ácido glicólico e oxálico

Dietilenoglicol → ácido 2-hidroxietoxiacético e o ácido diglicólico

O padrão ouro para o diagnóstico de intoxicação por álcool é a dosagem do nível sérico dos álcoois ou de seus metabólitos. No entanto, são exames inacessíveis para a maioria dos hospitais, sendo necessário recorrer a laboratórios externos, o que retarda o diagnóstico. Dessa forma, o diagnóstico presuntivo pode ser obtido com anamnese, exame físico e o cálculo do AG e do *gap* osmolar (se disponível).

Importante: a coingestão com etanol pode retardar as manifestações clínicas das intoxicações por álcoois por meio da competição com as enzimas que metabolizam os álcoois em seus componentes tóxicos. Portanto, o nível sérico de etanol deve ser dosado concomitante com outros álcoois.

Metanol: a ingestão acidental ou proposital de metanol pode causar intoxicação até mesmo com doses de 50 mL. Além da acidose metabólica com AG elevado, o indivíduo pode apresentar rebaixamento do nível de consciência, sintomas gastrointestinais e alterações visuais, podendo evoluir até mesmo com amaurose definitiva.

Etilenoglicol: a ingestão de 1g/kg é letal na ausência de tratamento. A intoxicação provoca rebaixamento do nível de consciência, LRA e oxalúria (cristais de oxalato de cálcio na urina).

Dietilienoglicol: a intoxicação pode ocorrer com doses baixas, sendo que 1 g/kg pode ser letal para a maioria dos indivíduos na ausência de tratamento. Os sintomas se dividem em 3 fases: na 1.ª surge rapidamente um quadro de embriaguez, obnubilação, náuseas, vômitos, dor abdominal e diarreia; a 2.ª fase ocorre de 1 a 3 dias após a ingestão e a característica principal é o desenvolvimento de LRA, podendo também haver hepatite e pancreatite associadas; na 3.ª fase ocorrem as manifestações neurológicas decorrentes do envolvimento de pares cranianos (paralisia facial, amaurose, disfonia, disfagia, midríase fixa, dentre outros), neuropatia periférica generalizada (tetraparesia e paralisia da musculatura respiratória) e encefalopatia (crises convulsivas e coma).

Importante:[22] entre o final de 2019 e início de 2020 ocorreu uma epidemia de intoxicação pelo dietilenoglicol no estado de Minas Gerais/Brasil após ingestão de uma cerveja artesanal contaminada, com registro de 38 vítimas fatais contabilizadas até o dia 6 de março de 2020.

O manejo da acidose metabólica proveniente da intoxicação por metanol, etilenoglicol ou dietilenoglicol é baseado em 3 pilares terapêuticos:

1. Administração de bicarbonato de sódio
2. Inibição da enzima álcool desidrogenase
3. Hemodiálise

1. Bicarbonato de sódio

A reposição de bicarbonato deve ser por via parenteral com o objetivo de trazer o pH para 7,35. Acima desse ponto a infusão deve ser descontinuada. A dose, concentração da solução e velocidade de infusão vão depender da gravidade da acidemia, nível sérico de sódio e volemia do indivíduo.

2. Inibição da enzima álcool desidrogenase

O bloqueio da enzima impede a metabolização do metanol, do etilenoglicol ou do dietilenoglicol em seus componentes tóxicos, minimizando o dano orgânico ao indivíduo. Existem duas opções terapêuticas:

> 1. Fomepizol – disponível no Brasil apenas para importação.
> 2. Etanol solução a 10% a ser administrada da seguinte maneira:

Dose de ataque: 10 mL/kg parenteral em bomba de infusão contínua durante 60 minutos.

Dose de manutenção: 1 mL/kg/hora ajustando a vazão para obter etanolemia de 100 mg/dL.

Obs.: se o paciente estiver realizando hemodiálise, a dose de manutenção deve ser aumentada devido à remoção do etanol pelo filtro da diálise.

3. Hemodiálise

É a estratégia terapêutica mais eficaz para a remoção do álcool e seus metabólitos. Está indicada na intoxicação por álcool quando há acidose metabólica com AG alargado ou sinais de lesão orgânica.

Importante: O uso de carvão ativado ou o estímulo ao vômito não são indicados, devido à rápida absorção intestinal dos álcoois, além de proporcionar o risco de broncoaspiração, uma vez que o paciente pode não estar protegendo a via aérea devido ao rebaixamento do nível de consciência.

A Tabela 8 traz os principais ácidos acumulados nas acidoses metabólicas com AG alargado.

Tabela 8 Acidose metabólica com AG alargado e o principal ácido acumulado

Acidose lática	Ácido L-lático ou D-lático
Cetoacidose	Ácido acetoacético e beta hidroxibutírico
DRC/LRA	Ácido sulfúrico, hipúrico, fosfórico e outros (toxinas urêmicas)
Acidose piroglutâmica	Ácido piroglutâmico (5-oxoprolina)
Intoxicação por metanol	Ácido fórmico
Intoxicação por etilenoglicol	Ácido glicólico e oxálico
Intoxicação por dietilenoglicol	Ácido 2-hidroxietoxiacético e o ácido diglicólico
Intoxicação por salicilato	Ácido L-lático e cetoácidos

DRC: doença renal crônica; LRA: lesão renal aguda.

4. INTERCONSULTAS

Sugere-se a solicitação de avaliação com Nefrologista sempre que houver acidose metabólica grave, quando a etiologia da acidose não for clara ou na suspeita de intoxicações exógenas (mesmo se não houver acidose metabólica). Sugere-se também avaliação com Toxicologista, internamento em ambiente de terapia intensiva e transferência para centros de referência sempre que houver suspeita ou confirmação de intoxicação exógena.

REFERÊNCIAS BIBLIOGRÁFICAS

1. Rose BD, Post TW. Clinical physiology of acid-base and electrolyte disorders. 5th ed. New York: McGraw-Hill; 2001.

2. Rocha PN; Martinelli RP. Distúrbios do Equilíbrio Ácido-Base. In: Moura LRR; Alves MAR; dos Santos DR; Pecoits Filho R. (Org.). Tratado de Nefrologia. 1ª ed. Rio de Janeiro: Atheneu, 2017, v. 1, p. 451-482.

3. BerendK., de Vries APJ, & Gans ROB. Physiological Approach to Assessment of Acid–Base Disturbances. New England Journal of Medicine. 2014;371(15):1434-45.

4. Kraut JA, Kurtz I. Metabolic acidosis of CKD: diagnosis, clinical characteristics, and treatment. Am J Kidney Dis. 2005;45:978.

5. Emmett M, et al. Overview and pathophysiology of renal tubular acidosis and the effect on potassium balance [internet]. Waltham: UpToDate; 2019. Disponível em: https://www.uptodate.com/contents/overview-and-pathophysiology-of-renal-tubular-acidosis-and-the-effect-on-potassium-balance. Acesso 21 dez 2019.

6. Emmett M, et al. Approach to the adult with metabolic acidosis [internet]. Waltham: UpToDate; 2019. Disponível em: https://www.uptodate.com/contents/approach-to-the-adult-with-metabolic-acidosis. Acesso 17 dez 2019.

7. Kamel KS & Halperin ML. Acid–Base Problems in Diabetic Ketoacidosis. New England Journal of Medicine. 2015;372(6):546-54.

8. Rocha PN. Uso de bicarbonato de sódio na acidose metabólica do paciente gravemente enfermo. J Bras Nefrol. 2009;31(4):297-306.

9. Rastegar A. Use of the DeltaAG/DeltaHCO3- ratio in the diagnosis of mixed acid-base disorders. J Am Soc Nephrol. 2007;18(9):2429.

10. Ghauri S, Javaeed A, Mustafa K, et al. Bicarbonate Therapy for Critically Ill Patients with Metabolic Acidosis: A Systematic Review. Cureus. 2019;11(3):e4297.

11. Zhang et al. Intensive Care Med. 2018;44(Issue 11):1888-95.

12. Jaber S, et al. BICAR-ICU Study Group. Sodium bicarbonate therapy for patients with severe metabolic acidaemia in the intensive care unit: a multicentre, open-label, randomised controlled, phase 3 trial. Lancet. 2018 Jul 7;392(10141):31-40.

13. Emmett M, et al. Treatment of distal (type 1) and proximal (type 2) renal tubular acidosis [internet]. Waltham: UpToDate; 2019. Disponível em: https://www.uptodate.com/contents/treatment-of-distal-type-1-and-proximal--type-2-renal-tubular-acidosis. Acesso 21 dez 2019.

14. Young WF, et al. Etiology, diagnosis, and treatment of hypoaldosteronism (type 4 RTA) [internet]. Waltham: UpToDate; 2019. Disponível em: https://www.uptodate.com/contents/etiology-diagnosis-and-treatment-of-hypoaldosteronism-type-4-rta. Acesso 21 dez 2019.

15. Kraut, J. A., & Madias, N. E. (2014). Lactic Acidosis. New England Journal of Medicine, 371(24), 2309–2319. doi:10.1056/nejmra1309483.

16. Kitabchi AE, Umpierrez GE, Miles JM, Fisher JN. Hyperglycemic crises in adult patients with diabetes. Diabetes Care. 2009;32:1335.

17. Fenves AZ, Kirkpatrick HM, Patel VV, Sweetman L, Emmett M. Increased anion gap metabolic acidosis as a result of 5-oxoproline (pyroglutamic acid): a role for acetaminophen. Clin J Am Soc Nephrol. 2006 May;1(3):441-7.

18. Boyer WE, et al. Salicylate (aspirin) poisoning in adults. [internet]. Waltham: UpToDate; 2019. Disponível em: https://www.uptodate.com/contents/salicylate-aspirin-poisoning-in-adults. Acesso 6 jan 2020.

19. Kraut JA & Mullins ME. Toxic Alcohols. New England Journal of Medicine. 2018; 378(3):270-80.

20. Brent, J. Fomepizole for Ethylene Glycol and Methanol Poisoning. New England Journal of Medicine. 2009;360(21):2216-23.

21. Sociedade Brasileira de Nefrologia – SBN. Nota técnica e orientações da Sociedade Brasileira de Nefrologia e seu Departamento de Injúria Renal Aguda, sobre Intoxicação por Dietilenoglicol. 2020. Disponível em: <https://arquivos.sbn.org.br/uploads/19a10e05-oficio-hoje.pdf>. Acesso 13 fev 2020

22. Valor econônico. Sobe para 38 as vítimas de intoxicação pela cerveja Backer, diz polícia de MG. www.valor.globo.com 2020. Disponível em: < https://valor.globo.com/empresas/noticia/2020/03/06/sobe-para-38-as-vitimas-de-intoxicacao-pela-cerveja-backer-diz-policia-de-mg.ghtml>. Acesso 9 mar 2020.

Capítulo 20

DIAGNÓSTICO E TRATAMENTO DA ALCALOSE METABÓLICA

Daniel Costa Chalabi Calazans
Paulo Ricardo Gessolo Lins

1. INTRODUÇÃO

Alcalose metabólica é um distúrbio ácido-base primário, caracterizado em sua forma simples por alcalemia (elevação do pH arterial por excesso de HCO_3) e aumento da $PaCO_2$ (como resultado da hipoventilação alveolar compensatória). É uma situação clínica relativamente comum e com gravidade semelhante quando comparada à acidose metabólica.[1] Segundo dados da literatura, pacientes com pH arterial de 7,55 tiveram uma mortalidade de 45%, enquanto pacientes com pH acima de 7,65 tiveram 80% de mortalidade.[2]

Ao se avaliar um paciente com alcalose metabólica é necessário esclarecer dois aspectos fundamentais: o motivo que levou ao aumento do bicarbonato (fase de geração da alcalose metabólica) e os fatores que evitaram a excreção do excesso de bicarbonato pelos rins, ocasionando a persistência da alcalose (fase de manutenção).[3-5]

Geração da alcalose metabólica
- **Perda de hidrogênio**: perda extracelular gastrointestinal ou renal ou desvio para o meio intracelular.
  - Perda extracelular gastrointestinal: vômitos, drenagem gástrica (perda pura de hidrogênio e cloretos, sem estímulo concomitante para secreção de bicarbonato).

- Perda extracelular renal: hiperaldosteronismo primário (aumento da secreção distal de H+ por estímulo da bomba H-ATPase pela aldosterona).

- Desvio para o meio intracelular: hipocalemia (induz a saída de potássio para o meio extracelular; para manter a eletroneutralidade, o hidrogênio é transportado para o meio intracelular, reduzindo o pH arterial).

- **Adição de bicarbonato ao meio extracelular:** administração de bicarbonato ou de seus precursores, como lactato, citrato ou acetato, em ritmo maior do que da sua metabolização e da produção diária de ácido.

- **Perda de líquido contendo grandes quantidades de cloro:** perda de secreções gástricas em pacientes com acloridria, diarreia associada ao adenoma Viloso de Cólon e cloridrorreia congênita (alteração genética rara que promove déficit na reabsorção intestinal de cloro e secreção de bicarbonato, com diarreia crônica).

  - Síndrome de Bartter: desordem rara causada por alteração na função do cotransportador potássio/cloreto, ocasionando hipocalemia, alcalose metabólica e hipercalciúria. Assemelha-se ao uso crônico de diurético de alça, como a furosemida.

  - Síndrome de Gitelman: igualmente rara, é causada por alteração na função do cotransportador sódio/cloreto, ocasionando hipocalemia e alcalose metabólica, como na síndrome de Bartter, além de hipomagnesemia e hipocalciúria. Assemelha-se ao uso crônico de tiazídicos, como a hidroclorotiazida.

Manutenção da alcalose metabólica

- Em presença de função renal normal, o aumento da reabsorção de bicarbonato pelos rins deve-se a, pelo menos, um dos seguintes fatores: depleção do volume circulante efetivo; depleção de cloro; hipocalemia e hipoventilação e hipercapnia.

  - Depleção de volume extracelular: com consequente aumento da reabsorção de sódio, troca por hidrogênio secretado na luz tubular e regeneração de bicarbonato.

º Déficit de cloro: nos casos de depleção de volume, a reabsorção de sódio deve ser acompanhada de ânion para manutenção da eletroneutralidade. Na deficiência de cloreto, o ânion reabsorvido será bicarbonato.

º Depleção de potássio: mantém o desvio de hidrogênio para o intracelular com consequente aumento na secreção de hidrogênio. Também estimula a secreção de NH_3.

º Hipoventilação e hipercapnia: semelhante à hipocalemia, causa elevação da concentração de hidrogênio intracelular e estímulo à secreção de H+.

2. CAUSAS

CAUSAS DE ALCALOSE METABÓLICA	
Responsiva a cloreto (Cloro urinário < 10 mEq/L)	1. Distúrbios gastrintestinais • **Remoção de secreção gástrica (vômitos ou sucção nasogástrica)*** • Adenoma viloso do cólon • Cloridorreia congênita 2. Distúrbios renais • **Diuréticos de alça ou tiazídicos*** • Pós-reversão de hipercapnia crônica 3. Perdas por meio do suor nos pacientes com fibrose cística
Resistente ao cloreto (Cloro urinário > 20 mEq/L)	1. Pressão arterial elevada (sugere excesso de mineralocorticoide) • **Hiperaldosteronismo*** • **Síndrome de Cushing*** 2. Pressão arterial normal • Hipopotassemia (movimento de H^+ para o intracelular) • Síndromes de Bartter e Gitelman
Miscelânia	1. Administração exógena de álcali (p.ex.: leite de magnésio, hidróxido de alumínio) 2. Transfusões maciças (> 8 unidades de hemoderivados) 3. Síndrome de Liddle (alcalose metabólica, hipocalemia e hipertensão hiporreninâmica)

*Causas mais importantes.

3. SINAIS E SINTOMAS

Normalmente, os sinais e sintomas da causa etiológica da alcalose metabólica dominam o quadro clínico e dificilmente poderão ser analisados separadamente. Não há nem sinais, nem sintomas patognomônicos,[1] sendo que a avaliação do espaço extracelular fornece dados muito importantes. Por exemplo: em um paciente com intravascular depletado e apresentando hipocalemia, a provável causa da alcalose seria a perda renal (diuréticos) ou gastrointestinal (vômitos) de ácidos. A maior parte dos sinais e sintomas presentes nos pacientes portadores de alcalose metabólica são decorrentes da hipocalemia associada, tais como fraqueza ou paralisia muscular, distensão abdominal, íleo adinâmico, arritmias cardíacas, poliúria e aumento da produção de amônia (que aumenta o risco de encefalopatia em hepatopatas).[6]

Adicionalmente, existe um elevado risco de intoxicação digitálica, intervalo QT prolongado e ondas U como complicações da alcalose metabólica. Um fluxo sanguíneo cerebral reduzido, presente nos pacientes com alcalose metabólica devido a dinâmica do pCO_2, pode justificar muitos sinais e sintomas neurológicos observados, como cefaleia, convulsões, letargia, *delirium* e estupor.[7]

4. INVESTIGAÇÃO LABORATORIAL

O principal exame laboratorial subsidiário no diagnóstico diferencial dos pacientes portadores de alcalose metabólica e a dosagem urinária de cloro. Recomenda-se um corte de 10 mEq/L para referenciar uma alcalose metabólica como responsiva a cloreto e maior que 20 mEq/L para as alcaloses resistentes a cloreto (Figura 1). Quando o cloro urinário encontra-se em valores entre 50 a 100 mEq/L, a principal hipótese fica em torno do uso de diuréticos e condições correlatas, já dosagens maiores que 200 mEq/L apontam uma maior probabilidade de síndromes tubulares (Bartter e Gilteman).[8]

Além do cloro urinário, a investigação dos outros distúrbios hidroeletrolíticos associados faz-se necessária principalmente pela dosagem do potássio e magnésio sérico e a investigação dos seus distúrbios associados. Vale ressaltar que em situações de hipocalemia importante (K menor que 2 mEq/L) existe uma disfunção tubular que resulta em aumento do cloro urinário mesmo em situações de depleção volêmica.[9] Ademais, a presença de alcalose metabólica pode dificultar a recuperação de estados hipocalêmicos.[10]

20. Diagnóstico e tratamento da alcalose metabólica 365

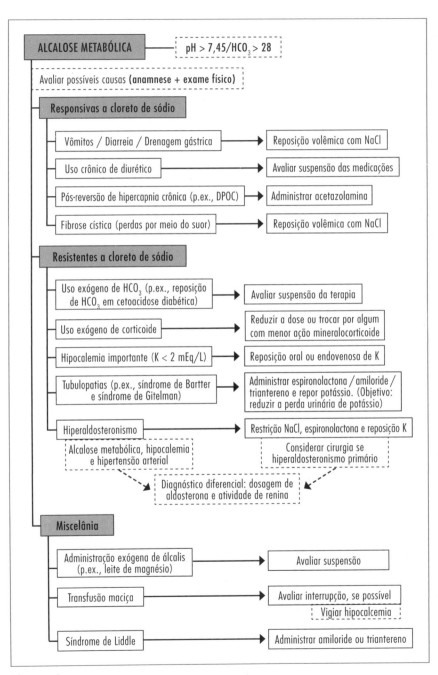

Figura 1

366 Seção V – Distúrbios da regulação acidobásica

5. TRATAMENTO

Inicialmente, deve-se estabelecer claramente o mecanismo fisiopatológico envolvido na iniciação e perpetuação do distúrbio. Casos de alcalose metabólica secundária a compensação de distúrbios respiratórios crônicos geralmente não exigem tratamento e a proposta de redução do bicarbonato para estímulo de drive respiratório falhou em demonstrar benefícios clínicos nesse grupo de pacientes, embora com resultados laboratorialmente satisfatórios.[11]

Abaixo (Figura 2), uma proposta de terapêutica multimodal dos pacientes portadores de alcalose metabólica (baseada em Rose,[1] Berend,[2] Sabatini,[4] Norris,[5] Nascimento[12] e Guffey[13]).

1. Reposição de eletrólitos de forma efetiva (se hipocalemia e/ou hipomagnesemia presentes)
Preferência de reposição de K com cloreto de potássio 19,1%
Reposição com fosfato de potássio demonstrou inferioridade
Objetivo de [K] sérico de 4,5 mmol/L // Objetivo de [Mg] sérico de 2,0 mg/dL
2. Se hipovolêmico, administrar expansão volêmica com salina isotônica (soro fisiológico – 0,9%)
Cloro urinário < 10 a 20 mmol reforça essa necessidade
Expansão volêmica até euvolêmica ou melhora do nível de cloro urinário
3. Se hipervolêmico, administrar diuréticos com capacidade de aumentar bicarbonatúria
Acetazolamida 250 até 1.000 mg de 12/12 h – Promove bicarbonatúria Espironolactona 25 a 100 mg/dia – Bloqueio do SRAA
4. Reduza ou suspenda medicações perpetuadoras da alcalose
Redução ou suspensão de furosemida / Caso inviável - associar diurético descrito em 3 Suspensão de medicações baseadas em sais de citrato, acetato, lactato, gluconato
5. Se perda de hidrogênio via vômitos ou SNG aberta – Associar inibidor da bomba de prótons
6. Ajuste de potenciais perpetuadores extrarrenais
Se em ventilação mecânica: ajustar parâmetros com objetivo de pH próximo a 7,45 a 7,50 (manter o pH menor que 7,45 reduz a bicarbonatúria e perpetua a alcalose) Se em nutrição parenteral: ajustar formulação e retirar sais que propiciem formação de bicarbonato (acetato)

(continua)

(continuação)

7. Diálise
Ajustar bicarbonato do dialisato para propiciar recuperação ácida (principalmente em máquinas de diálise de proporção) – Bicarbonato do dialisato entre -4 a -8 Se em análise contínua: aumentar cloreto do dialisato (preferir reposições baseadas em cloreto de potássio e cloreto de sódio)
8. Infusão ácida (ácido clorídrico 0,1 e 0,2 N)
Utilizar em casos de pH > 7,55 ou bicarbonato > 38 mmol Calcular a estimativa de excesso de bicarbonato = 0,5 x (peso) x (bicarbonato laboratorial – bicarbonato objetivo) Geralmente, o bicarbonato objetivo é estipulado em 35 mmol/L Solicitar formulação de ácido clorídrico 0,1 ou 0,2 normal (diluir em água destilada) HCl 0,1 N = 100 mEq/L / HCl 0,2 N = 200 mEq/L Infusão somente via cateter venoso central locado (veia cava ou átrio) / Utilizar via distal do cateter Infusão máxima segura: 0,2 mEq/kg/H – Entre 75 a 150 mL/H da solução 0,2 e 0,1 N, respectivamente Checar eletrólitos e gasometria de 1/1 hora

Figura 2

6. CONSIDERAÇÕES FINAIS

A alcalose metabólica é um distúrbio prevalente e de importância clínica no contexto médico. Uma anamnese detalhada e um exame físico minucioso são essenciais para a identificação da causa base, o que associado a exames complementares (gasometria arterial, cloro urinário e íons séricos) permite o manejo desse distúrbio acidobásico de forma eficaz.

REFERÊNCIAS BIBLIOGRÁFICAS

1. Rose BD, Post TW. Clinical physiology of acid-base and electrolyte disorders: McGraw-Hill; 2001.

2. Berend K, van Hulsteijn LH, Gans RO. Chloride: the queen of electrolytes? Eur J Intern Med. 2012;23(3):203-11.

3. Hobbs J. Fluid, electrolyte, and acid-base disorders. In: Taylor RB, David AK, Fields SA, Phillips DM, Scherger JE, editors. Family medicine: principles and practice. New York, NY: Springer New York; 2003. p. 815-32.

4. Sabatini S, Kurtzman NA. The maintenance of metabolic alkalosis: factors which decrease bicarbonate excretion. Kidney Int. 1984;25(2):357-61.

5. Norris SH, Kurtzman NA. Does chloride play an independent role in the pathogenesis of metabolic alkalosis? Semin Nephrol. 1988;8(2):101-8.

6. Scheiner B, Lindner G, Reiberger T, Schneeweiss B, Trauner M, Zauner C, et al. Acid-base disorders in liver disease. J Hepatol. 2017;67(5):1062-73.

7. Yoon S, Zuccarello M, Rapoport RM. pCO(2) and pH regulation of cerebral blood flow. Front Physiol. 2012;3:365.

8. Gladziwa U, Schwarz R, Gitter AH, Bijman J, Seyberth H, Beck F, et al. Chronic hypokalaemia of adults: Gitelman's syndrome is frequent but classical Bartter's syndrome is rare. Nephrology, dialysis, transplantation: official publication of the European Dialysis and Transplant Association - European Renal Association. 1995;10(9):1607-13.

9. Garella S, Chazan JA, Cohen JJ. Saline-resistant metabolic alkalosis or "chloride-wasting nephropathy": Report of four patients with severe potassium depletion. Annals of internal medicine. 1970;73(1):31-8.

10. Cañas F, Orrego-González E, Eduardo-Celin D, Martínez BJ, Ramírez LM. Metabolic alkalosis is related to delayed response to treatment of hypokalemia in non-surgical critically ill patients. J Community Hosp Intern Med Perspect. 2019;9(6):477-9.

11. Faisy C, Meziani F, Planquette B, Clavel M, Gacouin A, Bornstain C, et al. Effect of acetazolamide vs placebo on duration of invasive mechanical ventilation among patients with chronic obstructive pulmonary disease: a randomized clinical trial. Jama. 2016;315(5):480-8.

12. Nascimento L, Calcagno PL. Metabolic alkalosis: role of the kidney. Contrib Nephrol. 1981;27:54-60.

13. Guffey JD, Haas CE, Crowley A, Connor KA, Kaufman DC. Hydrochloric acid infusion for the treatment of metabolic alkalosis in surgical intensive care unit patients. Ann Pharmacother. 2018;52(6):522-6.

Capítulo 21

DIAGNÓSTICO E TRATAMENTO DA ACIDOSE RESPIRATÓRIA

Egivaldo Fontes Ribamar
Moisés Dias da Silva

1. INTRODUÇÃO

A acidose respiratória é um distúrbio fisiopatológico primário causado pela redução da ventilação alveolar em relação à velocidade de produção de CO_2, resultando em hipercapnia, caracterizada por elevação primária da pCO_2 (>45 mmHg), com a consequente diminuição do pH sanguíneo (<7,35).[1] Pode-se entender, dessa forma, que o acúmulo de íons H^+, gerando a retenção de ácido, ocorre, por definição, devido à presença da hipercapnia, seja ela de origem aguda ou crônica.

O metabolismo celular de um adulto, com 70 kg, produz cerca de 290 a 360 L de CO_2/dia (13.000 a 16.000 mmol/dia), o qual deve ser eliminado através dos pulmões, visando garantir o equilíbrio do CO_2 e do pH sanguíneo.[2] Dessa forma, o transporte de CO_2 é feito dos sítios de sua produção, as células, para o de eliminação, os pulmões. O CO_2 presente na circulação se combina com a água, gerando o ácido carbônico, que, por sua vez, dissocia-se em íons H^+ e HCO_3^-.

2. CONTROLE DA RESPIRAÇÃO E MECANISMOS COMPENSATÓRIOS

Os centros respiratórios ficam localizados na ponte e na medula espinhal e controlam a ventilação alveolar de forma muito precisa. Os quimiorreceptores sensíveis a níveis de pCO_2, pO_2 e pH, são os principais responsáveis por essa regulação. Quimiorreceptores centrais presentes na medula são extremamente sensíveis a pequenas variações do pH sanguíneo, de tal forma que a redução do pH influencia diretamente na ventilação pulmonar, mantendo, assim, os níveis adequados de CO_2 no sangue. Quando a mecânica ventilatória é interrompida, por qualquer motivo, a pCO_2 aumenta e a acidose respiratória se instala.

Os mecanismos compensatórios presentes em nosso organismo atuam em velocidades diferentes, sendo o sistema tampão respiratório mais precoce e os rins atuando mais tardiamente. Inicialmente, o sistema tampão fixo não bicarbonato atua como primeira linha de defesa, de forma precoce e nas primeiras horas, com participação principalmente da albumina, fosfato e hemoglobina. Posteriormente, cabe aos rins a principal estratégia de combate ao distúrbio, montada de forma mais lenta, em torno de 3 a 5 dias, envolvendo dois mecanismos básicos: a regeneração de bicarbonato e a perda de ácido fixos (acidificação urinária), esta última dependente da participação de alguns tampões urinários, como fosfato e cloreto de amônio (NH_{4+}).[3]

É importante observar que na presença de distúrbios respiratórios simples não ocorre a normalização completa do pH, havendo apenas uma amenização do seu nível. Para que o pH retorne a sua faixa estritamente normal, seria necessária a presença de um segundo distúrbio (alcalose metabólica), que, uma vez presente, levaria a um aumento do pH retornando seu nível a faixa normal. Nesse caso, haveria a presença de um distúrbio duplo, caracterizado pela acidose respiratória e alcalose metabólica primários.

3. ETIOLOGIA

Como visto, a acidose respiratória ou hipercapnia, pode ser definida como o aumento da pCO_2 (> 45 mmHg) associada à diminuição pH sanguíneo (< 7,35). Esse fenômeno ocorre pelo desbalanço entre a produção de CO_2 (VCO_2) e a sua eliminação, pela ventilação alveolar (V_A). A equação que rege a ventilação alveolar (V_A) pode assim ser expressa:

$V_A = V_E \times [1 - V_D / V_T]$, sendo:

V_A = ventilação alveolar, V_E = ventilação minuto, V_D = espaço morto e V_T = volume corrente.

21. Diagnóstico e tratamento da acidose respiratória

Dessa forma, pode-se perceber que as causas de acidose respiratória estão relacionadas a uma diminuição do V_E (doenças no sistema nervoso central – SNC, neuromusculares ou na caixa torácica) ou ao aumento de V_D (doenças pulmonares). O aumento do VCO_2 (febre, sepse, por exemplo) também pode levar à hipercapnia, contudo isso é visto em pacientes que apresentam reserva pulmonar comprometida.

Pode-se classificar a acidose respiratória nas formas aguda ou crônica, observando-se na acidose aguda, uma rápida elevação da pCO_2. Como já descrito, vários fatores podem ser responsáveis, tais como: acidente vascular encefálico, depressão do SNC, defeitos no uso da musculatura respiratória por distúrbios neuromusculares, como na miastenia gravis, distrofia muscular ou síndrome de Guillain-Barré. A acidose respiratória crônica, diferentemente da forma aguda, mais comumente é causada por doenças crônicas, como a doença pulmonar obstrutiva crônica (DPOC), síndrome de hipoventilação da obesidade (síndrome de Pickwick), esclerose lateral amiotrófica e em defeitos esqueléticos torácicos graves. Um fato clínico importante a ser observado é que, na presença de doença respiratória crônica estável e acidose, podem ocorrer insultos agudos, como pneumonias, com exacerbação da doença, que pode levar a incompatibilidade de ventilação/perfusão (V/Q) e consequente piora por descompensação da acidose presente.[5]

As principais causas de acidose respiratória[6] estão descritas na Tabela 1.

Tabela 1 Causas de acidose respiratória

Principais causas de acidose respiratória		
Mecanismo		**Etiologia**
Hipoventilação sem doença pulmonar	Central	Sedativos, encefalite, AVE, apneia obstrutiva do sono, hipotermia, hipotiroidismo
	Neuromuscular	Traumatismo raquimedular, esclerose lateral amiotrófica, poliomielite, síndrome de Guillain-Barré, polineuropatia do paciente crítico, miastenia gravis, poliomiosite, tétano, esclerose múltipla, paralisia periódica, doenças mitocondriais, hipofosfatemia, hipotireoidismo, hipertireoidismo, botulismo, organofosforados, bloqueio neuromuscular, porfiria
	Caixa torácica	Cifoescoliose, toracoplastia, tórax instável, *pectus escavatum*, espondilite anquilosante

(continua)

372 Seção V – Distúrbios da regulação acidobásica

Tabela 1 Causas de acidose respiratória *(continuação)*

Principais causas de acidose respiratória	
Mecanismo	**Etiologia**
Hipoventilação com doença pulmonar ou distúrbio ventilação/perfusão	Embolia pulmonar, DPOC, asma, doença intersticial pulmonar, doença vascular pulmonar
Aumento de produção de CO_2	Febre, tireotoxicose, exercícios físicos, infecções graves, como a sepse, uso de esteroides, suporte nutricional (*overfeeding*)

AVE: acidente vascular encefálico; DPOC: doença pulmonar obstrutiva crônica.

4. MANIFESTAÇÕES CLÍNICAS

Os achados clínicos são variáveis, podendo corresponder somente à presença simples da própria hipercapnia, sem sintomatologia evidente, mas, dependendo da gravidade, pode haver sintomatologia variável, incluindo os da própria doença subjacente. Os pacientes podem apresentar desde uma simples ansiedade, cefaleia e sonolência, até quadros mais graves, com *delirium*, crises convulsivas, papiledema e coma, dependendo da gravidade da hipercapnia.[7] Esses sintomas podem ocorrer, em parte, pela grande capacidade difusiva do CO_2 entre os tecidos, penetrando livremente na barreira hematoencefálica e SNC e consequente vasodilatação, aumento da pressão intracraniana, podendo levar também à redução do pH do liquor cefalorraquidiano.

É importante ressaltar que a intensidade dos achados clínicos pode variar também de acordo com o estado clínico basal do paciente. Indivíduos previamente saudáveis toleram níveis menores de pCO_2, enquanto pacientes com histórico de hipercapnia crônica podem permanecer com pouca repercussão clínica, até níveis mais altos de pCO_2 tais como valores significativos como 90 a 100 mmHg.[4]

5. ABORDAGEM AO PACIENTE COM ACIDOSE RESPIRATÓRIA

Um modelo prático de abordagem[8] do paciente com acidose respiratória pode ser proposto, como representado na Figura 1.

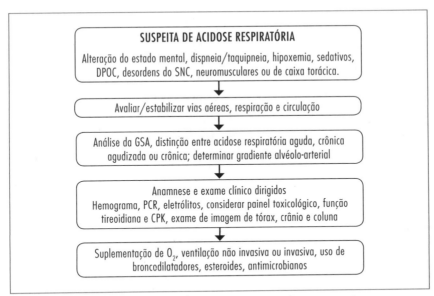

Figura 1 Abordagem prática do paciente com acidose respiratória.

GSA: gasometria arterial; PCR: proteína C reativa; CPK: creatinofosfoquinase.

A interpretação da acidose respiratória, como aguda ou crônica,[9] pode ser feita a partir da análise da Figura 2, assim como foi discutido no capítulo 19:

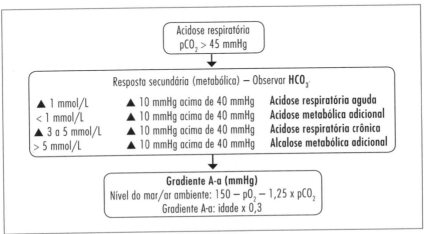

Figura 2 Interpretação gasométrica na acidose respiratória.

Gradiente A-a: gradiente alvéolo-arterial.

De acordo com essa abordagem, percebe-se que o cálculo do gradiente alvéolo-arterial é fundamental para que seja possível estratificar esses pacientes.

Em todos os casos de acidose respiratória, seja aguda ou crônica, a hipoventilação (diminuição de V_A) é o mecanismo padrão. A hipoventilação pode estar relacionada tanto a um distúrbio em qualquer componente do eixo de regulação da mecânica ventilatória, reduzindo o V_E (doenças no SNC, neuromusculares ou na caixa torácica), quanto a um problema intrínseco pulmonar, levando ao aumento de V_D. A estratificação é feita por meio da análise do gradiente alvéolo-arterial.

A Figura 3 propõe um modelo de abordagem diagnóstica[9] na acidose respiratória:

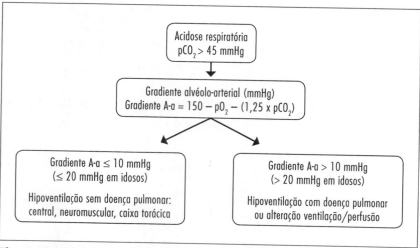

Figura 3 Abordagem diagnóstica na acidose respiratória.

6. TRATAMENTO

O princípio básico que rege o tratamento da acidose respiratória consiste em que nenhum medicamento deve ser usado especificamente para tratar o distúrbio presente. Toda terapia deve ser direcionada ao controle da doença ou do distúrbio subjacente que está causando a hipoventilação e, portanto, a acidose respiratória consequente.[10]

Após o diagnóstico, a causa da acidose respiratória deve ser compreendida e tratada. A hipercapnia deve ser corrigida com bastante cuidado, de modo gradual, uma vez que uma rápida correção pode causar alcalinização do líquido cefalorraquidiano (LCR), podendo levar a convulsões e agravamento do paciente.[5]

A terapia farmacológica pode ser usada para ajudar a melhorar a ventilação alveolar. Drogas broncodilatadoras, tais como agonistas beta, drogas anticolinérgicas e esteroides, podem ser bastante úteis no tratamento de pacientes com doenças obstrutivas das vias aéreas, como a asma, DPOC ou crises de broncoespasmos. A naloxona é capaz de inativar o efeito de opioides, que são drogas muito utilizadas no controle da dor crônica ou aguda de alta intensidade. Pode ser muito importante quando usada em pacientes que com overdose[5] de opiáceos e que cursam com acidose respiratória.

Pacientes graves, letárgicos ou confusos, devem ser monitorados na unidade de terapia intensiva (UTI). Os que apresentam hipoventilação, que estejam sob risco, devem ser avaliados imediatamente para intubação endotraqueal e ventilação mecânica. O uso de estimulantes respiratórios não parece ser eficaz no tratamento da acidose respiratória. A medroxiprogesterona tem sido usada para estimular o impulso respiratório, porém seus reais benefícios são questionáveis.

Em casos de pacientes com acidose respiratória e hipoxemia a oferta de oxigênio suplementar deve ser feita sempre.[5] É fundamental a garantia da patência das vias aéreas e a suplementação de O_2 para assegurar uma pO_2 e saturação de O_2 de, pelo menos, 60 mmHg e 90%, respectivamente. É preciso considerar que metas supraterapêuticas de O_2, fornecendo mais O_2 do que o necessário, podem ser danosas e causar depressão do sensório, além de aumentar o distúrbio V/Q do paciente, de forma a comprometer a assistência.

Em pacientes sintomáticos e sem melhora dos parâmetros ventilatórios, pode-se considerar o uso de ventilação não invasiva (BiPAP). É importante que o paciente tenha nível de consciência apropriado e perfil hemodinâmico estável para que tal medida seja eficaz. Essa estratégia tem o benefício de diminuir o trabalho muscular e melhorar as trocas gasosas ao prevenir o colapso dos alvéolos. É uma medida com benefício indiscutível em pacientes portadores de DPOC e edema agudo de pulmão (EAP), notadamente de origem cardiogênica.[11]

Em casos refratários de acidose respiratória e com complexo manejo clínico e terapêutico, deve ser considerada a instituição de ventilação invasiva, tendo em mente dois pontos fundamentais:

1. Atenção à correção rápida do CO_2, como já citado, visto que o paciente pode desenvolver alcalemia pós-hipercápnica. Essa complicação pode, em parte, ser manejada com administração de acetazolamida.

2. Ponderar a hipercapnia permissiva. Ao considerar estratégias ventilatórias mais conservadoras, com menores volumes, como 5 a 6 mL/kg, aceitam-se níveis maiores de CO_2 e menores de pH, porém, em contrapartida, os pulmões são protegidos e evita-se lesão por volume e pressão (volutrauma e barotrauma).[12,13] Estudos observacionais sugerem que essa estratégia pode ser benéfica e, portanto, considerada em alguns casos. Atenção especial deve ser dada aos pacientes com injúria cerebral, doença isquêmica do miocárdio, arritmias cardíacas e hipertensão pulmonar, pois tal abordagem deve ser desencorajada uma vez que os riscos da hipercapnia permissiva podem superar os benefícios, levando a piora do quadro do paciente.

Outros tratamentos[14] adicionais também podem ser considerados na prática:

1. O uso de bases, como a infusão de bicarbonato de sódio, na tentativa de tamponar o pH, tem resultados controversos e não há benefício comprovado.

2. A instilação de gás traqueal (TGI), que, apesar de melhorar numericamente a GSA pelo clearance de CO_2, não guarda real benefício e possui segurança questionável.

3. Membrana de oxigenação extracorpórea (ECMO) é uma medida de resgate que pode ser tentada em alguns casos. Ao utilizar essa membrana e circuito extracorpóreo, pode-se melhorar as trocas gasosas, fornecendo O_2 e removendo CO_2 do organismo.

7. CASO CLÍNICO

Paciente de 60 anos, história de hipertensão arterial e DPOC, com carga tabágica de 40 maços/ano, foi admitida no setor de emergência com queixa de dispneia aos mínimos esforços, tosse produtiva com expectoração purulenta e febre há 3 dias, de modo que o diagnóstico presuntivo aventado foi o de uma exacerbação do DPOC por traqueobronquite. Laboratório: Ht 48%, Hb 16g%, Leu 15.500/mm^3, Pqt 350.000/mm^3, glicemia 102 mg%, creatinina 1,3 mg%, Na 137 mEq/L, K 5,8 mEq/L, Cloro 102 mEq/L. GSA: pH 7,19, pCO$_2$ 80 mmHg, pO$_2$ 40 mmHg, SO$_2$ 70% em ar ambiente, HCO$_3^-$ 30 mEq/L. Raio X tórax: parênquima pulmonar sem infiltrados, compatível com a possibilidade de traqueobronquite.

Abordagem do estado acidobásico da paciente:

1.º passo: Qual o distúrbio ácido-base: acidemia ou alcalemia? Acidemia, pois o pH é 7,19.

2.º passo: Qual o componente que comanda o distúrbio: metabólico ou respiratório? Respiratório, pois o pCO$_2$ é 80 mmHg.

3.º passo: A instalação é aguda ou crônica? Embora haja o relato de DPOC, a análise da GSA nos mostra que a instalação é aguda, pois PCO$_2$ é 80 (40 + 4 x 10) e HCO$_3^-$ 30 (26 + 4 x 1).

4.º passo: Qual o gradiente A-a? 150 – 40 – 1,25 x 80 = 10 mmHg (normal ajustado para idade = 60 x 0,3 = 18), ou seja, mesmo com a história de DPOC, ainda permanece dentro do limite da normalidade.

Interpretação: o caso em questão aborda uma paciente com história de DPOC que teve seu quadro complicado por uma exacerbação infecciosa por traqueobronquite. A GSA revela uma acidose com componente respiratório mandatório, de instalação aguda e com gradiente A-a ainda preservado, a despeito da história pregressa, porém compatível com envolvimento apenas traqueobrônquico.

REFERÊNCIAS BIBLIOGRÁFICAS

1. Potter Dr M, Gold RM, Taylor Z, Arruda JAL. Cap. 1 - Distúrbios do equlíbrio ácido-básico. Diagnóstico e tratamento das doenças renais e hipertensão. Livraria e Editora Revinter Ltda, 1998.

2. Langer T, Pelosi P, Caironi P. Respiratory acid-base disorders. In: Ronco C. Critical care nephrology. 3th ed. Philadelphia: Elsevier, 2019. p. 411-6.

3. Gomes CP, Gordan PA. Avaliação laboratorial dos distúrbios acidobásicos: o que é preciso saber na prática diária? In: Kirstajn GM. Diagnóstico laboratorial em nefrologia. São Paulo: Sarvier, 2010. p. 91-102.

4. Feller-Kopman DJ, Schwartzstein RM. The evaluation, diagnosis, and treatment of the adult pactient with acute hypercapnic respiratory failure. Uptodate. 2019. Disponível em: < http://www.uptodate.com/online>.

5. Patel S, Sharma S. Fisiologia da acidose respiratória, 2019, Maio. Disponível em <https://www.ncbi.nlm.nih.gov/books/NBK482430>.

6. Feller-Kopman DJ, Schwartzstein RM. Mechanisms, causes, and effects of hypercapnia. Uptodate. 2019. Disponível em: <http://www.uptodate.com/online>.

7. Epstein SK, Singh N. Respiratory acidosis. Respir Care. 2001;46:366-83.

8. Silva MD, Gomes CP. Distúrbios acidobásicos. In: Veronese FV. Nefrologia na prática clínica. São Paulo: Balieiro, 2019. p. 244-60.

9. Berend K, de Vries AP, Gans RO. Physiological approach to assessment of acid-base disturbances. N Engl J Med. 2014 Oct 9;371(15):1434-45.

10. Byrd Jr RP. Medicação para acidose respiratória. Disponível em <https://emedicine.medscape.com/article/301574-medication>. Feb, 2019.

11. Davidson AC, Banham S, Elliott M, et al. BTS/ICS guideline for the ventilatory management of acute hypercapnic respiratory failure in adults. Thorax. 2016;71(Suppl 2):ii1.

12. Kregenow DA, Rubenfeld GD, Hudson LD, Swenson ER. Hypercapnic acidosis and mortality in acute lung injury. Crit Care Med. 2006;34(1):1.

13. Kamel SK, Mitchell LH. Repiratory acid-base disorders. In: Kamel SK, Mitchell LH. Fluid, electrolyte, and acid-base physiology a problem based approach. 5th ed. Philadelphia: Elsevier, 2017. p. 206-11.

14. Laffey JG, Kavanagh BP. Hypercapnia in the critically ill. In: Andrew Webb. Oxford textbook of critical care. 2th ed. Oxford: Oxford University Press, 2016. p. 394-8.

Capítulo 22

DIAGNÓSTICO E TRATAMENTO DA ALCALOSE RESPIRATÓRIA

Caroline de Azevedo Martins
Fabricio Guimarães Bino

1. INTRODUÇÃO

A alcalose respiratória é um importante e comum distúrbio acidobásico, mas frequentemente ignorado. De fato, a alcalose respiratória é um marcador de pior prognóstico, e a taxa de mortalidade em pacientes hospitalizados com alcalose respiratória é maior que a de pacientes com acidose respiratória. Isso normalmente se deve à gravidade da doença subjacente que provocou a alcalose respiratória.[1,2] A alcalose respiratória resulta de uma alteração primária na tensão arterial do dióxido de carbono ($PaCO_2$), ou é resultado da mistura de distúrbios respiratório e metabólicos sobrepostos. A diminuição dos níveis $PaCO_2$, abaixo da faixa normal de referência de 35 mmHg é denominada hipocapnia, também conhecida como hipocarbia. Alterações que levam à hipocapnia também resultam em alcalose respiratória.[3,4]

2. DEFINIÇÃO

Quando na forma de um distúrbio acidobásico simples, a alcalose respiratória é definida por uma diminuição primária da $PaCO_2$ (<35 mmHg), resultando em um aumento do pH (>7,45).[5] Assim sendo, a queda da $PaCO_2$ promove uma redução da concentração de H^+, conforme previsto para o sistema tampão do ácido carbônico, na equação de Henderson-Hasselbalch

380 Seção V – Distúrbios da regulação acidobásica

(capítulo 19). A resposta fisiológica (secundária) à queda da $PaCO_2$ é o aumento lento do HCO_3, mediado pelos rins, que tenta dessa forma manter um pH fisiológico, por meio da diminuição renal da secreção de H^+ e do aumento da excreção de HCO_3. Enquanto nas doenças respiratórias os níveis de $PaCO_2$ podem variar em poucos minutos, o ajuste do HCO_3 pelo rim vai demorar dias. Portanto a resposta fisiológica esperada será diferente se a alcalose respiratória for aguda ou crônica.[6,7] Na alcalose respiratória aguda não há tempo para excreção de HCO_3 pelos rins e a queda do HCO_3 é de aproximadamente 1 a 3 mEq/L para cada 10 mmHg de redução da $PaCO_2$. Se a redução da $PaCO_2$ persistir por mais de três a cinco dias, a alcalose respiratória é considerada crônica, e a concentração de HCO_3 cairá entre 3 a 5 mEq/L para cada 10 mmHg de redução da $PaCO_2$ (Tabela 1).

Tabela 1 Variação fisiológica do HCO_3 e do pH na alcalose respiratória

Distúrbio primário Alcalose respiratória	$PaCO_2$ (para cada)	HCO_3 (ocorre)	pH (ocorre)
Aguda	⇓ 10 mmHg	⇓ 1 a 3 mEq/L	⇑ 0,008 (40 - $PaCO_2$)
Crônica	⇓ 10 mmHg	⇓ 3 a 5 mEq/L	⇑ 0,004 (40 - $PaCO_2$)

3. ETIOLOGIA E PATOGENIA

Os níveis de CO_2 são fisiologicamente regulados pelo sistema pulmonar pela respiração. Esta é regulada pelo centro respiratório, no tronco cerebral, por quimiorreceptores centrais que respondem a alterações na $PaCO_2$ e no pH sanguíneo. Também é regulada através de quimiorreceptores periféricos das paredes dos grandes vasos sanguíneos, que respondem principalmente a tensão arterial do oxigênio (PaO_2). Embora as doenças pulmonares produzam hiperventilação por hipóxia, a correção da hipóxia nem sempre reduz a dispneia, e isso se deve à existência de estímulos ventilatórios locais pulmonares, via reflexo aferente.

Embora seja teoricamente possível reduzir a produção de CO_2, em quase todos os cenários, a hipocapnia é resultado da hiperventilação. Nesta ocorre aumento do volume-minuto e, portanto, maior ventilação alveolar. O aumento da ventilação no espaço alveolar remove rapidamente o CO_2, causando o aumento do gradiente de difusão do CO_2 do sangue para os

22. Diagnóstico e tratamento da alcalose respiratória 381

alvéolos. Consequentemente, o CO_2 é mais facilmente removido do corpo. Praticamente não há mecanismos além da diminuição da ventilação pulmonar para regular essa perda.[8]

A hiperventilação com alcalose respiratória pode ter etiologias de origem central (intrínseca ou por mediadores que estimulem o centro respiratório), pulmonar (em que a hiperventilação é estimulada por receptores torácicos), pela hipoxemia (estimulada por quimiorreceptores periféricos) e ainda iatrogênica como na ventilação mecânica (Tabela 2).

Tabela 2 Causas de hipocapnia/alcalose respiratória

Central	Dor, transtorno de ansiedade, síndrome do pânico, febre, AVE, meningite, encefalite, tumor, TCE, toxinas (salicilatos, teofilina, metilxantinas, nicotina), gestação (progesterona), endotoxemia, cirrose hepática.
Pulmonar	Pneumotórax, pneumonia, edema pulmonar, embolia pulmonar, broncoaspiração, doença intersticial-pulmonar, asma.
Hipoxemia	Doença pulmonar-intrínseca, insuficiência cardíaca congestiva, altitude, anemia grave, hipotensão, hemoglobinopatia.
Outras	Ventilação mecânica, membrana de oxigenação extracorpórea.

AVE: acidente vascular encefálico; TCE: traumatismo cranioencefálico.

O centro respiratório pode ser estimulado por toxinas como as liberadas na sepse gram-negativa, medicamentos, pela amônia na disfunção hepática, tumores da ponte e por sinalização dos centros corticais na síndrome de hiperventilação (hiperventilação psicogênica). A alcalose respiratória também pode ser consequência de algumas doenças pulmonares, como pneumonia, embolia pulmonar e edema pulmonar, em que processos patológicos, como inflamação e edema, ativam os receptores do epitélio das vias aéreas, que estimulam a hiperventilação.[9] Em grande parte das vezes a hipoxemia, redução da PaO_2, é o principal estimulo para hiperventilação. A redução da capacidade de transporte de O_2, com hipóxia tecidual, como nas anemias e nas hemoglobinopatias, também é capaz de estimular a hiperventilação. Cabe ressaltar que, durante a gestação, em virtude dos efeitos hormonais, principalmente da progesterona, sobre o centro respiratório, a $PaCO_2$ encontra-se próxima de 30 mmHg, promovendo alcalose respiratória fisiológica durante a gravidez.

Em pacientes com profunda redução da função cardíaca e da perfusão pulmonar, mas com a ventilação alveolar preservada, a hipocapnia arterial pode coexistir com hipercapnia venosa, esta entidade é denominada *pseudoalcalose respiratória*. Ocorre nos casos de falência circulatória grave e naqueles submetidos a ressuscitação cardiopulmonar. Nesses casos, o aumento da relação ventilação/perfusão (V/Q) promove uma remoção elevada de CO_2 por unidade de sangue, levando a hipocapnia na circulação arterial. Porém a falência circulatória e de perfusão impede que o CO_2 seja adequadamente removido do sistema venoso, que permanecerá com hipercapnia. Tanto a circulação arterial quanto a venosa estarão com hipoxemia. A realização de uma gasometria venosa central, além da arterial, permitirá a identificação da pseudoalcalose respiratória.[10]

4. MANIFESTAÇÃO CLÍNICA

Acredita-se que os sintomas causados pela alcalose respiratória sejam relacionados a redução do fluxo sanguíneo cerebral e ao aumento do pH. A alcalose também aumenta a ligação do cálcio com a albumina, dessa forma reduzindo o cálcio iônico. Na prática, os sintomas da alcalose respiratória são semelhantes aos encontrados na hipocalcemia (Tabela 3). Os sintomas ocorrem predominantemente na alcalose respiratória aguda sendo menos frequentes na alcalose respiratória crônica. Entretanto, as manifestações graves geralmente estão ausentes, visto que situações em que o pH esteja acima de 7,65 são raras. Porém a hipocapnia grave pode precipitar síndrome coronariana ou agravar lesões neurológicas como no traumatismo craniano, AVC, durante anestesia geral, e na doença da altitude.[11,12]

Tabela 3 Sintomas da Alcalose Respiratória

Laboratoriais	Hipopotassemia Hipofosfatemia Aumento do *anion gap* Diminuição do cálcio iônico
Neurológicos	Tonteira, náuseas Cefaleia, síncope, confusão mental Parestesias em extremidades e região perioral Câimbras e espasmo carpopedal
Cardiovascular	Arritmias Vasoespasmo coronariano

Geralmente, além dos sintomas causados pela alcalose respiratória, vão estar presentes também as manifestações relacionadas ao distúrbio que está provocando a hipocapnia. Assim, a história e os sintomas são bastante variáveis de acordo com as numerosas patologias que podem induzir a hiperventilação. Esses podem incluir desde dispneia aguda, tosse produtiva ou não produtiva, febre, calafrios, edema periférico, ortopneia, turgência jugular, fraqueza, ansiedade, dor no peito, sibilos, hemoptise, sinais neurológicos focais agudos, sinais meníngeos, convulsão, ou até não haver sinais claros.[13]

5. DIAGNÓSTICO

A investigação diagnóstica deverá iniciar com uma história e exame físico, em busca de sinais que possam indicar a presença da hiperventilação e da possível etiologia. Uma observação adequada poderá detectar alterações no padrão respiratório, embora a hipocapnia possa estar presente mesmo sem que alteração na respiração seja perceptível. Em todos os casos, a análise adequada da gasometria arterial é necessária para diagnosticar este desequilíbrio acidobásico. A alcalose respiratória crônica leve a moderada pode não ser acompanhada de alcalemia, nesse caso a presença do pH normal pode gerar erro de interpretação com os diagnósticos de acidose metabólica ou distúrbio acidobásico misto.[14] Se a hipocapnia estiver acompanhada de alcalemia os elementos para o diagnóstico da alcalose respiratória estarão presentes, podendo ou não estar acompanhada de outros distúrbios acidobásicos, conforme discutido no capítulo 19.

Com uma ampla possibilidade de causas para a alcalose respiratória, é importante saber se hipocapnia está acompanhada também de redução da PaO_2, pois nesse caso as hipóteses diagnósticas serão direcionadas para as causas que cursem com hipoxemia. Outro instrumento para fazer diagnóstico etiológico é calcular o gradiente Alvéolo-arterial (gradiente A-a). Um gradiente A-a anormalmente aumentado sugere um defeito na difusão, compatível com as causas de hiperventilação de origem pulmonar, como pneumonia, embolia e edema pulmonar. Já um gradiente A-a normal ou baixo são encontrados nas hipocapnias de origem central, ou nas hipoxemias sem doença pulmonar como altitude, anemia e hipotensão (Figura 1). É considerado normal um gradiente A-a entre 5 e 15 mmHg, porém o valor da normalidade do gradiente A-a aumenta com a idade conforme fórmula abaixo.

Gradiente A-a normal: (Idade/4) + 4

A radiografia de tórax é importante em todos os pacientes, pois ajuda a discernir uma causa anatômica ou infecciosa, e pode excluir o edema pulmonar. Se houver uma razão clínica para isso, a TC do tórax pode desempenhar um papel vital na obtenção de um diagnóstico. Se houver suspeita clínica para insulto neurológico, a TC ou RM da cabeça podem ser apropriadas juntamente com a punção lombar para análise do liquor. Os eletrólitos séricos devem ser medidos com atenção especial aos níveis de sódio, potássio, magnésio, fosfato e cálcio, pois podem levar a complicações adicionais.

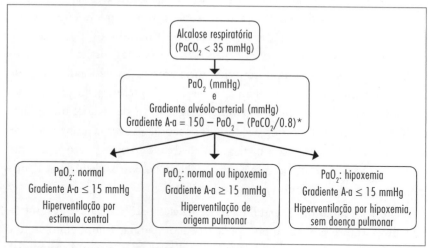

Figura 1 Abordagem diagnóstica na alcalose respiratória.

* fórmula para ar ambiente em nível do mar.

6. TRATAMENTO

O tratamento da alcalose respiratória deve ser direcionado à causa base que está promovendo a hiperventilação, por exemplo: ansiolíticos na síndrome de hiperventilação; analgésicos para dor; oxigênio terapia para hipoxemia; antibióticos para pneumonia; e outros descritos na Tabela 4.

22. Diagnóstico e tratamento da alcalose respiratória 385

As intervenções para reduzir diretamente o pH normalmente não são necessárias, no entanto, em pacientes hospitalizados, a hipocapnia grave deve ser evitada para não piorar lesões cardíacas ou neurológicas prévias. A correção rápida de uma alcalose respiratória também deve ser evitada, pois provocaria vasodilatação levando à lesão de reperfusão, em áreas previamente isquêmicas do cérebro ou pulmão. Em casos excepcionais de alcalemia grave sintomática poderão ser necessárias medidas para diminuir o pH. Essas medidas são direcionadas para diminuir o HCO_3 e/ou aumentar a $PaCO_2$. Para reduzir o HCO_3 pode ser usado o inibidor da anidrase carbônica (acetozolamida), com objetivo de aumentar a excreção renal de HCO_3. A acetozolamida também é utilizada no controle da alcalemia na doença da altitude.[7] Em pacientes com doença renal crônica em hemodiálise, com síndrome de hiperventilação, o uso de concentração menor de HCO_3 na diálise pode ser útil para controle da alcalemia. O aumento da $PaCO_2$ pode ser atingido respirando-se em sistema fechado (saco de papel), este método não deve mais ser usado para controle da síndrome de hiperventilação, devido aos riscos de causar hipoxemia em pacientes que já possam ter doença respiratória ou cardiovascular subjacente.[15]

Tabela 4 Tratamento das causas bases da hiperventilação

Hipoxemia	Oxigênio terapia
Intoxicação salicilato	Estimular diurese, alcalinização urinária, acetozolamida, hemodiálise (casos graves)
Síndrome hiperventilação	Ansiolítico, betabloqueadores, retreinamento respiratório (respiração diafragmática)
Ventilação mecânica	Ajustar parâmetros, modo controlado, aumentar espaço morto, sedação, relaxante muscular
Doença da altitude	Oxigenoterapia, acetozolamida
Pneumonia	Antibióticos
Embolia pulmonar	Anticoagulação
Asma	Oxigenoterapia, broncodilatadores
Dor	Analgesia
Sepse, falência circulatória, pseudoalcalose respiratória	Medidas para melhorar perfusão, aminas vasoativas, ventilação mecânica.

7. CASO CLÍNICO

Paciente, feminina, 84 anos, com demência, é encaminhada para emergência devido à piora do nível de consciência. Hemodinamicamente estável com taquipneia.

Gasometria: pH = 7,61; $PaCO_2$ = 20 mmHg; PaO_2 = 68 mmHg; HCO_3 = 20 mEq/L

1.º passo: analisar gasometria: distúrbio primário alcalose respiratória

2.º passo: tem distúrbio duplo? – considerando alcalose respiratória aguda, o HCO_3 está dentro da faixa esperada (é um distúrbio simples).

3.º passo: tem hipoxemia? Sim.

4.º passo: qual o gradiente A-a? 150 – 68 – 25 = 57 mmHg

5.º passo: qual o gradiente A-a normal para a idade? (84/4) + 4 = 25 mmHg

Interpretação: alcalose respiratória aguda, com hipoxemia e gradiente A-a aumentado, compatível com hiperventilação de origem pulmonar, como pneumonia bacteriana ou por aspiração, ou tromboembolismo pulmonar.

REFERÊNCIAS BIBLIOGRÁFICAS

1. Raphael KL, Murphy RA, Shlipak MG, Satterfield S, Huston HK, Sebastian A, et al. Health ABC Study. Bicarbonate concentration, acid-base status, and mortality in the health, aging, and body composition study. Clin J Am Soc Nephrol. 2016 Feb 05;11(2):308-16.

2. Halperin ML, Kamel, Kamel S. Fluid, electrolyte, and acid-base physiology: a problem-based approach. 5. ed. Philadelphia: Elsevier; 2017.

3. Brusilow SW. Hypocapnia. N. Engl. J. Med. 2002 Nov 07;347(19):1533.

4. Stroev YI, Churilov LP. Hyperventilation hypocapnia as the Leonardo da Vinci's syndrome. Psychiatr Danub. 2019 Mar;31(Suppl 1):75-8.

5. Silva MD, Gomes CP. Distúrbios acidobásicos. In: Veronese FV, Manfro RC, Thome FS, Barros E. Nefrologia na prática clínica. São Paulo: Livraria Balieiro, 2019.

6. Adrogué HJ, Madias NE. Secondary responses to altered acid-base status: the rules of engagement. J Am Soc Nephrol. 2010;21:920-3.

7. Palmer BF. Evaluation and treatment of respiratory alkalosis. Am J Kidney Dis. 2012;60:834-8

8. Brinkman JE, Sharma S. Physiology, respiratory Alkalosis. StatPearls Publishing; Treasure Island (FL): Jun 23, 2019.

9. Aggarwal N, Kupfer Y, Chawla K, Tessler S. Altered mental status and complete heart block: an unusual presentation of aspirin toxicity. BMJ Case Rep. 2013 Jun 10;2013.

10. Adrogué HJ, Madias NE. Respiratory acidosis, respiratory alkalosis and mixed disorders. In: Feehally J, Floege J, Tonelli M, Johnson RJ. Comprehensive clinical nephrology. 6. ed. Philadelphia: Elsevier; 2019.

11. Curley G, Kavanagh BP, Laffey JG. Hypocapnia and the injured brain: more harm than benefit. Crit Care Med. 2010 May;38(5):1348-59.

12. Kazmaier S, Weyland A, Buhre W, Stephan H, Rieke H, Filoda K, Sonntag H. Effects of respiratory alkalosis and acidosis on myocardial blood flow and metabolism in patients with coronary artery disease. Anesthesiology. 1998 Oct;89(4):831-7.

13. Hopkins E, Sharma S. Physiology, acid base balance. StatPearls Publishing; Treasure Island (FL): Jun 16, 2019.

14. Batlle D, Chin-Theodorou J, Tucker BM. Metabolic acidosis or respiratory alkalosis? Evaluation of a low plasma bicarbonate using the urine union gap. Am J Kidney Dis. 2017 Sep;70(3):440-4.

15. Foster GT, Vaziri ND, Sassoon CSH. Respiratory alkalosis. Respiratory Care. 2001; 46(4):384-91.

ÍNDICE REMISSIVO

A

Acidose metabólica
ATR tipo I e tipo IV 349
ATR tipo II 348
doenças renais crônicas 351
tratamento 340

Acidose respiratória
abordagem ao paciente 372
etiologia 370
manifestações clínicas 372
tratamento 374

ADH (hormônio antidiurético) 14, 40, 72, 120, 121, 123, 128, 134, 158, 160-2

Albumina 12, 13, 33, 44, 57, 60, 70, 108, 109, 126, 129, 130, 132, 133, 135, 136, 145, 146, 257, 258, 261, 271, 272, 275, 302, 315, 322, 328, 331, 342, 370, 382

Alcalose metabólica
causas 363
investigação laboratorial 364
sinais e sintomas 363
tratamento 366

Alcalose respiratória
definição 379

diagnóstico 383
etiologia e patogenia 380
manifestação clínica 382
tratamento 384

Angiotensina 40, 122, 123, 125-8, 130, 131, 137, 138, 147, 148, 151, 160, 163, 171, 205, 211, 212, 221, 228, 239, 351

Ânion *gap* (AG) 317, 319, 322-4, 333

C

Clearance 30, 31, 161, 166, 184, 185, 190, 196, 280, 305, 309, 376

D

Distúrbios acidobásicos
abordagem quantitativa de Stewart 330
diagnóstico gasométrico 318
equação de Handerson-Hasselbalch 320
sistema de Copenhagen 328

Distúrbios hidroeletrolíticos e acidobásicos (DHEAB) 7, 8, 10, 20, 23, 24

E

Eletrólitos 7-15, 18, 42, 45, 49, 55, 59, 64, 70, 74, 82, 91, 136, 211, 266, 319, 330, 366, 373, 384

Equilíbrio hidroeletrolítico 3, 38

Exame de urina 23-5, 27, 29, 30, 32, 34, 35

H

Hipercalcemia
com PTH inapropriadamente elevado 275
com PTH normal ou suprimido 277
definição 271
diagnóstico 273
sinais e sintomas 272
tratamento 278

Hiperfosfatemia
causas 299
definição 299

Hipermagnesemia
absorção 249
causas 252
excreção 250
tratamento 252

Hipernatremia
aguda 189
crônica 189
remoção de sódio 191
reposição com potássio 195
tratamento 186

Hiperpotassemia (hipercalemia)
etiologia 221
investigação diagnóstica 222

mecanismos 220
tratamento 224

Hipervolemia/estados edematosos
definições 117
doença hepática 125
doença renal crônica (DRC) 138
fisiopatologia do edema 122
insuficiência cardíaca 123
regulação do volume extracelular 120
síndrome nefrítica 137
síndrome nefrótica 126
sódio e água 118
tratamento 144

Hipocalcemia
abordagem ao paciente 261
metabolismo do cálcio 257
tratamento 265

Hipofosfatemia
diagnóstico 286
etiologia 288
fisiologia 285
tratamento 293

Hipomagnesemia
causas 236
consequências 243
regulação da homeostase do magnésio 233
tratamento 244

Hiponatremia
abordagem diagnóstica 164
classificação 158
pseudo-hiponatremia 158
síndrome da antidiurese inapropriada (SIAD) 161
tratamento 165

Hipopotassemia (hipocalemia)
abordagem diagnóstica 209
abordagem terapêutica 204
causas 207
generalidades 202
sinais e sintomas 203

Hipovolemia
diagnóstico 92
sintomas 92
tratamento 107

Homeostase 23, 50, 51, 53, 108, 157, 201, 202, 233, 242, 250, 251, 257, 271, 273, 317, 320

I

Interpretação do exame de urina de 24 h
distúrbios acidobásicos 34
distúrbios da regulação do sódio e da água 26
distúrbios do cálcio 32
distúrbios do fósforo 33
distúrbios do magnésio 33
distúrbios do potássio 31

M

Manutenção de fluidos na criança
homeostase hídrica 50
terapia de correção do déficit hídrico 60
terapia de manutenção 63

terapia de reposição 64
terapia de ressuscitação volêmica 59
terapia hídrica tradicional 57
solução de manutenção em pediatria 66

Manutenção de fluidos no adulto
fisiologia no balanço hídrico 38
soluções de reposição hídrica 41

O

Osmolalidade 25-7, 29-31, 35, 68, 69, 70, 75, 80, 119, 158, 161, 162, 164, 166, 172, 177, 179, 180, 181, 183-5, 190, 319, 355

Osmolaridade 12, 13, 39-44, 68-70, 109, 119, 121, 134, 165

S

Sódio urinário 28, 29, 132, 162, 164

U

Urina de 24 horas
distúrbios acidobásicos 34
distúrbios da regulação do sódio e da água 26
distúrbios do cálcio 32
distúrbios do fósforo 33
distúrbios do magnésio 33
distúrbios do potássio 31